复杂环境下的组织战略：承诺、决策与行动

——广东省中医院的实践（1933—2023）

黄嫚丽　黄　璠　乐　琦　编著

清华大学出版社
北京

图书在版编目（CIP）数据

复杂环境下的组织战略：承诺、决策与行动：广东省中医院的实践：1933—2023 / 黄嫚丽，黄璠，乐琦编著 . -- 北京：清华大学出版社，2024. 10. -- ISBN 978-7-302-67553-2

Ⅰ. R197.4

中国国家版本馆 CIP 数据核字第 2024NU1394 号

责任编辑：孙　宇
封面设计：钟　达
责任校对：李建庄
责任印制：刘　菲

出版发行：清华大学出版社
　　　　　网　　　址：https://www.tup.com.cn, https://www.wqxuetang.com
　　　　　地　　　址：北京清华大学学研大厦 A 座　　　邮　　　编：100084
　　　　　社 总 机：010-83470000　　　　　　　　　邮　　　购：010-62786544
　　　　　投稿与读者服务：010-62776969，c-service@tup.tsinghua.edu.cn
　　　　　质量反馈：010-62772015，zhiliang@tup.tsinghua.edu.cn
印 装 者：三河市少明印务有限公司
经　　销：全国新华书店
开　　本：185mm×260mm　　　印　　张：16　　　字　　数：293 千字
版　　次：2024 年 11 月第 1 版　　　　　　　　　印　　次：2024 年 11 月第 1 次印刷
定　　价：138.00 元

产品编号：108300-01

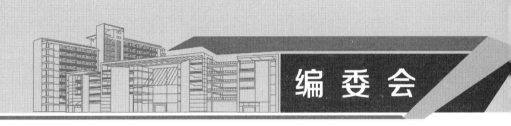

编委会

编　著　黄嫚丽　黄　璠　乐　琦

编　者　黄嫚丽　华南理工大学
　　　　黄　璠　华南理工大学
　　　　乐　琦　华南师范大学
　　　　胡延滨　广东省中医院
　　　　卢悦明　广东省中医院

为何撰写这本书

在 2013 年完成、2014 年出版了一部《中国综合性（中）医院的战略选择：广东省中医院的创新成长研究》的合作专著之后，我萌发了要将其战略管理实践以新视角撰写一部给组织管理者的专著的想法。在外部环境越来越动态、不确定、复杂和模糊的情况下（动态的、不确定的、复杂的、模糊的外部环境，简称为"乌卡"环境），这种想法越来越强烈。于是，我们持续关注广东省中医院的发展，在广东省中医院几届领导班子和医院管理研究所的帮助下对广东省中医院开展田野调查和案例研究。

一家综合性中医院在改革开放以来的战略管理实践为何值得组织战略管理者甚至企业管理者阅读？许多管理者甚至学者都会认为这难以理解。然而，恰恰是因为广东省中医院的战略管理实践具有"杰出性"和"独特性"，或许能给企业管理者带来新的认识冲击。

（1）综合性中医院的复合型多重属性决定了战略管理极其重要，广东省中医院的战略实践体现了针对复合型组织进行战略管理的价值和逻辑

医院是提供公共产品和福利且面向竞争、要求效率的复合型服务组织；医院所提供的服务既是医学研究成果的应用过程——救死扶伤，又是探索的过程；服务提供者同时也是知识创造者，由此医院也是知识密集型组织，医生与患者之间信息不对称性极其突出，因而对医院和医生也须激励和管控。综合性中医院在上述医院属性的基础上，还因"中医药学是中国古代科学的瑰宝，也是打开中华文明宝库的钥匙"，要"继承好、发展好、利用好"，所以综合性中医院还拥有传承精华、守正创新的属性。上述多重属性中，每一重属性都具有丰富的张力：既不是纯粹的计划部门，需要面向竞争，又不是指向盈利的营利机构，是公益性组织；既要有效传承精华、守正，又要创新，面向现代化与现代科学。在这样"既要、又要"的复合型多重属性下，组织如何满足各方相关利益者的要求并持续发展成为一个极具挑战的难题。针对这种复合型多重属性，若没有明确的战略管理，组织往往会出现各种摇摆和不确定，极易失去定力。而

"明确基本方向、抓住主要矛盾和关键问题"这一战略管理基本逻辑就变得尤为重要。广东省中医院的战略管理实践为我们探索问题提供了一种样板。

（2）作为复合型组织，在越来越复杂、不确定和模糊的外部环境下，广东省中医院的战略制订思路揭示了一种极具中国特色的战略决策模式

我国20世纪90年代以来启动的医疗体系改革经历了复杂曲折的过程，制度环境的不稳定导致公立医院在改革进程中出现许多难以解决的问题。如何满足人民群众日益增强的健康需求、解决在医疗卫生和健康领域人民日益增长的美好生活需要和不平衡不充分的发展之间的矛盾是公立医院的共同使命。广东省中医院在这一历史过程中的战略行动显示了超高水平的战略制订效能，推动其在多方面成为全国杰出的公立综合性中医院。广东省中医院在不同历史时期如何理解和判断外部制度环境变化、如何综合研判外部环境，从而确定和制订医院战略发展思路？我们在广东省中医院的战略实践中抽象出其对上述问题的回答，将对今天我们面对的"乌卡"环境具有很强的现实意义。

（3）作为复合型组织，在过去、现在与未来的传承—创新互动甚至冲突的进程中，广东省中医院战略实施的精要不仅让人体会到战略的艺术魅力，更隐喻了领导者的战略实施艺术是改革创新的关键动能

"中医药学包含着中华民族几千年的健康养生理念及其实践经验，是中华文明的一个瑰宝，凝聚着中国人民和中华民族的博大智慧。"党的二十大报告专门提出将"促进中医药传承创新发展"作为推进健康中国建设的重要举措之一。综合性中医院比我国其他任何公益性组织和企业具有更高的传承要求，同时又面临着现代化的要求。具体表现为：传承什么，哪些是精华，如何传承；怎样的创新既面向现代化和适应现代人民群众的需求，又能守正，保持且推动发扬中国人民和中华民族的博大智慧。过去、现在、未来的历史观和系统观，是有历史使命感的综合性中医院必须建立的基本战略思维。广东省中医院的战略实践让我们得以有机会探讨历史观在战略制订和战略实施中的具体作用机制。建立和应用历史观和系统观的效果，往往不是体现在战略制订阶段，而是体现在战略实施阶段。广东省中医院历任领导者的价值选择与领导艺术深刻地体现了历史观和系统观的应用，加快了改革创新，成为改革创新的关键动能。这是因为，没有守正，就无法定义创新。

（4）广东省中医院战略实践的"杰出性"和"独特性"恰是建设健康中国的典型故事

党的十八届五中全会明确提出推进健康中国建设，"健康是促进人的全面发展的必然要求，是经济社会发展的基础条件，是民族昌盛和国家富强的重要标志，也是广大人民群众的共同追求"。中共中央、国务院于2016年10月25日印发并实施《"健康中国2030"规划纲要》。其中一章专门论述"充分发挥中医药独特优势",一章专门论述"提供优质高效的医疗服务"以及提出"理顺公立医疗卫生机构与政府的关系,建立现代公立医院管理制度"的要求。这些规划要求都需要积极创新、先试先行,形成中国特色、人民群众满意的模式并加以推广。广东省中医院三十多年以来的战略改革创新实践已经接受了政府、社会、市场等各方面的检验,更是经受住了"非典"、新冠疫情等突发事件的考验。广东省中医院的这种杰出性和独特性在众多领域是可学习和可复制的,是建设健康中国的典型故事。

　　实际上,当前许多企业在孜孜探索"复杂不确定的环境下,什么是确定的?"这一生存与发展的问题,人们越来越难以从"抓住风口"中找到这个问题的答案。此时,我们认为,从上述四个新视角来讲述广东省中医院的战略故事或许能给予管理者新的启发。广东省中医院在上述四个方面是如何做的,是本书希望回答的问题。

　　我们撰写本书的目的,不仅是希望推动中国综合性医院管理者进一步理解医院战略管理的思路和方法,更是希望从复合型组织的角度,为广大的中国企业带来跨界融合的战略管理思维。

本书的结构安排和主要发现

　　基于上述主旨,我们采用新的逻辑框架来撰写本书。在企业战略管理领域,蓝海林提出了企业战略管理动态模式的体系:战略承诺、战略决策和战略行动,并指出环境动态化和复杂化的条件下中国企业构建持续核心能力的规律:承诺坚定、决策科学、行动迅速而富于创新。转型期中国企业构建核心能力的机制就是在战略制订和战略实施的循环中抓住承诺、决策和行动的有机整合,以承诺坚定、决策科学、行动迅速而富于创新来有效利用外部的有利因素和成功化解不利因素。基于战略承诺——战略决策——战略行动的框架,我们对广东省中医院改革开放以来四十多年的战略实践进行了重新梳理和凝练,同时,根据新时代的需求,我们将本书定位于更兼具感性和理性的战略管理实践智慧研究。本书的章节结构以及主要内容如下:

　　第一,识别和锚定医院以及综合性中医院的属性,设为本书第1章。实际上,认识综合性中医院的特殊属性是对其战略实践进行研究的基本前提。只有准确和深刻把握广东省中医院作为一家综合性中医院的属性,才能梳理和揭示其战略管理实践的本质逻辑。本书第1章从我国医疗行业和中医院发展的大背景出发,提出我国综合性中医院的基本属性——多重属性的特殊组织。

第二，以"不忘初心、牢记使命"为题梳理了广东省中医院成立90年以来的发展历程（第2章），其中特别强调了广东省中医院从20世纪90年代以来所发生的巨变以及所达到杰出性。实际上，正是广东省中医院从20世纪90年代起的历届医院领导班子萌发了从朴素到规范的战略管理意识和战略思维，从而带来了从量到质的飞跃。这些巨变和飞跃是从"朴素"的战略意识和战略思维起步的，但这些在当时如此珍贵的意识和思维是从哪里来的？我们认为，这离不开广东省中医院诞生的基因和隐含的管理传统。尽管在三四十年前，人们并没有自觉地去总结医院的基因和管理传统，但实际上，因为广东省中医院诞生于中医药发展的危难时期，诞生于被打压、被怀疑的艰苦时期，所以对中医药执着的热爱、对事业的执着追求成为广东省中医院的基因。对中医药执着的热爱则直接投射在患者身上，为日后始终坚持以患者为中心奠定了精神基础。

第三，从第3章到第5章，本书以战略承诺、战略决策和战略行动的框架来研究广东省中医院的战略实践。战略承诺，强调基于价值驱动的战略选择，是一个组织在相当长的一段时期内所坚持的愿景或理念所驱动的战略选择。我们发现广东省中医院在长期发展中无论外部环境如何变化，始终坚持以患者需求为中心，坚持医院对医生仁心仁术的职业定义，同时将"以患者为中心""以患者需求为中心"丰富至"以人为本"，就是将战略承诺涵盖医院与患者的组织系统以及医生与患者、医院干部与医生、医院行政人员与医生和患者等组织内的角色系统，使得医院定义的"以人为本"内涵具有更加立体的范畴。在此过程中，广东省中医院把"坚持"放在首位，从战略导向、管理理念、组织文化、医院精神到底层的医院价值观都贯穿"以人为本""以患者需求为中心""以患者为中心"等战略承诺。本书结合故事与理性总结分析将广东省中医院在不同历史时期动态、不确定、复杂、模糊的外部环境下的战略承诺坚持呈现给读者，让读者体味坚持的力量。

战略决策，是针对具体的外部环境和内部资源能力条件进行价值创造的决策制订和选择。在战略承诺已经解决的前提下，战略决策强调的是科学性，这也是战略管理学科旨在回答的科学问题——嵌入环境的组织如何创造价值、建立优势。改革开放以来，广东省中医院的战略实践呈现出十分明显的阶段性，这种阶段性在早期不是广东省中医院领导班子刻意设计和规划出来的，而是在应对外部环境特别是医疗体制改革和公立医院改革的过程中，在坚持战略承诺"以患者为中心"的前提下，以不同重心发展改革医院而自然形成的。广东省中医院在这个过程中之所以能表现出杰出的效果，是因为以吕玉波院长为代表的历届医院领导班子总是前瞻性地布局医院的历次重大改革和开展切实的创新，形成了一条中医特色与优势突出、中西医融合的独特发展路径。我们将广东省中医院的发展分为两个主要阶段：引进与创新阶段、集成与协同阶段。前者实际上反映了广东省中医院从无意到着力引入管理思维和管理理论（包括战略管理理论），应实际内外环境条件进行创新；后者反映了从引进基础管理理论进行的适应性创新到结合中医药独特的系统思维、辨证思维、历史观来探索独特的发展道路，努力集成与协同中医思维与管理思维，促进广东省中医院不断保持领先。这一历史过程中，广东省中医院既获得了来自政府和社会的支持，也面临着无数的社会舆论、发展诱惑与各方压力等不利因素，在坚持承诺和科学决策的探索中，形成了自己特有的取舍之道。实际上，"舍"也是战略决策，它是战略承诺的价值选择与战略决策的科学选择之间的互动结果。今天，我们认为这样惊涛骇浪的历史过程似乎是极其艰苦的，但访谈名誉院长吕玉波时，他只是淡淡地回答："无他，不忘初心，坚持本质！"

　　战略行动，是指在战略承诺和战略决策之下的一整套行动系统，重心在机制、结构、制度和文化，而不是指一个个碎片化的活动。在战略管理的视域里，组织的活动都是承诺和决策驱动的。组织领导者和高层管理者针对战略行动的参与，实际上聚焦于设计组织结构、规划和建立组织机制、制订系列制度和构建组织文化。广东省中医院在这方面卓有成效，在全国综合性中医院系统内建立了多个具有创新性的"广东模式"。本书从六个层面来分析广东省中医院是如何在战略承诺和战略决策牵引下设计和建立战略行动的，包括管理层面、业务层面、患者层面、服务层面、应急层面和教学层面，共同组成了广东省中医院的战略行动系统。

　　（1）复合型组织的战略行动系统构建的最大难点在于对若干重要的对立统一体的"度"的把握以及因应不同阶段外部环境设计适宜的制度。其中，最难的是关于战略承诺的共识建构。如何在全体职工中建构"以患者为中心""以患者需求为中心"的战略承诺，从传统的学科导向转变为患者导向？广东省中医院的实践告诉我们，对承诺的建构和坚持应嵌入实实在在的结构、机制和制度的设计和改进中。在今天广东省中医院"以人为本"的承诺中，已经涵盖了患者、医院、医生、医院干部、医院行政人员等全方位范畴，然而在20世纪90年代和21世纪第一个十年所处的历史背景下，选择"以患者为中心"是最为困难的，却是最根本的。广东省中医院从上述六个方面做了极其细致的努力，本书尝试进行了梳理。例如在20世纪90年代中期就开始改革绩效考核与工作分配制度、人才选拔与晋升制度等，将承诺观念贯彻与医护人员切实利益挂钩，并不断以党建、荣誉体系建设、科室建设等方式强化，"虚""实"结合等。实际上，在复合型组织里，建立支撑战略承诺和决策的机制、结构、制度和文化可能比战略决策本身更具挑战性。

（2）广东省中医院以机制和文化建设将医院战略管理内化稳定为一种习惯和模式，持续将医院的资源投入关键价值创造活动中。具体表现为，在21世纪初就以"双线六制"为主线致力于建立现代医院管理制度，引入建立医院核心能力的理念，以核心能力构建和创新来不断复盘和总结医院发展的优势和短板，在不同阶段以不同方面作为医院中心工作来逐一突破，孜孜追求坚持战略承诺基础上的医院可持续发展。如此，将具体一任领导班子引入战略管理思维的努力内化为组织战略领导者决策的习惯和模式。例如从聚焦医护人员行为作风、服务质量到专攻疗效、中医治疗特色，从中医治疗现代化到中医特色与现代医学融合。这样的战略管理习惯和模式的形成，促使广东省中医院从仅仅重视医术和治疗向管理—医术并重的转变，更促使医院医护人员与行政管理人员之间形成合适的角色定位，各司其职发挥专业专长，推动广东省中医院这一知识密集型组织持续发展。

（3）广东省中医院以持续完善和优化机制、结构、制度和文化来探索中医的传承和创新，以对经典和历史的深入研究来定义创新的意义，在振兴中医药事业上走出了一条守正创新的道路。尽管广东省中医院是全国中医院系统里，第一个提出"中医水平站在前沿，现代医学跟得上"理念的医院，在20世纪90年代第一个引进西医院普遍采用的国际先进检查设备，这似乎有点"西"，然而实际上，广东省中医院更是创建了"跨地区拜师""集体带、带集体"、组建全国首家"中医经典病房"的医院；也是对中医经典研究投入最多的医院之一，包括挖掘整理古文献中的精华，总结全国名老中医的学术思想、临床经验、独到技术，总结具有中医特色的治疗手段及民间安全有效的单方、验方等。在应对突发公共卫生事件中，广东省中医院再一次展示出中医药的优势，击破了中医"慢郎中"的刻板印象。广东省中医院实质上特别"中"，比一般中医院更"中"。我们发现在中医传承与创新的事业上，医院领导者十分明确地提出"传承要守正"，"守正"需要有能力识别何为"正"，唯有对经典进行深入研究和理解消化，在对"正"充分认识的同时，运用现代科学思维和理论进行创新，才得以理解何为"新"。这一理念，正是历史观和系统观的灵活深度应用。带领医院逐一深入探索并能推动上级部门、医院内部和患者的理解直至认同，更是医院领导者高水平领导艺术的结果。

第四，本书第6章和第7章是我们对广东省中医院持续构建和发挥核心能力机制的凝练以及希望给予其他组织管理者和企业管理者的启示。正如本书撰写初心所述，在经历了对广东省中医院十多年的深入观察，我们思考在"既要、又要、且要"的复合型组织里，什么才是创造价值的存在？"不忘初心，抓住本质"，吕玉波院长的这一观点切中了要害！然而在"乌卡"的外部环境和百年未有之大变局下，战略承诺、战略决策和战略行动的循环中，我们实际上只有通过持续提高核心能力才能保持定力来抓住本质。不忘初心的定力是需要能力来支撑的！为此，我们将广东省中医院持续构建和发挥核心能力的机制进行了抽象，提出了核心能力的构建逻辑，并特别提炼了广东省中医院发展过程中坚定承诺、科学决策、创新行动等要素，从愿景机制、动力机制、学习机制、调整机制等方面构建广东省中医院的核心能力模型。

　　最后，又正如本书撰写的初心，我们将本书定位于兼具感性和理性的战略管理实践智慧研究，我们在最后一章（第7章）再一次从感性的角度凝练这一复合型组织在应对一系列对立统一的矛盾时，其承诺—决策—行动所体现的战略力量。广东省中医院这一复合型组织在战略管理的杰出实践和独特实践，是科学战略管理的结果，是战略艺术的结果，更是守正创新的结果。所以我们仅以"致中和"为本书结尾诠释战略管理既是科学又是艺术的辨证关系，战略管理之于中医院发展，是跨界，实质是同界，与中医药科学的辨证思维异曲同工。

致谢

　　本书从2019年确立撰写意向到今天完稿，前后经历了5年。我和团队成员黄璠、乐琦教授以及广东省中医院派出的胡延滨、卢悦明团队共同完成了撰写。其中特别感谢华南理工大学蓝海林教授、广东省中医院终身名誉院长吕玉波在多次撰写研讨中给予的真知灼见。感谢广东省中医院历届领导班子、医院管理研究所以及医院相关科室和部门为我们田野调查、案例研究提供的全力支持。感谢接受访谈的二十多位广东省中医院医护人员。中医药为具有五千年历史的瑰宝、公立医院为极复杂的组织，我们尽管竭尽全力，战战兢兢，仍深感研究不够深厚，撰写时间仓促。文责自负，敬请读者批评指正。

　　最后，谨以此拙作向建设健康中国的奋斗者、追求中医梦的践行者致敬！

2024 年 6 月

目 录

第1章 医院：多重属性的特殊组织 ⋯⋯⋯⋯⋯⋯⋯⋯⋯⋯⋯⋯⋯⋯⋯ 1

1.1 走近中国医疗行业 ⋯⋯⋯⋯⋯⋯⋯⋯⋯⋯⋯⋯⋯⋯⋯⋯⋯⋯⋯⋯⋯ 1

1.2 走近中国医院 ⋯⋯⋯⋯⋯⋯⋯⋯⋯⋯⋯⋯⋯⋯⋯⋯⋯⋯⋯⋯⋯⋯⋯ 4

   1.2.1 了解医院的价值活动 ⋯⋯⋯⋯⋯⋯⋯⋯⋯⋯⋯⋯⋯⋯⋯⋯⋯ 4

   1.2.2 公立医院改革带来的变化 ⋯⋯⋯⋯⋯⋯⋯⋯⋯⋯⋯⋯⋯⋯⋯ 5

   1.2.3 中国医院现状 ⋯⋯⋯⋯⋯⋯⋯⋯⋯⋯⋯⋯⋯⋯⋯⋯⋯⋯⋯⋯ 8

1.3 走近广东省中医院 ⋯⋯⋯⋯⋯⋯⋯⋯⋯⋯⋯⋯⋯⋯⋯⋯⋯⋯⋯⋯ 11

   1.3.1 广东省中医院概况 ⋯⋯⋯⋯⋯⋯⋯⋯⋯⋯⋯⋯⋯⋯⋯⋯⋯⋯ 11

   1.3.2 改革开放前沿阵地的中医院 ⋯⋯⋯⋯⋯⋯⋯⋯⋯⋯⋯⋯⋯ 12

第2章 发展之路：不忘初心、牢记使命 ⋯⋯⋯⋯⋯⋯⋯⋯⋯⋯⋯⋯⋯ 15

2.1 起步期（1933—1976年）⋯⋯⋯⋯⋯⋯⋯⋯⋯⋯⋯⋯⋯⋯⋯⋯⋯ 15

   2.1.1 青云之志，迎难而上 ⋯⋯⋯⋯⋯⋯⋯⋯⋯⋯⋯⋯⋯⋯⋯⋯ 16

   2.1.2 改制完成，萌芽新生 ⋯⋯⋯⋯⋯⋯⋯⋯⋯⋯⋯⋯⋯⋯⋯⋯ 17

2.2 发展期（1977—1992年）⋯⋯⋯⋯⋯⋯⋯⋯⋯⋯⋯⋯⋯⋯⋯⋯⋯ 18

   2.2.1 起步之初，遭遇瓶颈 ⋯⋯⋯⋯⋯⋯⋯⋯⋯⋯⋯⋯⋯⋯⋯⋯ 19

   2.2.2 打破旧识，果断革新 ⋯⋯⋯⋯⋯⋯⋯⋯⋯⋯⋯⋯⋯⋯⋯⋯ 20

2.3 成熟期（1993—2005年）⋯⋯⋯⋯⋯⋯⋯⋯⋯⋯⋯⋯⋯⋯⋯⋯⋯ 23

   2.3.1 软硬结合，谋求发展 ⋯⋯⋯⋯⋯⋯⋯⋯⋯⋯⋯⋯⋯⋯⋯⋯ 24

   2.3.2 立足中医，锻造特色 ⋯⋯⋯⋯⋯⋯⋯⋯⋯⋯⋯⋯⋯⋯⋯⋯ 26

   2.3.3 力抗"非典"，体现担当 ⋯⋯⋯⋯⋯⋯⋯⋯⋯⋯⋯⋯⋯⋯ 27

2.4 内涵提升期（2006—2015年）⋯⋯⋯⋯⋯⋯⋯⋯⋯⋯⋯⋯⋯⋯ 28

   2.4.1 明确宗旨，持续探索 ⋯⋯⋯⋯⋯⋯⋯⋯⋯⋯⋯⋯⋯⋯⋯⋯ 29

   2.4.2 凝心聚力，夯实创新 ⋯⋯⋯⋯⋯⋯⋯⋯⋯⋯⋯⋯⋯⋯⋯⋯ 31

   2.4.3 协同创新，全面开花 ⋯⋯⋯⋯⋯⋯⋯⋯⋯⋯⋯⋯⋯⋯⋯⋯ 34

2.5　持续创新期（2016年至今）···36

　　2.5.1　善抓机遇，厚积薄发···37

　　2.5.2　驰援新冠，中医亮剑···39

第3章　战略承诺：坚持的力量···42

3.1　战略导向：事业为先···43

　　3.1.1　对"医者仁心"的执着···43

　　3.1.2　对公益性的坚守···43

　　3.1.3　对振兴中医药事业的不懈追求···48

3.2　管理理念：患者为中心···59

　　3.2.1　以患者为中心的观念确立···59

　　3.2.2　对服务能力的不断强化···62

　　3.2.3　对患者口碑的持续追踪···69

3.3　组织文化：以人为本···71

　　3.3.1　以"老中医"为关键资源优势···72

　　3.3.2　不拘一格的人才培养模式···75

3.4　实干精神：敢于担当···87

　　3.4.1　面对发展：保持初心，解放思想···87

　　3.4.2　面对压力：不惧挑战，敢于担当···89

　　3.4.3　面对诱惑：有所为，有所不为···92

3.5　价值追求：生命至上···94

　　3.5.1　命运与共："非典"疫情下的道义担当·································95

　　3.5.2　反应迅速："非典"疫情下的集体力量·································96

　　3.5.3　尊重科学："非典"疫情下的专业精神·································98

第4章　战略决策：科学的力量···101

4.1　引进与创新：改革开放后广东省中医院的战略演化·················102

　　4.1.1　战略意识的孕育与萌发···103

　　4.1.2　战略管理的探索与创新···106

4.2　集成与协同：新形势下中医院的战略布局·························111

4.2.1　聚焦：建设优势专科 ⋯⋯⋯⋯⋯⋯⋯⋯⋯⋯⋯⋯⋯⋯⋯⋯ 111

4.2.2　拓展：服务延伸与升级 ⋯⋯⋯⋯⋯⋯⋯⋯⋯⋯⋯⋯⋯⋯⋯ 113

4.3　取舍之道 ⋯⋯⋯⋯⋯⋯⋯⋯⋯⋯⋯⋯⋯⋯⋯⋯⋯⋯⋯⋯⋯⋯⋯⋯⋯⋯ 114

4.3.1　中与西：坚持中医特色与融通现代医学 ⋯⋯⋯⋯⋯⋯⋯⋯ 114

4.3.2　内与外：核心能力建设和外部协同创新 ⋯⋯⋯⋯⋯⋯⋯⋯ 117

第5章　战略行动：创新的力量 ⋯⋯⋯⋯⋯⋯⋯⋯⋯⋯⋯⋯⋯⋯⋯⋯⋯⋯⋯ 138

5.1　管理层面：双线六制 ⋯⋯⋯⋯⋯⋯⋯⋯⋯⋯⋯⋯⋯⋯⋯⋯⋯⋯⋯⋯⋯ 139

5.1.1　"务实"：机制驱动下的医院运行 ⋯⋯⋯⋯⋯⋯⋯⋯⋯⋯ 140

5.1.2　"务虚"：从文化建设到文化管理 ⋯⋯⋯⋯⋯⋯⋯⋯⋯⋯ 143

5.1.3　"虚实结合"：机制＋文化 ⋯⋯⋯⋯⋯⋯⋯⋯⋯⋯⋯⋯⋯ 149

5.1.4　机制与文化的力量：疫情中的"广东省中医院"模式 ⋯⋯⋯ 155

5.2　业务层面：优势聚焦 ⋯⋯⋯⋯⋯⋯⋯⋯⋯⋯⋯⋯⋯⋯⋯⋯⋯⋯⋯⋯⋯ 158

5.2.1　优势领域的确定 ⋯⋯⋯⋯⋯⋯⋯⋯⋯⋯⋯⋯⋯⋯⋯⋯⋯⋯ 159

5.2.2　优势专科的发展 ⋯⋯⋯⋯⋯⋯⋯⋯⋯⋯⋯⋯⋯⋯⋯⋯⋯⋯ 160

5.2.3　科研发展的投入 ⋯⋯⋯⋯⋯⋯⋯⋯⋯⋯⋯⋯⋯⋯⋯⋯⋯⋯ 169

5.3　患者层面：需求导向 ⋯⋯⋯⋯⋯⋯⋯⋯⋯⋯⋯⋯⋯⋯⋯⋯⋯⋯⋯⋯⋯ 177

5.3.1　聚焦急危重症患者群体，"中医不是慢郎中" ⋯⋯⋯⋯⋯⋯ 177

5.3.2　服务未病群体，拓宽中医药健康事业 ⋯⋯⋯⋯⋯⋯⋯⋯⋯ 179

5.4　服务层面：多维拓展 ⋯⋯⋯⋯⋯⋯⋯⋯⋯⋯⋯⋯⋯⋯⋯⋯⋯⋯⋯⋯⋯ 180

5.4.1　区域联动：开放合作 ⋯⋯⋯⋯⋯⋯⋯⋯⋯⋯⋯⋯⋯⋯⋯⋯ 180

5.4.2　医疗延伸：关注治未病 ⋯⋯⋯⋯⋯⋯⋯⋯⋯⋯⋯⋯⋯⋯⋯ 185

5.4.3　技术升级："互联网＋医疗"模式 ⋯⋯⋯⋯⋯⋯⋯⋯⋯⋯ 193

5.5　应急层面：危机管理（以新冠疫情为例） ⋯⋯⋯⋯⋯⋯⋯⋯⋯⋯⋯ 202

5.5.1　危机预防：公共卫生事件的预防与预警 ⋯⋯⋯⋯⋯⋯⋯⋯ 203

5.5.2　危机应对：公共卫生事件的反应机制 ⋯⋯⋯⋯⋯⋯⋯⋯⋯ 206

5.6　教学层面：立德树人 ⋯⋯⋯⋯⋯⋯⋯⋯⋯⋯⋯⋯⋯⋯⋯⋯⋯⋯⋯⋯⋯ 211

5.6.1　医教协同：深化教学改革 ⋯⋯⋯⋯⋯⋯⋯⋯⋯⋯⋯⋯⋯⋯ 211

5.6.2　多维教育：延伸教学内涵 ⋯⋯⋯⋯⋯⋯⋯⋯⋯⋯⋯⋯⋯⋯ 214

5.6.3　高出一格：师资队伍与学生素质两手抓 ⋯⋯⋯⋯⋯⋯⋯⋯ 215

第6章　发现：关键逻辑 217

6.1　核心专长的构建逻辑 218

6.2　愿景机制：初心永葆 219

　　6.2.1　坚持"中医特色和优势" 219

　　6.2.2　以"完美医学"为导向的技术创新 221

　　6.2.3　"以患者为中心"的服务 222

6.3　动力机制：使命必达 223

　　6.3.1　长远化机制：党建管理 223

　　6.3.2　主动化机制：人才激励 224

　　6.3.3　标准化机制：临床路径 225

6.4　学习机制：保持活力 225

6.5　保障机制：动态匹配 227

　　6.5.1　文化引领 227

　　6.5.2　人才支撑 228

　　6.5.3　服务保障 229

　　6.5.4　数字赋能 230

第7章　结语：展望未来　持续领先 231

7.1　纷繁冗杂，不忘初心 231

7.2　变与不变间，发挥战略力量 233

7.3　理性与感性间，坚持战略精神 235

　　7.3.1　卓越的战略领导 236

　　7.3.2　持续的文化传承 237

7.4　传承与创新间，致中和 239

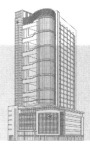

第1章
医院：多重属性的特殊组织

1.1　走近中国医疗行业

　　医疗行业在任何国家都是一个极其特殊且备受关注的行业。它属于服务行业，具有所有服务行业的共性，以患者或特定社会人群为主要服务对象，向社会提供满足人们医疗保健需求的医疗技术产出和非物质形态服务；同时，它又在多重角度上高于普通服务行业，其提供的医疗技术产出除了满足人们对治病养身的需求，还需满足社会对人体科学及医疗技术的探索需求，其提供的非物质形态服务除了满足人们对医疗服务使用价值的需求，更直接与医疗机构的承诺、形象、公共声誉等相关联，可以给患者带来心理上的安全感及信任感，进而促进社会层面的全民幸福感的提升。

一　医疗行业提供的是具有福利事业、公共产品、竞争市场等多方面形态的复合型服务产品

　　由于医疗行业的特殊属性，其所提供的产品既带有公共产品的福利性事业属性，又具有一般商品的市场性特征。然而，长期以来，医疗行业面临着政府与市场职能界限不清、"福利化"与"产业化"关系不清、管理体制不顺、多部门职能交叉与监管缺位并存等问题，这使医疗行业在制度化、规范化、体系化、标准化等方面仍待完善。而如此复杂的内外部环境，也对医院提出了比一般性服务机构更高的要求，医院需要在面对多元化的价值诉求时，针对各种形态的价值需求采取科学有效的战略选择与管理运行系统，这些战略必须兼具稳定和长期的价值追求以及灵活而多样化的方式指导，这对传统的医院来说是巨大且迫切的挑战，也是建立与完善现代化医院管理制度的前提条件，也正因如此，本书对广东省中医院战略路径的梳理与战略选择的观察，对我国当代医院的发展具有重要的记录及借鉴意义。

二 医疗行业的服务水平与人类探索自然科学和未知世界的成果直接相关，服务提供者亦是知识创造者

不同于大多数市场化产品研、产、销分离的属性，医疗行业所提供的服务水平取决于服务者也就是医务人员本身的知识水平及经验积累，其服务的质量和效果亦受多种不确定因素的影响。不同于普通服务产品可提供的退换货、售后等后期纠正措施，医疗服务的水平关乎生命，因此对医疗行业从业者的专业素养要求极高，如何创造有利的条件及科学的系统，以保障医务人员专业水平的持续提高，减少甚至规避不确定因素的发生，是医院管理者面临的一大问题。医疗行业服务水平的衡量包括不同的层面。首先要提供专业化的服务，即疾病的看诊、治疗与控制；其次要提供酒店式的服务，即医疗环境、就医流程、营养配餐等；最后要提供社会服务，如沟通、关怀、安抚等。要保障与提高以上服务水平，需要医院这个复杂的组织对其各岗位医务人员进行科学合理的培养、安排与回馈，可想而知医院管理者所面对的任务难度之大。本书对于广东省中医院"用兵一时""养兵千日"的经验和经验背后所体现的战略管理理念与实践进行了较为全面的考察与叙述。

三 医疗行业中服务提供者与服务对象之间的信息不对称长期并将持续存在

信息不对称这一现象存在于各行各业中，但在医疗行业表现得尤为突出。事实上，有分工，便有信息不对称，但由于医学的高度专业化，患者与医务人员间存在着天然且高度的信息不对称。而目前患者获取医疗及健康信息的渠道杂乱且缺乏规范性，也在一定程度上将这种信息不对称更为复杂化。广大民众对解释自己的疾病现象、提高自我预测与预防疾病的能力的需求，来自其对安全感、确定感与控制感的渴望，这是所有医疗机构及医务工作者需要正视的需求。患者只有了解疾病的基本发展规律、具备一定的健康知识、了解医生的工作逻辑、了解医院的发展情况，才能具备一定的信任，更好地配合医生的治疗。而要做到信息的普及与信任的建立，首先需要确保医生对自我医疗水平和道德操守的把握；其次需要保障医生与患者的充分沟通、平等对话；最后，需要一个权威可靠、覆盖全面的医疗服务系统，提供科学、全面、深入的疾病与健康知识普及。以上每一条实践起来都是任重道远，而广东省中医院在规避"机会主义行为"和"败德行为"、培养医务人员专业和职业素养、建立医院价值观体系、培养良好医患关系方面所做出的努力，值得借鉴。

四 **近年来，国家对卫生行业的资源投入力度前所未有**

长期以来，我国社会主义特色市场经济的形成与发展稳步推进，医疗行业的改革无疑是其中极具重要性也甚为复杂的一环，在探索中艰难甚至曲折地推进。一方面，医疗行业的改革与发展需要面对人口多、人均经济水平低、区域发展失衡、社会保障能力差的基本国情；另一方面，随着中国国民经济的快速增长及医疗技术的日新月异，人们对医疗、健康产业的需求日益提高并且多样化。这对我国医疗行业提出了前所未有的挑战：如何通过制度保障我国整体医疗水平的提高以满足全体国民的就医需求；如何调整医疗市场结构以确立和巩固医院的角色定位，以期形成良好的就医循环和医患关系；如何建立合理且有前瞻性的补偿机制，以保证公立医院的"公益性"与其生存与发展间的平衡……面对以上问题，近年来我国对医疗卫生事业的资源投入力度持续加大。党中央和国务院前所未有地把优先发展人民健康上升到了国家战略，并且要把人民健康优先发展的方针贯彻到政府的各项工作中。2022年我国国家财政医疗卫生支出达到22 536.72亿元，同比增长17.7%，相比5年前增长了44.2%，相比10年前增长了172.2%；自2018年以来，最近5年国家财政医疗卫生累计支出93 184.48亿元；相比之下，更早期间的2013—2017年国家财政医疗卫生累计支出为58 019.31亿元（数据来源：国家统计局国家数据库官网）。财政部会同国家卫生健康委等有关部门，进一步加大了投入力度，优化支出结构，全面实施绩效管理，提高资金使用效益，推动建立适合我国国情的、可持续的医疗卫生投入长效保障机制。近些年开始，各级财政持续压减医疗卫生领域行政支出，通过压减"三公"经费、提升行政效率，卫生健康行政支出占比持续下降，使更多的财政资金可用于医疗卫生机构和医疗保障体系的建设发展。面对空前的行业发展速度及广度与深度不断增长的改革形势，广东省中医院如何把握发展机遇与政策风险？展望即将到来的又一个黄金五年、黄金十年，广东省中医院在制订前瞻性战略方面有何心得？本书希望能从不同层面对以上问题进行解释与剖析。

五 **近年来，我国将发展中医药计划提升到了国家战略的高度，全面正视中医文明在中华文明中不可忽略的地位及作用**

2016年全国卫生与健康大会在京召开，在大会上习近平主席就中医药的发展作出了重要指示，对我国新时期的卫生工作提出了切合实际且适应新时代发展特点的工作方针。其特别强调要坚持把"中西医并重"作为新时期卫生与健康事业发展的重要方针之一。其后，国务院发布了《中国的中医药》白皮书，接着又出台了《中医药发展战略规划纲要（2016—2030年）》，这份规划对于中医药在"健康中国"的地位和作用作出了十分清晰的阐述，具体谋划了中医药在未来十多年走进新时代的重要发展方向、发展步骤，以及非常明确地描绘了未来所要实现的愿景。由其可见，中医药的发展已经成为国家战略的一部分，而非仅限于医疗卫生战略。从国家战略的高度推动中医药的发展是中国传统优秀文化向全世界辐射的重要方式，也是我国外交的一个重要抓手。因此，在中国中医科学院成立60周年之际，习近平主席在祝贺信中写道："中医药发展遇到了从来没有过的天时地利人和。"屡经沉浮的中医药事业发展进入了全新的时代，即将随着中华民族伟大复兴与中华文化软实力的全面提升一起迈入全球化的征程。面对中医药事业所迎来的空前的机遇与挑战，广东省中医院如何在长期累积的对中医药事业的承诺、坚持与实践中提炼出独有的优势与特色，在夯实与创新中持续保持活力，一如既往地为我国中医药发展作出贡献并保持在中医药事业中的"生力军"与"排头兵"的地位？全面展现广东省中医院对中医药事业与自身发展所投入的承诺、决策与行动是本书的一大宗旨，并寄望以此为广大医院同行与中医药同行、爱好者带来激励与启迪，为日新月异的医疗行业中不同特色的医疗机构发展带来思考与启发。

1.2　走近中国医院

我国社会主义市场经济发展的独特路径使得身在其中的医疗机构，尤其公立医院的发展亦呈现出独特的演变过程。随着医疗改革持续深入，医院所处的外部环境更是复杂多变，与之相适应，医院的内部环境也处于持续的变革与调整中。因此，嵌入这般特定的情境下，医院作为一个特殊行业的主体在我国经济转型中所表现出的独特性甚为值得探讨。而以战略管理的思维来理解中国公立医院的行为模式，通过考察个体的战略实践活动来探索与思考中国公立医院的发展道路，更是具有难以忽略的价值与意义。

1.2.1　了解医院的价值活动

作为面向社会提供公共服务的特殊组织，医院提供的是无形的医疗服务及高度专业的知识产出，其"顾客"是前来就诊的患者或亚健康者，其生产服务过程以医疗工作者、后勤与运行保障人员等人力资源及各种医疗设备设施、卫生材料和药品等物质资源为支撑。以战略管理著名学者迈克尔·波特的企业价值链模型为参照，支持医院有序运行的价值活动包括以下两种类别。

第一，基本活动。包括：①医疗活动，如医疗特色与优势建设、专症专科建设、医疗质量基础活动等；②运行机制，如医院管理、组织架构、后勤建设等；③外部后勤，是指医院与供应商的运输活动，如药品供应、设备供应等；④医院形象与医风医德建设；⑤服务建设，如就医服务流程完善，医护服务水平提高等。

第二，支持性活动。包括：①战略、财务管理、信息化建设、文化建设、精神文明建设、党团管理等；②人才梯队建设与培养、人力资源管理；③科研、教学与创新；④采购管理，既包括药品与医疗设备采购管理，又包括用药管理。

以上价值活动的最终目标为医院取得社会效益和一定程度的经济效益，原因也在于，虽然2009年以后公立医院定位于公益性，但是在补偿机制尚未健全的情况下，依然需要一定的经济效益。

1.2.2 公立医院改革带来的变化

以1998年全国进行医疗保险制度改革为标志，我国的公立医院开始了艰难而曲折的进化之路。医改的全局意义在于建立和完善我国市场经济的社会保险体系；对医院而言，则是一场打破旧有机制、引进竞争力意识的自我革新。所有公立医院都面临着两大挑战——改革管理机制与优化资源配置。随着公立医院不断地卸下包袱、重新武装，医疗改革带来的实质性变化慢慢呈现出来。

一 建立科学合理的分级诊疗制度

从目前来看，分级诊疗制度至少有以下几点好处：第一，虽然服务患者数量会下降，但患者群的病种结构发生改变，专科患者和疑难杂症患者数量会增长，医院的专科水平提高机会增加。提起分级诊疗的好处，广东省中医院名誉院长吕玉波说道："难治的患者见得多了，水平自然就高了。很多外面社会的群众，包括我的亲戚朋友老问我一个问题，我现在生病要手术去国外做还是在国内做？我说你钱多没处花吗？中国的患者多，我们的医生实践机会多，水平肯定差不了，是不是？医疗专业是实践性很强的一个专业，谁实践得多，谁水平就高。如果你老是在看普通患者，老是患者来复诊开药，浪费你大量精力，那对疑难杂症的实践机会就会变少。普通的疾病如果在社区就可以解决，那就不需要再到我们这里来。"第二，分级诊疗能够提升医务人员解决危急复杂疑难疾病的能力和水平，有利于医生在专业领域的深耕，从而促进医学领域的研究发展。第三，分级诊疗有利于从根本上解决"三长两短"（挂号时间长、候诊时间长、交费买药时间长，检查时间短、诊断时间短）的问题。对于"三长两短"的问题，吕院长直言道："这个不怪医院，也不怪我们的医生。如果你到国外去交流，说我们医生一天看几十个、上百个患者，那人家往往不敢想象。医生们在冲锋陷阵，一上班坐下来就很难起来了，甚至我们医院好多老专家常常都是一个上午不喝一口水、不上厕所，抓紧时间把任务完成。我觉得这不行，需要创造条件让医务人员回归正常的工作状态，并且体现医务人员的价值。我记得习近平总书记第一次来医院视察时说了一句话：'我们的医院像在战争年代一样的紧张状态。'如果分级诊疗做好了，可以让我们的医生回归正常，有更多时间去进行更仔细深入的诊断和交流。"

二　建立科学有效的现代医院管理制度

医疗改革对医院的影响，首先是要倒逼医院提高医疗水平及管理水平，实现精细化管理。水平高了、管理制度科学了，成本自然就低，水平不高（包括管理水平），要实现简单的3天确诊率都举步维艰。而这一切不是医生不肯干事，更多的是医院管理水平的不到位。对此，吕玉波院长深以为然："患者排队第3天还没做上B超或CT、磁共振，怎么明确诊断呢？这就是管理水平的问题。另外，医院的平均住院率也并不仅是临床医生的问题，更是整个医院管理水平的问题。"其次，医疗改革还要倒逼医院形成性价比最合理的诊疗方案，而不是猛用药，尤其是某些"用了也好不了，不用也不见得坏到哪里去"的药物。医院赖以生存的以药养医的局面面临调整，这也意味着改革带来了医患双方利益的重新调整，同时亦涉及医药产业各个利益相关方。最后，医疗改革将倒逼医院走内涵发展之路，通过改革与创新，实现医院管理的转型升级，从而满足"政府要公益、患者要满意、医保要控制、员工要待遇、医院要效益"的利益平衡。

三　建立高效运行的全民医疗保障制度

党的十八大以来，全民医疗保障制度改革持续推进，在破解看病难、看病贵问题上取得了突破性进展，全民医保体系加快健全，基本医保参保率保持在95%以上，城乡居民医保制度逐步整合，筹资和保障水平进一步提高，这也突出体现了深化医改对国民经济和社会发展的重要作用。医疗改革按照保基本、兜底线、可持续的原则，围绕资金来源多元化、保障制度规范化、管理服务社会化三个关键环节，加大改革力度，致力于建立高效运行的全民医疗保障体系。坚持精算平衡，完善筹资机制，以医保支付方式改革为抓手推动全民基本医保制度提质增效，建立起较为完善的基本医保、大病保险、医疗救助、疾病应急救助、商业健康保险、慈善救助的衔接互动、相互联通机制。

四 建立规范有序的药品供应保障制度

医疗改革对医院用药的规范有序提出了全新的要求，实施药品零差价会促进医院依靠医疗技术保持医院的合作与发展，而不是以药养医。实施药品生产、流通、使用全流程改革，调整利益驱动机制，建设符合国情的国家药物政策体系，理顺药品价格，促进医药产业结构调整和转型升级，保障药品安全有效、价格合理、供应充分。具体来说，医疗改革对我国的基本药物制度、药物政策体系、流通体制、供应与采购制度，都提出了全新的要求。

五 建立严格规范的综合监管制度

医改提出健全医药卫生法律体系，加快转变政府职能，完善与医药卫生事业发展相适应的监管模式，提高综合监管效率和水平，推进监管法治化和规范化，建立健全职责明确、分工协作、运行规范、科学有效的综合监管长效机制。具体地，要深化医药卫生领域"放管服"改革，完善政府监管主导、第三方广泛参与、医疗卫生机构自我管理和社会监督为补充的多元化综合监管体系，健全医药卫生法律法规和标准（尤其提出了建立健全中医药法规），推动监管重心转向全行业监管，同时引导规范第三方评价和行业自律。

六 统筹推进人才培养、办医格局等相关领域的改革

医疗改革对我国医院的人才培养、办医格局等发展方式提出了多重的任务挑战，包括但不限于健全完善人才培养使用和激励评价机制，加快形成多元办医格局，推进公共卫生服务体系的建设等。其中涉及两个建设战略高度，六大公立医院改革任务，这些发展与变化的贯彻落实将对医院生存的内外部环境，无论是运行机制、制度结构甚至人员队伍的结构都会产生深刻的变化。例如，鼓励医生多点执业便是其中一个不可抵挡的趋势与变化，这一趋势可让医院进一步重视人才队伍建设，从管理人才转变为服务人才。若不转变，则难以留住优秀的、顶尖的人才。对此，吕院

长提到："我们的科主任，如不放手让我们的人才成长，不放手让我们的人才有发展的空间，显然就不可能留住人才。医生不仅因多点执业跑掉了，还有社会资本提供更高的待遇。所以为什么广东省中医院一开始就组织大家有组织有计划地多点执业，问题就在这里，因为作为医院来说，公立医院还有很多的限制，但制度创新非常重要。"再例如，特殊医疗服务是国家给予医院的政策，10%比例的特殊医疗服务是允许的。而所谓的特殊服务，可以理解为：基本服务是计划经济的，需坚持公益性；特殊服务是市场机制的，怎样运用市场机制，利用这10%与社会资本结合，便是创新之举。"医疗改革需要往前改的时候，我们就要考虑问题制度创新的问题，从各个方面来说我们的概念都要突破。"

1.2.3　中国医院现状

经济的发展带动了社会医疗体制的革新，而随着社会经济的发展、医疗改革的深入，我国医院所面临的行业现状、医患关系也时刻在发生变化，医院需要在这些纷繁的发展与变化中思索科学合理乃至创新性的经营理念，提升社会效益，优化经济效益。近年来，我国医院行业发展现状具有以下几点显著特征。

一　分级诊疗初具雏形，但仍未成熟

医院分级等同于医疗行业的社会分工，社会分工越细表明社会发展程度越高。自2009年"新医改"启动中央作出推进分级诊疗制度建设的决策部署，已经过去十多年，我国分级诊疗模式逐步形成，基本建立符合国情的分级诊疗制度。但人们对于这些年实施分级诊疗制度进展和成效的评价褒贬不一。总体而言，当下我国实施分级诊疗的现状与预设的目标与百姓的期盼相比，还有提升的空间。相比欧美发达国家来说，我国的医疗资源仍是过度集中于大型三甲医院，基层医院医疗资源匮乏、医疗水平有待提高。长期以来，我国的医疗服务体系，存在着"有分级""无分诊"的现实状态，这无疑是医疗服务供给侧的一大短板。医卫、医药、医保领域中产生的许多矛盾和问题，诸如资源配置失衡、制度性浪费严重、运行效率低下、就医盲目无序、"看病难、看病贵"等，几乎都与分级诊疗发展不够成熟有关。

二　医患关系有所改善，但矛盾尚存

医患关系是医院与患者间最直接的互动体现，亦是老百姓对医疗行业信任程度的重要反馈。过去一段时期，我国医患关系存在紧张形势，医患矛盾有激化趋势。但近年来，随着医院医疗服务质量、医疗事故与纠纷处理的成熟，随着大众健康意识增强及医改的深化，医患关系有所缓解。但随着社会的发展，人们"花钱买服务"的意识在医疗行业的消费中将日益增强，对医疗服务质量的追求越来越高，就医者对医护人员的服务态度将提出更高的标准与要求。目前社会上普遍的看法认为，转变观念、改善服务态度，是新形势下医院管理与改革、调整医患关系的重要着眼点。但医患关系这一议题，涉及的远不止医院的医疗与服务。社会医疗资源配置不合理，医改推进不到位，医疗保险覆盖面小，贫困阶层和弱势群体的不良情绪，医务人员的心态失衡，医患间的沟通不到位，民众医疗知识教育的不足等原因皆是造成医患矛盾的重要因素。

三 公立医院发展迅速，但部分仍面临许多挑战

新医改提出的十余年以来，我国医院尤其是公立医院的建设与发展取得了可观的成绩，医院基本设施和服务环境得到了根本改善，医院就诊条件的满意度也不断提高。与此同时，公立医院扩张规模，从补偿性扩张发展为冲动性扩张、从大医院蔓延到市县级医院的现象屡见不鲜。新医改启动以来，一些公立医院包括大型公立医院使出浑身解数，或跑马圈地盖大楼、斥重金添置新设备，或通过接管、"整体接收"、建立分院扩大运营规模，或将前几年出售、已转制为民营的医院重新购为己有。这些扩张行为一定程度上妨碍了医疗资源均衡化分布的目标。究其原因，公立医院天然享受财政补贴、政策扶持等特殊待遇，其发展状况很大程度上不是"向下"（面对市场与患者需求），而是"向上"（伸手要各种优待政策），其运行体系依赖于行政管理规律，因此不少公立医院以发展之名行权力、垄断、攀比、腐败之实。这也体现了我国大多数公立医院的战略缺失，以至于采取不符合功能定位的、单纯规模扩张的简单外延式模式发展，只想"做大"，忽略"做强"。

四 民营医院百花齐放，但水平参差

近年来，为鼓励社会办医，我国不断发力，逐步放开政策限制。由此，民营医疗逐渐兴盛，民营医院、诊所得到了大力发展，同时也出现了许多新兴的医疗业态，包括医生出来单干形成的"医生集团"，从医院独立出来的"第三方独立医疗机构"，还有依托互联网等新技术形成的"互联网医院"等。这些新业态的出现，为我国医疗卫生事业注入了活力，促进了整个医疗生态的日臻完善。然而，民营医疗机构是在公立

医疗机构处于垄断地位的背景下发展起来的，起步晚、积累少、技术水平和管理水平参差不齐，加上小部分民营医疗机构缺乏诚信和自律，导致民营医疗机构的口碑不甚理想。一方面，传统监管力量薄弱，惩罚力度不够，民营医院医疗事故发生后，往往采用金钱赔偿了之，并没有其他问责渠道和处罚措施；另一方面，部分不良医院对此有恃无恐，在缺乏监管的背景下放任不良行径的发生，以利益为唯一目的与追求。总体上，民营医院的演变呈现出两极分化的趋势，经营较好者依靠前期树立的良好口碑愈做愈强，而经营不善者虽然想增加知名度和信誉度，但是受限于医疗水平，医疗事故频发，就医患者减少，又进一步加剧了医院的经营压力，在此情况下很容易走入歧途，急功近利，宣传虚假广告，片面夸大疗效，全方位进行广告轰炸，使得医院形象受损，自身生存环境愈加恶劣，从而形成恶性循环。

五　中医诊所数量增长快速，遍地开花

2017年，国务院办公厅印发《关于支持社会力量提供多层次多样化医疗服务的意见》，明确指出个体诊所设置不受规划布局限制。其后，原国家卫生与计划生育委员会又发布《中医诊所备案管理暂行办法》和《中医医术确有专长人员医师资格考核注册管理暂行办法》。一系列文件的发布，对中医来说是一次大尺度的放开——开办中医诊所只须备案、执业医师满3年可开中医诊所、民间中医可以通过中医（专长）医师考核获得医师身份。这些无疑对中医诊所的崛起起到了推进作用，大批民间中医合法执业，中医诊所数量增长快速。2018—2022年中国中医类医疗卫生机构数逐年增加，2022年中医类医疗卫生机构总数为80 319个，比上年增加2 983个。推动社会资本办医疗，已是国家医疗改革的大势所趋，而国家鼓励中医发展，中医诊所的市场潜力巨大，一个价值以万亿计的医疗服务市场正向民营资本释放，其中中医馆以其独特的优势被更多的投资者青睐。第一，中医对许多慢性疾病及基础调养需求都有独特优势；第二，患者在看中医时，相对更重视医生的品牌而非公立医院的品牌；第三，投资中医对资本规模要求较小；第四，伴随着医疗改革，国家对医保负担较低的中医医疗正越来越重视，相关政策亦越来越倾斜和支持中医的发展；最后，面对遍布且实力强大的公立医院，中医成为资本切入医疗市场的最好入口。如今，各路资本竞相追逐中医诊所产业，中医馆行业龙头初步显现，国内规模较大的中医诊所连锁集团固生堂、和顺堂、养和医药等，在发展模式上逐渐走向成熟，发展态势较好。

1.3 走近广东省中医院

1.3.1 广东省中医院概况

广东省中医院（广州中医药大学第二附属医院、广州中医药大学第二临床医学院、广东省中医药科学院、广东省中医药研修院）始建于1933年，是我国近代史上最早的中医医院之一，被誉为"南粤杏林第一家"。目前，医院已发展成为拥有大德路总院、二沙岛医院、芳村医院（广州市慈善医院）、珠海医院、大学城医院、琶洲医院（广州和睦家医院）六家医院及四个门诊部的大型综合性中医院。

随着医院综合服务能力的不断增强，广东省中医院年服务患者量连续二十多年位居全国中医医院第一，2023年门诊服务患者776万人次、出院患者超19万人次，是全国年服务患者人数最多、全国规模最大、实力最强的中医医院。同时，该医院亦是中医名医汇聚的洼地和人才辈出的摇篮，医院拥有国医大师禤国维、全国名中医刘茂才、林毅，岐黄学者陈达灿、王小云、卢传坚，以及41位广东省名中医。

广东省中医院在技术上追求精益求精，在服务上追求尽善尽美，在信誉上追求诚信可靠，涌现出了如"抗非"烈士、最美奋斗者叶欣，"全国中医药杰出贡献奖"获得者邓铁涛、禤国维、吕玉波，"全国卫生健康系统新冠疫情防控工作先进个人"张忠德、黄东晖等先进人物，是广州本地老百姓心中的"五星好评"医院，也在周边省份乃至全国建立了良好的口碑，赢得了广大患者的信赖和点赞。长期以来，党和国家领导人，国家卫生健康委和广东省委、省政府等各方领导对广东省中医院的发展成效皆表示高度赞誉，多次称其为"全国卫生系统的一面旗帜"。

长期以来，广东省中医院夯实基层，点面结合，在六个重点建设领域不断突破：发挥中医特色和优势是医院建设的根本任务；重点临床学科和专科的建设是推动医院发展的巨大动力；临床科研水平的提升是实现医院可持续发展的源泉；教育教学功能的强化是增强医院整体实力的战略举措；人才培养和人才队伍的建设是保证各项工作取得成功的关键；提高服务水平是"以患者为中心"办院理念的具体反映。以上六个方面的相辅相成、互相促进，共同形成了广东省中医院这一建设现代化综合性中医院典范的系统工程。

1.3.2　改革开放前沿阵地的中医院

对于广东省中医院"为什么能"，有各种说法，概括起来就是"天时、地利、人和"。天时，是改革开放，解放思想，改革体制，释放活力，让民族复兴、中医振兴的梦想照进现实；地利，是广东优势，既是改革开放前沿，更是中医药沃土，广东人信中医、用中医，2006年在全国率先建设"中医药强省"；人和，是有好班子，从喊出"没有患者就没有饭吃"到坚持"以患者为中心"，几代人接力奋斗，一张蓝图绘到底，不动摇、不懈怠。

改革开放四十多年，是中国经济从封闭到开放、从计划到市场的转型过程。随着外部经济开放与内部体制改革的不断深入，医疗卫生体制亦需要适应全新的经济环境、市场结构及医患关系，医院所面对的发展环境日新月异，身处改革开放前沿阵地的广东省中医院对此感受尤为深刻。面对不断发展的经济与社会环境，不断深入引进及开拓创新的西医医疗技术，广东省中医院果断革新，不断顺应时势提出相应的发展思路，也因此走出了一条独具特色的发展路径，成为一个集中医风骨与"广东模式"于一体的医院，既自成一格，亦明晰可鉴。

一　理念更新

广东省中医院是最早提出以患者需求为导向的医院之一，早在20世纪80年代便提出"病人至上，质量第一"和"患者可以没有广东省中医院，广东省中医院不可以没有患者"的认识，在全院形成了"病人至上，员工为本，真诚关爱"的核心价值观。同时，广东省中医院在全国中医院中率先发展中西医结合，提出坚持"中医水平站在前沿，现代医学跟踪得上，管理能力匹配到位，为患者提供最佳的诊疗方案，探索构建人类最完美的医学"的发展理念。

二　管理改革

面对不断变化的外部环境，广东省中医院通过一系列制度建设和制度创新，在保障公益性的前提下，充分调动员工的积极性，同时促进了医院的发展。位于商业社会发展迅速的广东地区，广东省中医院通过借鉴现代化的管理模式，进行管理方式创新，实现了医院管理从粗放型、经验型向精细化、科学化管理的转变。其积极探索现代医院管理制度建设，不断完善医院的运行机制，使医院步入了发展的快车道。广东省中医院建设现代医院管理制度的经验获得了广泛的肯定,被国务院医改办、原国家卫生与计划生育委员会体改司、国家中医药管理局在全国中医系统推广,是国家建立健全现代医院管理制度的试点医院。

三 医术精进

长期以来,中医院在患者群体的认知中不免被套上"慢郎中"的帽子,广东省中医院是最早有意识、有追求地通过实践打破这一偏见,通过业务创造坚实口碑的中医院之一。其愿景中所描述的"中医水平站在前沿,现代医学跟踪得上"便是医院在医术上追求卓越、追求一流,对技术精益求精,对患者极端负责的行动指南。肩负这一愿景,广东省中医院不断深入对中医宝库的探索和对现代医学的汲取,紧贴患者需求,科学地、高质量地发挥中医药特色优势,解决实际临床问题,不断促进中医药诊疗能力的提升,医院也因此成为广大本地与外地患者的就医首选。2022年,医院在中国医学科学院发布的全国医院科技量值排行中名列第45位,并连续4年位列全国中医医院科技量值首位,是全国唯一入选研究型医院的中医院。

四 业务创新

广东省中医院始终以"充分发挥中医特色与优势,提高中医药临床疗效"为宗旨,在不同时期皆敢于开拓创新,为中医药的发展拓宽道路,探索更科学、更立体化的中医药系统,为中医药之集大成不断贡献力量。例如,医院先后成立了名医工作室、传统疗法中心,努力挖掘整理古文献中的精华,传承全国名老中医的学术思想、临床经验、独到技术,收集具有中医特色的治疗手段及民间安全有效的单方、验方;探索中医药治疗急危重疑难病的疗效,组建了全国首家"中医经典病房",成为全国首批中医诊疗模式创新试点;探索中医药在预防保健领域的优势,成立了全国第一家"治未病中心""中医慢病管理中心",逐步形成了未病、欲病、慢病三个层次的中医"治未病"服务体系。"医院构建了具有广东地域特色、中医药行业特点、'会当凌绝顶'高度的科技创新体系,要把创新主动权、发展主动权牢牢掌握在自己手中,为早日实现建设创新型、研究型、引领型综合性中医医院典范的目标奋力奔跑",现任广东省中医院院长张忠德说道。

五 国际视野

作为国内率先提出中西医结合,引进西式先进科室、设备的中医院之一,广东省中医院始终心怀发展与振兴中医药事业的使命，并以更高的眼界、更广的视野、更宽的胸怀为自我要求，不拒任何可以丰满中医药发展事业的技术与方法、抓住一切可以推广中医药哲学与理念的机会，在对外交流与合作上迈出了坚实的步伐。医院与美国、澳大利亚、瑞典、荷兰、加拿大、德国、日本、韩国、意大利等多国在中医药领域开展交流与合作，建立了中澳国际中医药研究中心、中瑞中医药联合研究基地、粤港澳大湾区中医药创新中心。执掌广东省中医院二十多年的终身名誉院长吕玉波对此深有体会："我们不能关起门来，自己说自己的事，自吹自擂、自我欣赏、自娱自乐，总觉得自己了不起，而是要站在全球的视野去看待问题。这就是为什么我们要强调国际合作。党的十八届五中全会提出'十三五'规划方针，其中就有'开放'。开放，是便于我们学习，便于我们找到更广阔的发展空间，便于我们吸收人类文明的所有成果为发展中医药服务。"

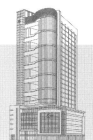

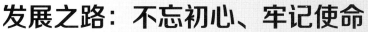

第2章
发展之路：不忘初心、牢记使命

广东省中医院诞生于风雨飘摇的近代中医抗争运动中，成立伊始便身负传承与振兴中医药事业的使命。多年来，历经中华人民共和国成立、改革开放，迎来社会主义全新时代，始终不坠当年之志，在与环境的互动中，不断改革与探索，兼顾传承与创新，走出了一条中医特色突出、中西医优势融合的完美医学探索之路。

2.1　起步期（1933—1976年）

关键词：迭变

关键事件：创业与改制之路

中医药学历经数千年发展，为中华民族的繁衍昌盛作出了巨大的贡献。但当历史的车轮驶入近代以后，国家民族面临着前所未有的灾难。随着西洋医学的迅速传播和发展，中医药学这一中华瑰宝，却遭受了重大的挫折，甚至到了生死存亡的关头。与此同时，一大批有识之士和中医药界一起，勇敢地站出来，为中医药求生存、求发展，迅速团结在一起，组织起了轰轰烈烈的中医抗争运动。

1912年9月3日，新组建的教育部颁布《中华民国教育新法令》，但漏列了中医教育，这引起了中医药界的极大愤慨。1913年10月，19个省市医学团体推举产生了"医药救亡请愿团"，并拟订了《神州医药总会请愿书》，从而引发了中医药历史上的首次救亡运动，史称漏列中医药案。1913年2月，广东中医药两界人士联合粤九大善堂力量，假座广州十八甫南路爱育善堂，商议筹办粤省中医中药学堂事宜。不久后，再次假座广州上下九路张大昌寿世会馆集议，即席成立"中医药学校省港筹备处"，公推广东近代著名的教育家卢乃潼担任筹办处主席，负责筹办广东中医药专门学校。

卢乃潼果然不负众望，1917年，亲赴北平与内务部交涉，并最终获得了内务部第198号批文，并凭借此文，由广东省省长公署发第151号指定，通过了学校创立的申请。1924年，广东中医专科学校正式开学。医学教育具有很强的实践性，中医教育尤其如此，因此学校创办不久即把附属医院的建设摆上了议事日程。

2.1.1　青云之志，迎难而上

广东省中医院筹建于1927年3月。为了筹款，省港药业同仁特发《筹建留医院捐册弁言》，从1927年至1933年，省港两地中医药界人士及海外粤籍华人纷纷捐资，数年间共集腋银圆25万，终于在1933年9月，建成广东中医院，并举行了落成开幕式。

这是中国历史上最早的中医医院之一，是近代中医抗争运动的产物。它也是最早的现代中医医院之一，初建时便参照了现代医院的格局，医院地址位于广州市大德路，占地300多平方米，楼高三层，有大小病房20间，病床30多张，此外还设有各科门诊、药房、治疗室、护理室、煎药室、供应室、太平间等，这种设置使它一下便与历史上的中医院或中医诊所区分开来，在当时也是规模最大的中医医院之一，具备了一定的维护公众卫生的能力。根据资料记载，从1933年8月到1937年1月，单是门诊赠医（义诊）就达到了80 925人次，住院患者达1 364人次。

20世纪30年代，对中医的打压日趋严峻，广州市卫生局曾专门派特派员考察学校及医院，对于学校要求甚为苛刻，甚至勒令广东中医专门学校改称"学社"，不允许以学校命名，但对医院，也不得不承认"查该院组织章程大致尚无不合，准予立案"，可见其实力在当时已经不弱。住院医师多为本校毕业生，如李仲守、张阶平、林夏泉、黄耀燊、罗元恺、司徒铃等，这些人后来都成为国家认可的名老中医。可以说，广东中医院的建立有效地保证了中医教育的教学质量。

1938年，侵华日军进犯华南，广州沦陷，日军强占学校作为宪兵司令部，医院被作为日军医院。学校被迫迁往我国香港（后简称香港），经济上由香港中医药联商会支持。抗日战争胜利后，国民党军队又从日军手中接收了校舍作为中区宪兵司令部，医院则由卫生处改为省妇幼保健院。直到广州解放前夕，国民党军队溃退，才能将校舍全部收回，但经过十多年的浩劫破坏，满目疮痍、颓垣瓦砾、一片废墟。

中华人民共和国成立后，中医事业日益受到重视。省人民政府教育厅承认广东中医专科学校是广州十一所大专院校之一，并给予图书补助费、学生助学费，毕业证书也由中南教育部盖印颁发。加上香港药业三行经济上的大力支持，学校和医院在短期之内得到了一定的恢复。1953年，广东省中医院被卫生厅接管并改为广东省实验医院，改制时医院有职工30人，病床30张，日均门诊量40多人次，全年总门诊量10 152人次，业务收入仅数千元。

自1933年到1953年，这20年间广东省中医院经历了困苦的创业时光，也奠定了医院最为宝贵的一种精神：对中医药学执着的热爱、对事业顽强的追求。广东省中医院的产生对于研究近代中医发展有着重要的历史意义，它是中医在面对西方医学的传入和民族虚无主义者的打压下，迫于生存和发展的危机，而进行的崭新尝试；是一次中医主动向现代化靠近的努力；是一次中医界果敢地向世人展现自身力量的信心表达；是一次向野蛮的反对势力的勇敢冲锋。同时医院还为中华人民共和国成立后中医药事业的发展培养了一支重要的人才队伍。

2.1.2 改制完成，萌芽新生

随着党中央、毛泽东主席对中医药发展的重视，1956年，周恩来总理亲自做出了在全国东南西北建立四所中医学院的规划。1956年9月25日，广州中医学院在原中医药专科学校的校址上诞生了。这一年，医院已经由改制时的30多名员工发展为100人左右，病床从30张发展成为50张，使用率也不断增加；门诊人数增加到平均每日约450人次，最高额560人次，即增加了30多倍；科室由改制时仅开设内科、针灸、正骨三科发展到内科、妇科、儿科、正骨科、针灸科五科，还准备开设外科、痔瘘、眼科等。当时还开展了中医实验工作，包括医和药两个方面：一方面，确立了慢性消化性溃疡、风湿性关节炎、高血压等一批疾病作为重点实验研究的疾病，进行临床研究，同时为了配合研究，还拟订了协定处方进行疗效观察；另一方面，药物改革主要是在剂型，改革的目的是"达到疗效准确、服食方便和节省药物"。

1958年，广州中医学院迁址三元里，其原校址全部划入医院。经广东省人民政府批准，医院正式定名为"广州中医学院附属广东省中医院"，归广州中医学院领导。到了1959年国庆节，医院的规模已经有了进一步扩大，拥有了一座综合性办公楼，并把门诊楼增加了一层，还修建了两座职工宿舍，有了外科和手术室，病床数量增加到了100张，员工增加到了190人。

1973年，开始兴建住院大楼，将原位于麻行街的礼堂和病房拆除，着手兴建一座近似"工"字形的住院大楼及制剂、检验使用的副楼。为了建设这座大楼，全院上下紧急行动，员工亲自动手，挑水泥、搬石头、磨地板……1976年2月10日，新的住院大楼正式投入使用。1976年，省卫生厅把大德路门诊楼旁的一座四层楼拨给医院，进一步扩大了门诊规模。

到改革开放前，广东省中医院已拥有职工690人，年门诊量约为69万人次，病床总数382张，11个病区，专业设备总值101万元，固定资产484万元。

2.2 发展期（1977—1992年）

关键词：改革

关键事件：打破大锅饭，革新发展理念与人事制度

在我国改革开放初期，全国的经济改革以打破原有的计划体制、下放经营权、建立自负盈亏机制为主要特征，逐步推行了厂长负责制和多种形式的承包经营责任制，实行价格体系和价格管理体制、工资分配和劳动制度等改革，逐步扩大对外开放的步伐。而这个时期的中国企业正在从计划经济中的政府附属物中逐步独立出来，国家先后对国有企业实行了扩权让利、承包经营责任制等方面的改革，增强企业活力是当时企业改革的主要任务。

医院在计划经济时期是作为政府的附属物而存在，定位于社会公益目标，是政府部门直接创办的国有机构。这种属性为满足基本医疗卫生服务需求、提高国民健康水平起到了积极的作用。然而，到20世纪70年代末，这种在计划经济体制下运作的模式和体制，弊端已暴露无遗，集中表现在两个方面：一方面是医疗资源短缺，当时"看病难、住院难、手术难"已经成为大问题，各个医院都是"病满为患"，在城市的大医院里，一般人不托关系"走后门"，要想看上病、看好病基本不可能；另一方面是医院的经营管理混乱，人浮于事、效率低下、负担沉重，医护人员在服务态度、医德医风上问题频出。如此背景下，1979年，时任卫生部部长提出要"运用经济手段管理卫生事业"。原卫生部等三部委联合发出了《关于加强医院经济管理试点工作的通知》，开始尝试对医院实行"定额补助、经济核算、考核奖惩"。此后，政府模仿国有企业改革对医疗卫生事业进行的全面改革正式启动，1985年国务院批转了原卫生部1984年8月起草的《关于卫生工作改革若干政策问题的报告》，其中提出："必须进行改革，放宽政策，简政放权，多方集资，开阔发展卫生事业的路子，把卫生工作搞好。"医疗改革的基本思路是"放权让利，扩大医院自主权，放开搞活，提高医院的效率和效益"，改革的做法则是"只给政策不给钱"，要求公立医院提高自生能力。

中医事业在改革开放以来得到了新的发展。改革开放以前，中医药事业遭到严重的破坏，造成中医中药日趋衰落，中医队伍后继乏人，中医药从业人员人数减少三分之一，全国中医医院从1960年的330所减少到129所，中医学院由21所减少到11所。1986年7月，国务院正式下达《关于成立国家中医管理局的通知》，明确规定国家中医管理局是国务院直属机构，由卫生部代管。

2.2.1　起步之初，遭遇瓶颈

1977年，广东省中医院同时成为广州中医药大学第二附属医院和广州中医药大学第二临床医学院，三块牌子的同时使用意味着医院在原有医疗功能的基础上增加了科研和教学的功能，三者的互动将成为广东省中医院发展的主要目标和动力。医院当年共完成门诊量616 310人次，平均日门诊量2 338人次，比1976年增长了23.58%，最高一天达到了3 000多人次。住院部病床总数335张，共收治患者3 075人次。

1977年至1983年，广东省中医院各方面均比1953年改制前有了较大的发展。1976年落成的新六层住院大楼是医院发展上的"一个重大的转折点"，在此规模上，住院病床从1977年的335张扩大到1983年的412张，职工从500名增加到679名（截至1983年11月）。临床和非临床科室发展到有内、外、妇、儿、骨伤、针灸、肛瘘、眼、耳鼻喉、皮肤、理疗、麻醉、功能检查、检验、放射等科和中心实验室。

医院的中西医结合科研工作也得到了新的进展，尤其是中西医结合治疗破伤风、脉管炎、冠心病取得可喜成绩。破伤风研究小组取得了治疗破伤风死亡率全国最低的好成绩，在全省科技大会上被评为先进单位；脉管炎研究小组开辟了中草药治疗脉管炎的新途径，显著的疗效引起了新闻媒体的关注，全国各地的脉管炎患者也接踵而来；冠心病研究小组在全省心血管会议上做了9篇学术报告。"中西医结合治疗破伤风""益心方法治疗冠心病""整律一号抗心律失常""猪笼草治疗高血压""结扎注射治疗痔疮"和"骨折液压复位器"等项目的成果被选进省卫生科技展览馆中展出。1978年，广东省人民政府授予广东省中医院的五名主任"广东省名中医"称号。

尽管取得了这样的发展，但由于受到当时时代的影响，以及计划经济的束缚，医院的发展依然处于困境中，1978年后医院门诊量始终徘徊不升，1980年为563 962人次，1981年为561 102人次，一度连职工工资也难以支付。

广东省中医院在艰苦的实践中已经认识到，在改革开放的进程中延续原有的计划运行模式已经无法使医院获得持续的发展，甚至难以生存。医院开始认真思考和探索发展的根本问题。此时，医院仍然作为政府的附属机构，以计划经济模式运行。医院所有的经费均来源于政府拨款，医疗资源十分短缺，尤其与西医院相比，在获得政府拨款支持上存在很大差距。医院对于短缺的资源基本上只能被动地"等、要、靠"。而对于内部已有资源，包括人力资源，医院尚未意识到需要盘活和重新调配，仍然沿用老一套制度，例如收入分配大锅饭，人事制度"铁饭碗""铁交椅"等。面对此时的发展困境，广东省中医院开始总结过去的发展经验，结合国家的改革开放政策对医院发展可能带来的影响，积极探索出路。

"我们在回顾医院过去所取得的发展和成绩的同时，也看到过去多年来在卫生战线上把医疗卫生事业当作纯福利事业看待而忽视了它有生产性的一面，因而在管理主体意识的更新存在着问题，医疗机构难以进行更为有效的经营管理，以致众多的医院不能自给，无法自我完善。我们医院也不例外，长期以来，在人力、物力等方面的补充都靠上级拨款支持，有时连工资发放亦有困难，还要领导到处向上申讨。至于专业设备，医疗业务用房及生活用房，赶不上医、教、研工作开展的需要。此外当时在政治运动中，左和右的干扰，特别是十年浩劫的波及，铁饭碗、铁交椅、平均主义的分配方式等陈陈相因的制度一仍旧贯；对职工的鼓励偏向于精神鼓舞而缺乏与之相适应的物质奖励等有碍于职工潜能的发挥，凡此种种都有待于——革新。"（《改革开放前后的省中医院》杨衍聪）。

一种求新、求变、求发展的需求日趋强烈，改革呼之欲出。

2.2.2　打破旧识，果断革新

1984年，广东省中医院调整了院科两级领导班子，成为改革的重要契机。

在此之前，医院的状况颇为惨淡：500员工守着300余张床，空着的还不少，每天的门诊量仅1 000多人次；医院收入低，医生们却乐得清闲，"觉得多一事不如少一事"。"做是36，不做也是36"的说法在医院很流行，对当时的医生而言，不管医术多高明，服务了多少患者，收入也不会因此而提高一分，工资是雷打不动的36元。吃着"大锅饭"，每天下午五点半一到，不少医生就准备下班，就算还有患者，也会推托："到别处去吧！"更难以想象的是，给医院员工发奖金的竟然是白云山无线电厂。当时，白云山无线电厂是龙头企业，经济效益好。广东省中医院的专家定期到电厂出诊看病，给医院员工挣来每月五块钱的奖金。经历过这段日子的广东省中医院人，至今提起往事仍唏嘘不已。

此时，新一届领导班子对中国的改革环境已经有了更为深入的认识，对医疗改革中所体现出来的新思维也有了进一步把握。与此同时，医院领导意识到无论如何改革，患者在医院的地位是不变的，在社会主义国家下医院的性质也不会改变，但医院的运行机制应该要适应国家改革开放的大环境。医院的领导班子一致认为，必须改变现状：医务人员都是知识分子，有技术、有能力、有本事，为什么不能靠自己的双手改变命运呢？

理越辩越明——如果更多患者选择到广东省中医院就医，就是给医院生存发展最好的支持，患者就是广东省中医院的"衣食父母"。1984年，思想统一后的领导班子喊出了"没有患者就没饭吃"的口号，对员工们动之以情、晓之以理：医院位于广州大德路上，附近的大型医院有好几家，包括广东省人民医院、中山大学附属第二医院、广州医学院附属第一医院和第二医院、广州市第一人民医院、广州市中医院等，患者为什么一定要来广东省中医院呢？"患者可以没有广东省中医院，广东省中医院不能没有患者"，医院的发展需要患者的支持。如今困境并不可怕，可怕的是对困境视而不见、无所作为，身处其中却不愿改变。

医院要生存、要发展，需要患者，因为所有医疗活动都是围绕患者展开的。后来，吕玉波等院领导将"没有患者就没有饭吃"的直白说法调整为以患者需求为导向的发展理念，提出"病人至上，质量第一"的认识，这些在今天看来再平常不过的朴素的宗旨和口号，在当时的环境下却实属前卫。也正是这些理念的提出，奠定了从此医院一系列制度安排与战略选择的基础。

广东省中医院的1984—1992年，是树立战略愿景、摆脱困境的9年，这一切得益于以下两方面的观念革新。

一　从以政治为中心到以患者为中心

管理被提升到重要的位置，是改革开放初期，人们思想解放、企业改革转向以经济为核心的重要标志。深受改革开放洗礼的广东省人民对此更是深有体会，而广东省中医院亦以此为东风，放开手对医院的管理与发展问题进行激辩与探索。过去是以政治为中心，在改革开放新时代的医院应当以什么为中心，大家陷入了争论。有人说以经济为中心，有人说以技术为中心，争论的结果是大家选择了"以患者为中心"。因为过往的经验告诉我们，患者才是医院生存和发展的基础。这种转变使医院管理找到了工作的着力点，一系列措施也应运而生。从1984年开始，医院推出了一系列旨在满足患者就诊需求的措施，如实施门诊患者选医生，开设午诊、夜诊、周日诊、节假日诊等。而这一切的背后，意味着一种全新的价值观正在逐步渗透、生根、发展壮大。

二　从大锅饭到充分调动员工积极性

1984年广东省中医院开始改革之初，医院领导最困惑的一个难题就是如何调动员工的积极性。当时由于吃惯了"大锅饭"，员工早已形成"干多干少一个样"的认知，但随着一系列人事制度的新安排，"大锅饭"被打破，人的活力也迅速被唤醒。广东省中医院在1987年起就大胆率先在医院领域进行了改革，包括在人事制度上打破终身制，实行聘任制和合同制；相应的考核与分配制度上，实施岗位目标责任制，各级及个人制定目标责任制合同书，改革分配制度和考核制度：按劳动成果分配，拉开收入差距。这极大地激励了医院广大职工的积极性，医院其他方面的各项改革因而得到顺利推进，医疗活动、日常管理等逐步进入高速发展的阶段。从此，医院管理者也就认识到"人"作为一个事业的主体，在管理中所处的核心地位。如何调动人的积极性，是解放生产力、推动发展的关键。结合以患者为中心的认识，医院在对于患者与医务人员的认识上都有了质的飞跃。

"发展才是硬道理"，此时的广东省中医院人对这句话的理解尤其真切，改革带来的变化是极其显著的，医院在这一时期获得了高速的发展。

1984年，医院开设了夜诊，同时还设立了专家委员会，充分发挥老专家和老教授的作用，医生挂牌行医，让患者选择。一系列措施深受患者的欢迎，这年医院门诊量达到83万多人次。

1985年，医院门诊量超过90万人次，业务收入创造了历史新高，首次扭亏为盈。

1986年，医院门诊量以10.82%的速度递增。7月，医院新门诊大楼落成，并增加了星期天门诊。

1987年，医院门诊量突破百万大关，达到111.5万人次，住院人数5 049人次。

1988，医院开设下塘门诊部，开设了院长代表处。这年，医院门诊量111.6万人次，业务收入突破2 000万元大关。

1990年，在天河开设第三门诊部。这年，新住院大楼投入建设。

1991年，在国家级课题申报实现"零"的突破，中标两项国家中医药管理局"八五攻关"科研项目，被国家中医药管理局列入"全国示范中医院建设单位"。

1992年，新住院大楼竣工，使得医院核定床位数增加到589张，远高于三级甲等医院的标准。同年，医院与日本医疗法人社团高野会合作开设广东高野大肠肛门病防治研究中心，这种合作方式在当时是中医界首例。几个月后，通过省医管局医院分级管理检查团试评检查，广东省中医院被初评为"三级甲等"医院。

　　截至1992年，广东省中医院取得了有史以来最辉煌的成就，不仅温饱不再成为问题，更重要的是，全院上下精神面貌焕然一新，改革的精神日益深入人心，为日后新一轮的发展打下了坚实的思想准备和行动基础。

　　广东省中医院在改革开放时期的一系列自我反省、自我革新、不破不立的改革精神，是医院积极发挥自主性和能动性的充分体现，这在当时已大大超越了一般医院（包括西医院）的行政官僚管理思维，甚至超越了国内当时的许多工业企业的管理思维，体现了医院发展视角的前瞻性与长远性。这种进步眼光与创造能力得益于时任医院领导班子的担当与果断，更离不开全院上下敢于打破自我、重塑自我的决心与毅力。

2.3　成熟期（1993—2005年）

关键词：提高差异化

关键事件：锻造中医特色

　　1992年10月，中共十四大明确提出，我国经济体制改革的目标是建立社会主义市场经济体制，并要求围绕社会主义市场经济体制的建立，加快经济建设步伐，其核心是国有企业所有制改革和现代企业制度建设。改革要求通过建立现代企业制度，使企业成为自主经营、自负盈亏、自我发展、自我约束的法人实体和市场竞争主体。1997年，党的十五大提出"抓大放小"的发展方针，除在关系国计民生的关键行业和领域仍发挥控制作用外，其他的一般性领域市场全面引入市场竞争机制，进行市场化改革。这个时期的中国企业遇到了在经济发展与转型中前所未有的发展机遇，中国的产品市场也逐步开始从卖方市场转为买方市场，一些中国企业开始在真正的市场竞争中与外资企业较量，中国企业在经历了众多盲目多元化、企业困境、"保护民族工业"等过程中，开始了建立企业核心竞争力的历程。

　　这个阶段，城市医疗卫生行业也开始向市场化进军。1992年9月，国务院下发《关于深化卫生改革的几点意见》。根据此文件，原卫生部按照"建设靠国家、吃饭靠自己"的精神，要求医院在"以工助医、以副补主"等方面取得新成绩。同时对医院实行分级管理的改革，即通过评审把医院分成不同的等级，享受不同的待遇。医院逐步被推向市场，"竞争""市场化"成为当时医疗改革的关键词。

　　这个时期的广东省中医院已基本进入了发展的轨道，在多项事业上获得了良性发展。1993年借建院60周年、院领导班子调整之际，广东省中医院开始系统总结建院以来的发展历程，愈加明确医院需要对国家正在经历的改革、所处的环境有清楚的认识，对未来发展方向有明确的规划。广东省中医院清楚地意识到，在市场机制被日益引入医疗卫生行业的环境下，医院已不能再将自己定位为计划经济下的政府附属物，中国企业的改革尽管在性质上与医院改革有所差异，然而企业管理和发展的思维必将是中国医院管理发展的重要借鉴。因此，在这个阶段，广东省中医院开始提出自己的发展战略，并在该战略下大力改革已有的管理模式和运行机制，从而在保持医院基本性质、宗旨和定位的前提下，以先于别人的脚步获得在竞争中的能力和优势。

2.3.1 软硬结合，谋求发展

改革开放的东风愈吹愈烈，党中央要求充分发挥中央部门、地方、企业和劳动者个人四个方面的积极性、主动性、创造性，使社会主义经济的各个部门各个环节普遍地蓬蓬勃勃地发展起来。对广东省中医院而言，构建既有动力又有压力的运行机制，把广大职工的积极性、主动性、创造性调动起来，势在必行。在建立起一切以患者为中心的价值观，革新了"大锅饭"的意识后，如何实现持续发展？

在此阶段，广东省中医院需要努力寻找一个切入点来实现"以患者为中心"的承诺。经过对医院内部各个方面资源的梳理，广东省中医院最终首先选择了从服务、信用、医风医德方面切入，并首先在这方面建立起差异化的优势。这与在20世纪90年代引入竞争机制的中国医疗体制改革中，众多城镇医院迷失在经济效益指挥棒下的行业普遍状况形成了鲜明的对比。广东省中医院的这种差异化战略重点表现为在服务、信用、医风医德等方面相对于其他医院的差异化。在一个普遍讲求"市场化"的膨胀发展时期，出现一家管理严格、从不收红包、服务细致周到、体现高尚医风医德的医院，更显得尤为珍贵，这带来了显著的社会价值和客户价值。

面对逐渐在老百姓中建立起的良好口碑，广东省中医院继续乘胜追击，将"育人工程"与"二沙岛工程"这一软一硬的两项工程确定为该时期医院发展的主要任务。

人才队伍培养与梯队建设是广东省中医院保证医疗质量的重要措施，医院非常清楚，如果不能保持以及不断提高医疗质量，在服务与医风医德方面的优势很快会丧失，因此广东省中医院在改革全面启动时，将人才培养放在相当重要的位置，为未来的长期发展与优势建立奠定基础。这一时期，医院针对人才队伍素质参差不齐、高水平人才奇缺的现象，陆续启动了"育人工程"和"名医工程"等一系列措施，逐步形成了医院的人才培养体系。具体包括:①制订主任导师聘任制,继续发挥退休老专家的作用,聘请老专家对病历的中医内涵和质量进行控制,提高病历质量;②建立住院医师和主治医师的培训计划,设立青年科研基金以激励年轻人积极进取;③规划并实施了"育人工程",创建继续教育方案,选送骨干到北京、上海等著名医院学习,1997广东省中医院送到北京协和医院等医院进修的骨干达到34人;④创建了"跨地区拜师""集体带、带集体"的经验,聘请12名全国知名专家作为顾问,这一时期共有12名青年骨干拜8名名中医为师,加强对名老中医临床经验的学习和运用,聘请全国著名老中医作专题讲座;⑤开始大力引进人才与进行青年拔尖人才选拔;⑥在分级管理的基础上,通过推进分配制度改革,在薪酬分配上向关键人才、关键岗位倾斜。

也是在这一时期,广东省中医院的硬件发展走上了快速道,其中以广东省中医院二沙岛医院的建设为典型事件。1993年,距离医院建院刚好60周年,广东省中医院人豪情万丈,正准备去开启一个新的时代,一个大胆的计划破茧而出,这一年医院实现了自己第一次的外扩之梦。1993年12月,在上级部门和全院员工的支持下,广东省中医院果断决策在二沙岛兴建广东省中医院高级医教中心,即后来的二沙岛医院。同年,医院举办了60周年院庆系列活动,邀请了中央、省市和有关部门领导参加了大会,并为医院获得"全国示范中医院"揭匾,会上时任卫生部部长张文康提出了"把广东省中医院建设成为全国一流的、现代化的、大型综合性中医院"的目标,这成为医院今后努力的方向。1997年,二沙岛医院竣工并投入使用,成为我国医院建设的一个典范,据当年统计,开业一个季度,分院就接诊门诊患者2万人次、住院患者571人次;次年,二沙岛医院完成门诊量近10万人次,收治患者近2 000人次。

除此之外,这一时期医院的发展与扩张成果显著。2002年与珠海市人民政府合作建设的广东省中医院珠海医院、受广州市民政局委托管理的广州市慈善医院相继挂牌对外服务,2003年大德路总部新门诊住院综合大楼正式启用。至2005年,广东省中医院拥有四个三甲医院,四个分门诊,2 300多名员工,占地面积260亩,建筑面积30万平方米,医疗设备总值超过4亿元,床位数1 700多张,第五家医院——广东省中医院大学城医院正在建设中(2006年竣工)。2005年年底,医院全年门诊达到了374万人次,即日均门诊量超过100万人次,连续10年位居全国同行首位。广东省中医院在这一阶段先后获得全国卫生系统先进集体(2000年)、全国先进基层党组织、全国和全省卫生系统行业作风建设先进集体(2000、2002年)、全国创建文明行业示范点(2002年)、全国"学习雷锋、志愿服务"先进单位(2003年)、全国防治非典工作先进基层党组织(2003年)、全国卫生系统抗击非典先进集体(2003年)、全国五一劳动奖状(2004年)、全国卫生系统先进集体（2004年）、全国医院文化建设示范单位（2005年）、全国文明单位（2005年）等一系列荣誉。国家、卫生部及广东省委、省政府领导多次赞誉广东省中医院为"全国卫生系统的一面旗帜"。

2.3.2　立足中医，锻造特色

在这一阶段，广东省中医院开始重视中医治疗在提高治疗质量和效果方面的作用。1999年，在形成技术优势上医院提出了"中医水平站在前沿，现代医学跟踪得上"的思路，对每一位医务人员都提出"要努力成为既能够站在中医学科的前沿，又能跟得上现代医学发展的复合型人才"的要求，并把1999年定为"中医年"。在此基础上，医院再把2001年定为"中医提高年"，并组织了"拜师会"，聘请全国最著名的15位老中医带徒医院30位青年骨干，其后又配合教学改革的实施同时开展"温书工程"，以打牢中医理论根基。2002年，在强化中医特色上，医院将当年定位为"中医巩固提高年"，提出了加速人才培养的"名医工程"。

自此开始，广东省中医院对专科建设及中医特色方面不断进行改革，例如建立和完善专科建设标准，选择主攻方向，逐步从诊断到治疗走向学科前沿。开设专科专症，并强调专科专症的中医特色。全院各科室制订本科室的中医特色疗法，完成诊疗常规的制订、论证和修改，突出在临床实践的中医诊疗特色，在临床诊疗中的中医特色逐步建立并初步形成优势，出版名中医临床经验系列丛书等。在战略制订上，广东省中医院开始明确突出中医特色、中医药的疗效优势和医疗质量水平在医院发展中的地位，这是广东省中医院在回答"如何满足客户需求"这样的基本问题时，作为中医院在中医和西医关系上的一种定位。

实际上，进入2000年以来，广东省中医院一直在积极探索中医和西医的关系，以最大可能提升医疗效果和质量、尽最大可能满足患者的治疗需求。而这种探索的基础，是广东省中医院必须拥有超强的、现代化的中医治疗能力和水平。基于此，广东省中医院逐步明确了创新能力在医院发展中的作用，提出建设成为研究教育型中医院。并且，经过5年的探索，广东省中医院在2005年提出了新的战略宗旨——"为患者提供最佳的治疗方案"，其内涵包括：最佳技术与患者满意（最佳理念、技术和管理）。即突出中医特色和优势，寻找中医与现代医学的最佳结合点，建立最佳治疗规范和临床路径。这清楚地表明，在这个阶段，广东省中医院实现了一个重大的战略转变，即从服务差异化战略向中医治疗特色差异化战略、独特性战略的转变。

2.3.3　力抗"非典"，体现担当

广东省中医院的2013年是在与传染性非典型肺炎（以下简称"非典"）的战斗中开始的。2003年1月7日，医院收治了第一位感染"非典"的患者黄某，"抗非"战斗打响了。鉴于这种肺炎的传染性和相继有医务人员受到感染，1月26日，医院成立领导小组和专家组。1月27日，一夜转走了内三科其他患者，建立起了临时隔离病区，腾空ICU，集中力量，不惜一切抢救患者。医院党委召开紧急会议，要求"把抗击不明原因肺炎（传染性非典型肺炎）看作当前头等大事，要讲政治、顾大局"，在按照广东省抗击"非典"专家组的指导处置患者的同时，请教全国著名老中医，充分发挥中医药的优势，探索用中西医结合的办法救治患者。2月10日，在全国名老中医的支持下，医院第一次完整总结了临床救治传染性非典型肺炎中医治疗方案。

抗击"非典"期间，广东省中医院根据临床形成了一套中西医结合治疗"非典"方案总结。方案按照其发病过程，分成早、中、极、后4个时期，中医辨证9个证型，中医基本处方10个，此外还有大量的随症加减的经验。这是一套集合了全国著名中医专家建议的方案，是凝聚了广东省中医院临床医生心血的方案，为原卫生部制订治疗"非典"方案提供了重要的依据。

在与"非典"的战斗中，广东省中医院共收治了112例"非典"患者，按照卫生行政部门颁布的标准，其中77%的患者属于重症患者，将近40名患者使用过呼吸机。除7例由于年纪较大或有各种基础病死亡外，其余105例全部康复，取得了退热时间（6.14±3.64）d、住院天数（19.04±8.78）d的良好疗效，被世界卫生组织专家认定为退热时间和住院天数最短的纪录。在这场战斗中，医院有76名医务人员受到感染，其中1位以身殉职。

广东省中医院运用中西医结合方式治疗"非典"取得显著效果，受到了广泛关注。2003年4月7日，世界卫生组织考察组专家、美国疾病预防控制中心传染病中心马奎尔（James Harvey Maguire）博士来医院考察时给予了高度的评价。4月15日，时任总书记胡锦涛视察了广东省疾病预防控制中心并与广东省医疗卫生专家座谈，胡锦涛听取了吕玉波院长使用中西医结合方式抗击"非典"的建议后，非常赞赏，说道："我在网上已经看到了，世界卫生组织评价很高，中医药学是我们祖国伟大的医学遗产，应该发挥其作用"。4月30日，时任总理温家宝视察广东，并亲切接见了广东省疾病预防控制中心等8个医疗机构的代表，吕玉波院长代表广东省中医院参加接见。

在广东省中医院取得"抗非"的阶段性胜利后，2003年5月，为支援各地抗击"非典"，医院先后派出专家赴北京、上海、香港、澳门等地区推广医院中西医结合治疗"非典"的经验和体会，并派专家参加了原卫生部举办的广州、北京"抗非"电视电话会议和北京、广州、台北三地"抗非"电视电话会议。5月3日，医院应香港医管局的邀请派出林琳、杨志敏两名专家支援香港抗击"非典"，并取得显著成效，受到香港民众和媒体一致好评。由于在"抗非"战斗中的突出贡献，广东省中医院先后被广东省委、省政府授予"抗击非典模范单位"，被广州市委、市政府授予"抗击非典先进单位"；荣获"全省模范基层党组织""南粤女职工文明岗"称号。

2003年是医院抗击"非典"并取得胜利的一年，也是被永久载入史册的一年。面对骤然降临的考验，面对来势汹汹的病魔，广东省中医院人没有瞻前顾后、自虑吉凶、护惜身命，而是用健康乃至生命与之顽强斗争。在这场战斗中，医院先后有76人病倒，失去了护士长叶欣，却从没有放弃继续收治"非典"患者，也从没有放弃"零距离"抢救患者；有91名医务人员火线入党，有染病康复后的45名医务人员报名献血；大家以无私无畏的精神和严谨科学的态度，实事求是进行分析和研究，探索出一套中西医结合治疗"非典"方案，终于换得了105位"非典"患者重新与家人团聚。广东省中医院在这场战役中用实际行动展现了医院为人民健康服务、为医疗事业奋斗、为社会发展奉献的责任与担当，也为医院在广东乃至全国老百姓眼中树立了专业、扎实、坚毅、不屈的形象。"非典"既是考验，也是机遇，经历了"非典"一役的广东省中医院检阅了实力、磨炼了意志，同时再次体认与升华了医院的精神，为之后以更开放、更自信的姿态向前迈进打下了坚实的基础。

2.4 内涵提升期（2006—2015年）

关键词：内涵发展

关键事件：追求中西医结合完美医学

针对我国医疗卫生事业中出现的种种问题，新的医药卫生体制改革成为扭转这个局面和改变广大群众的看病就医问题的关键。2006年8月，国务院批准由国家发改委、卫生部等14部委（后增加至16部委）成立医改协调小组，标志着中国式医疗改革方案制订工作正式进入起草阶段。2007年年初，医改协调小组决定委托独立、平行的6家海内外研究机构参与制订医改方案。2007年10月，时任总书记胡锦涛在党的十七大报告中针对中国未来医疗体制改革不仅提出"要坚持公共医疗卫生的公益性质"，更明确了要"强化政府责任和投入，完善国民健康政策"。2009年3月，中共中央、国务院发布《关于深化医药卫生体制改革的意见》，新医改启动，明确公立医院回归公益性。2012年，国务院发布了《"十二五"期间深化医药卫生体制改革规划暨实施方案》，肯定了2009年以来实施医改取得的阶段性成果，其中特别提到了中医药服务能力逐步增强。该规划进一步明确了2012—2015年医药卫生体制改革的阶段目标、改革重点和主要任务。其中，提出要积极推进公立医院改革，强调要坚持公立医院公益性质，按照"四个分开"的要求，以破除"以药补医"机制为关键环节，推进公立医院补偿机制改革，加大政府投入，完善公立医院经济补偿政策，逐步解决"以药补医"问题；统筹推进管理体制、补偿机制、人事分配、药品供应、价格机制等方面的综合改革，由局部试点转向全面推进，大力开展便民惠民服务，逐步建立维护公益性、调动积极性、保障可持续的公立医院运行新机制。

　　至此，公立医院的改革已经被推向医疗改革的最前端，各项政策措施尚在探索如何落实与实施的过程中，例如如何推进公立医院补偿机制改革，如何建立公立医院运行新机制，都要求各公立医院在基本政策框架下主动探索，我国又开始在这领域实施"试验式"改革。

2.4.1　明确宗旨，持续探索

　　在广东省中医院的发展历程中，2005—2006年具有里程碑的意义。2005年，医院提出新的宗旨——"为患者提供最佳的治疗方案"，这是广东省中医院对长期以来所积累的中医药医疗能力与正在探索中的中西医结合路径所做出的准确的、具有前瞻性的总结与展望。

　　其后，广东省中医院把"大力推进中医专科（专病）建设"作为医院的中心工作，以继承发挥中医药特色优势，提高临床疗效为专科建设的根本目的，以不断创新为动力，坚持继承与创新相结合，形成了以医疗为中心，医、教、研有机结合、相互促进的新局面。继承方面，医院实施了"四个挖掘"：努力挖掘中医药伟大宝库中的精华；努力挖掘全国名中医的学术思想、临床经验和独到技术；努力挖掘具有中医特色优势的适宜技术；努力挖掘民间中医具有疗效的单方、验方。在继承的基础上，医院对主要学科的主攻病种逐个进行研究，总结了各科在临床中的优势和治疗的关键环节，并撰写了由人民卫生出版社出版的临床各科《中医特色与优势指南》一书。这一年，在省政府的支持下，医院加大了基础设施建设的投入力度，医院固定资产额已达5亿元，完成了重点专科配套大型仪器设备的论证工作。同时，大学城医院建设已经接近竣工，芳村医院的扩建工程正稳步进行，医院在用的住院床位总数已达到了1 700多张。

医院很早提出了"中医水平站在前沿，现代医学跟踪得上，管理能力匹配到位，为患者提供最佳的诊疗方案，探索构建人类完美的医学"战略愿景，这一发展战略是目前为止对广东省中医院制胜之道的最为精辟的总结，是广东省中医院独特性战略的精练表达，是广东省中医院多年不断改革、探索、创造性适应环境与创新的结果，一脉相承、与时俱进，超越了传统"中西医结合"的理念和所谓的"中医西化"的风气，指出了一般中医院的发展方向和定位，似乎为中医药现代化的发展提供了一个新的视角。广东省中医院将其"中西医融合，构建完美医学"的理念进一步解释为"中医水平站在前沿，现代医学跟踪得上，管理能力匹配到位，为患者提供最佳诊疗方案"。以这一战略的提出为契机，医院在发展中医特色、中西医融合的探索之路上继续前行：①开展名中医工作室的建设工作，以"全国科技成果推广项目示范基地"为基础，走访全国有特色的医院与名家，收集整理、挖掘研究名中医经验和学术思想，为进一步推广应用奠定基础。逐步形成了包括现代文献、古代文献、全国百名老中医诊疗经验的中医资料知识库，为更好地挖掘整理中医药文献、继承名老中医经验搭建起了现代信息平台。②加强建设"传统疗法中心"和"中医特色疗法"，建立了传统疗法中心、腹针研究所、平衡针培训中心等，努力使广东省中医院成为各种中医药特色疗法的集散地和"活的博物馆"。③积极开展各种中医特色疗法，重新整合中医特色疗法资源，梳理了以病种为主体的各种中医特色疗法的优化配合方案，加大发挥了中医药在急诊中的作用，编写出版了《中医临床治疗特色与优势指南》，汇编了《中医特色疗法缓解临床症状》。④中医护理工作特色优势更加明显，在各专科开展了辨体施护，形成了51个护理中医传统特色操作，并汇编了《中医特色疗法缓解临床症状》。⑤建立"中医经典病房"，组建中医特色疗法专业小组，突出强化对临床医师中医思维的培训。⑥通过举办大型的学术传承活动来进一步推动中医药特色与优势的形成，成功举办了第二届"全国著名中医药学家学术传承高层论坛"并获得了论坛每年的承办权，成功承办了第三届世界中西医结合大会。⑦加大中医药文化建设力度，通过建立中医药文化广场，设立中医药特色雕塑，打造中医药园林，出版中医科普读物等举措，以文化促进中医药的普及和中医药特色与优势的发挥。⑧进行标准化建设，不断完善临床路径，成立全国首个省级标准化专业委员会，同时作为全省唯一一家医疗机构入选"省现代服务业标准化试点单位"，并于2012年率先通过了验收，获得了国家标准委"标准化良好行为企业"最高级别的4A级确认，是全国首家通过这一确认的综合性中医院。⑨不断强化中医院特色，以科研和教学带动，提升专科水平，同时重点投入重点专科协作组优势病种的研究。

2008年，正值广东省中医院75周年院庆，围绕医院建院75周年，改革开放以来医院发展的巨大变化，《人民日报》《中国中医药报》《健康报》《南方日报》《广州日报》《羊城晚报》等主流媒体先后以大篇幅重点报道医院改革发展的成就和经验，在社会上引起了强烈的反响。《人民日报》整版刊登了题为《广东省中医院的改革探索，给中国医学未来发展以启示——中西医融合，构建完美医学》的文章，文中介绍了广东省中医院的发展战略及其实践并称其"为中国医学的未来发展探索出一条道路"。广东电视台庆祝改革开放30周年大型系列节目《改变》作为反映医疗改革的重要题材，以《逆风飞扬》为题报道了广东省中医院30年改革之路，也成为同类题材中较有影响的节目。医院与香港亚视合作推出的40多集中医药系列节目——《方草寻源》播出后一直保持着亚视的收视冠军，相关书籍也在香港出版发行。医院与中央电视台《中华医药》栏目合作推出的8集系列专题节目——《教您如何不生病》获得患者和社会的广泛好评，成为该栏目成立10年来收视率最高的节目。

"十一五"期间，国家加大了对中医药科研项目的投入，医院共主持各级课题1 600余项，其中包括国家重大科技专项、国家"863"计划、国家"973"计划、国家科技支撑计划、国家行业专项、国家自然科学基金在内的国家级课题125项，仅国家科技支撑计划项目就有27项，省部级课题416项，是中医系统承担课题最多的医院之一。同时，在广东省中医药强省建设规划重点项目的申报中，医院获得"名老中医工作室建设""中医药疗效评价模式的构建与确证""广东高级中医研修院建设""广东省中医药科学院建设""珠江中医药论坛"五个强省规划建设专项立项。2012年，由于在中医药强省战略中作出了突出成就，医院被授予"广东省中医药强省建设先进单位"。这些均表明，广东省中医院的发展经验在政府政策制定层面上成为全国和广东省综合性中医院发展的标杆。

2.4.2　凝心聚力，夯实创新

2006年1月5~6日，在广东省委、省政府召开的建设广东中医中药强省会议上，时任中共中央政治局委员、广东省委书记张德江同志对广东省中医院的建设和发展给予高度评价，在《广东省委、省政府关于建设中医中药强省的决定》中提出了"把广东省中医院建设成为现代化综合性中医院的典范"的要求，这表明广东省中医院的发展及其所形成的优势得到了政府的认可，政府对广东省中医院的战略宗旨和定位提出了明确的要求。随后，广东省中医院第一次正式制订了医院发展战略《建设现代化综合性中医院典范总体规划》。为了充分论证该规划的科学性和可行性，医院召开了多场专题论证会，邀请了国家、广东省政府有关部门及卫生行政主管部门的有关领导，全国的知名学者、名老中医及著名中医药学专家，对总体规划进行论证。与会领导和专家一致认为：通过落实总体规划，经过一段时期的建设，广东省中医院可在中医特色和优势发挥、重点临床学科和专科建设、临床科研水平提升、教育教学功能强化、人才培养和人才队伍建设、加强文化建设和提高服务水平六个方面成为全国中医院典范。

2007年，医院全面推进《建设现代化综合性中医院典范总体规划》的实施，在深化医院改革、整合各方资源、推动学科发展、加快人才培养、完善医院文化、全面提高核心能力等方面取得了显著的成效。为把广东省中医院建设成为国内一流、国际知名、现代化的综合性中医院打下了良好的基础。

这一时期的广东省中医院在明确了"中西医融合，构建完美医学"发展战略后，医院上下凝心聚力，开始了夯实基础、勇于创新的新发展时期。

首先，是人才培养、梯队建设方面的巩固与完善。与专科建设及中医药特色建设配合，广东省中医院对辅助性价值活动中的人才培养、梯队建设和科研活动进行了更为深入和有针对性的改革。例如，在人才培养和梯队建设上，一方面继续实施适应中医知识传播特点的"师带徒"的方式；另一方面转变用人观念，建立人才的个性化培养方案，培养复合型人才。第一，在师承工作上，医院围绕名中医经验继承，资助了相关研究课题30项，组织跟师弟子认真总结老师经验及本人对老师经验的临床运用体会，编写出版了《国医英才》和《名师与高徒》。18名弟子荣获中国首届高徒奖，获奖人数位居全国榜首。继续推动"拜师全国名老中医"计划和名医工程，邀请著名老药师担任指导老师，师承工作中师带徒的广度与深度得到强化。第二，加强对青年人才的培养，在原有的青年拔尖人才培养计划、西学中计划、师承培养计划的基础上，针对有潜质的青年苗子增设了朝阳计划，针对不同领域具有一定领军培养潜质的人才启动了领军人才个性化培养计划，重新修订了《广东省中医院朝阳人才管理条例》和《广东省中医院拔尖人才管理条例》。第三，启动优秀中医药人才培训计划，尽早发掘一些在临床、科研或在中医经典研究方面有潜质的学生，进行有针对性的、从基础到拔高的培训过程，为学生的早日成才提供学习平台。第四，吸引优秀人才，加强对外合作。医院选派了一批重点学科的学术骨干到国外进修学习并加大对领军人才的引进。

第五，在人才培养管理制度上，最大限度为人才成长创造有利条件并加强对各类人才培养过程管理和目标考核；对学术带头人和学科带头人实施针对性、个性化培养，为他们创造更多国内外学习、进修培训的机会，以强有力的措施促进其迅速成长和脱颖而出；深入分析现有高层次人才队伍结构，打造优秀团队，培养造就能在学科领域起龙头带动作用的大师级领军人物。第六，不断转变用人观念，在对人才队伍坚持培养为主、引进为辅的基础上，对人才"不求所有，但求所用"，并且对这种用人模式进行了有益的探索。

其次，是科研创新与医教研整合方面的开拓。在科研和创新上，结合中西医融合中专科建设的需要，强化"龙头专科"的科研和医疗水平，建立科技创新推动临床疗效的理念，发挥人才、技术、管理优势和龙头作用，形成了以医疗为中心，医、教、研有机结合、相互促进的新局面。第一，广东省中医药科学院、广东省中医药研修院相继落户广东省中医院。医院聘请了三名全国一流的专家，领衔组成中药活性物质基础、中药物质基础先进技术、中医药临床方法三大研究中心，为跨越式发展打下了良好的基础。第二，继续完善医院科研信息平台、名医工作室和重点专科数据库的建设，充分利用现代信息通信技术促进大规模的知识保存、挖掘、共享与利用。2007年医院与IBM公司正式签订了合作开发中医药临床科研信息平台的协议，利用国际上最先进的信息技术为中医药的临床和科研服务，为中医药的继承和创新提供了新途径。第三，积极承担各项科研项目，"十一五"期间，医院共主持各级课题1 600余项，其中包括国家重大科技专项、国家"863"计划、国家"973"计划、国家科技支撑计划、国家行业专项、国家自然科学基金在内的国家级课题125项，仅国家科技支撑计划项目就有27项，省部级课题416项，是中医系统承担课题最多的医院之一。第四，积极组织国家中医临床研究基地的申报，在相关部门的密切配合和精心准备下，成为国家确定的临床研究基地建设单位之一。第五，围绕科研创新团队的组建，医院深化了科研机制改革，实行了项目负责人（PI）负责制，以科研体制改革为核心的科研管理创新活动成果初现。

再次，是对服务精细化管理与文化建设的完善。对于原有的一些已经为建立优势而设计的价值活动，例如，服务，广东省中医院进行了更为"精耕细作"的改进和完善。在服务活动中，要求达到更高的服务境界，包括医务人员和职工的服务意识、服务流程和方式的优化，以及服务细节的完善和制度化。第一，在服务意识上医院进一步加强一切以患者为中心的理念熏陶，完善医院的价值观和价值体系，牢固树立起"服务没有最好，只有更好"的意识，不断探求患者的需求，持续改进，努力实现"即使我们的亲人来到医院，也不需要特别的安排"的境界，启动"满意工程"，提出"顺心、贴心、动心、爱心”的要求，不断提升服务水平。第二，在服务流程上，利用精益管理体系的方法，加强对门诊取药、就诊等流程的再造，对挂号环节（特别是名专家挂号难问题）、导诊与分诊环节、门诊疑难病例会诊、辅助科室检查等服务的关键流程和环节进行重点梳理，实现了流程优化。第三，在服务模式上，创新服务培训的方式和途径，进一步增强员工的服务意识和服务技能，针对亚健康人群，整合体检中心和传统疗法中心以满足患者需求。第四，在服务细节上下功夫，围绕“让患者感到舒心”的服务工作目标，医院从“可及性、可亲性、可靠性”三个方面开展了一系列服务改进工作，具体包括完善精神文明检查制度，重新修订文明科室评比的评价标准；加强每月服务点评工作，促进服务点评对医院全局性服务工作的影响力；进一步完善患者满意度测评指标，规范化和标准化满意度调查和评价程序；组织医疗、护理、门诊、药学、后勤等各条线编写服务顺口溜，规范窗口服务的礼貌礼仪；开展落实服务规范试点病房的活动，解决护理服务的难点和热点问题；发动全院员工开展“金点子”的建议活动，并分类交付有关职能部门消化实施等。第五，围绕“病人至上，员工为本，真诚关爱”的医院核心文化，开展服务意识教育和感恩文化教育等活动，努力弘扬中医文化，营造和谐的人文环境。在建设幸福广东的背景下提出建设“幸福省中医院”，医院与员工共享发展成果。

最后，是对医院信息化建设的持续投入与创新。如何在信息技术日新月异，“互联网＋”、大数据、云计算等新兴技术瞬息万变的时代，让信息化建设在医院整体管理和发展战略中扮演支撑、服务乃至引领者的角色？在这之前，围绕对这一问题的思考，广东省中医院早早便已起步：1991年，医院开始利用信息化做财务管理；2001年，实施半结构化电子病历系统，当时很多电子病历还处于Word阶段；2004年，实施门诊电子病历，这也是全国第一批实施门诊电子病历的医院；在2005年后，医院对信息化的探索更是未曾止步。广东省中医院规模大、系统多，所有西医医院的系统功能医院都有，还要增加中医特色的内容，如：中医处方、中药代煎、治疗、检验、检查等。此外，还有纯中医的一些系统，如：名老中医知识库、中医慢病管理、治未病系统（中医体质辨识）、知识管理系统等。

2.4.3 协同创新，全面开花

进入2014年，广东省中医院已经是当时各项业务指标居于全国医院前列，全国年服务患者人数最多、规模最大、实力最强的中医医院之一，年门诊量达到751万人次。

就在这一年，中国中医科学院广东分院在广东省中医院正式成立。这一事件进一步促进了广东省中医药科技创新资源的整合利用和开放共享，助力全面提升中医药临床疗效，是医院中医药科研发展的又一里程碑。时任中国中医科学院院长张伯礼、书记王炼在考察时，高度评价了广东分院的工作，认为广东省中医院建立了基于临床需求和科技创新发展的科研团队PI制、基于定性定量相结合的科研绩效考核激励机制、鼓励多学科联合攻关的协作共赢支撑体系等科研机制和模式，积累了脚踏实地推进国际合作、提升中医药国际地位的国际化经验，值得中医科学院全院学习和推广。

与此同时，医院主办了一系列高层次的学术交流，2014年度共承办了4届分别以"创新技术方法深化经络研究""中药炮制技术传承与创新""中医临床研究""中医治未病发展战略"为主题的国家中医药发展论坛——"珠江论坛"；组织了"资本与中医健康产业发展论坛""创建国家中医药研究平台学术交流大会"，以及岭南中医药发展论坛——"首届中国中西医交融高峰论坛"，吸引了众多顶级中西医学家的参与，以百家之见有力地推动了医院学术水平的提升。

纵观这一年，中国中医科学院广东分院正式成立，是医院中医药科研发展的又一里程碑；医院课题"中医及中西医结合临床路径共性技术研究与应用"获广东省科技进步奖一等奖，实现了科研成果奖励的历史性突破；医院组建的国家中医药管理局名医工作室、院内名医工作室、流派工作室百花齐放，开设了流派门诊，进一步促进了百家争鸣的学术氛围的形成；医院的区域医联体合作进一步加强，与广州各区超过40家社区卫生服务中心签署合作协议，建立"双向转诊"合作模式；与和睦家医疗集团签署合作协议，共建广州和睦家医院——广东省中医院琶洲医院；与港、澳知名大学，及国内知名企业、机构共建的全新联合实验室及研究中心纷纷投入使用。

到了2015年，广东省中医院的研究技术平台全面升级：Ⅰ期临床试验研究病房升级改造完成，开始助力具有我国自主知识产权的中药走出国门；中医药生物资源中心启用运行，启动了具有中医特色的生物资源项目；中医药标准化研究平台技术日趋成熟，在广州中医药大学开设了"中医药标准化概论"课程，成为全国中医药高等院校首个开设的中医药标准化专门课程；临床评价和循证医学平台能力进一步提升，形成了完善的研究团队；伦理审查体系通过中医药研究伦理审查体系认证，成为全国第一批、广东省首家获得认证的医院；医学检测平台通过中国合格评定国家认可委员会监督评审，检验结果全球互认。

"十二五"收官之际，在创新驱动发展、建设研究型医院的战略引领下，广东省中医院的科技创新所取得的众多进展，使得医院的协同创新、国际合作、标准化工作、平台建设、青年人才培养、科技体制改革不断向纵深发展，呈现出全面开花的好势头。同时，面对公立医院改革日益深化的外部环境，医院积极调整管理思路，致力于不断提高急、危、重、疑难、复杂疾病的解决能力，推动专科、亚专科的能力建设，取得了显著的成果。

这一切使医院迎来了极其利好的发展契机，也为"十三五"的发展奠定了基础。正是这些全面开花的创新成果和这股勇往直前的劲头，凝结成了广东省中医院在接下来的"十三五"规划中的信心、信念与担当。

2.5　持续创新期（2016年至今）

关键词：引领创新

关键事件：从跟踪到引领，推动中医药事业全面发展

2016年是"十三五"的开局之年，也是医疗体制改革向纵深发展、公立医院改革加速发力、大力推动中医药事业发展的重要时期。经济发展的新常态、医疗改革的新阶段，使医院面临着前所未有的挑战和机遇。跨入"十三五"时期，我国的医疗健康事业尤其是中医药事业的发展进入了全新的增长期：一是习近平总书记在讲话中把全民的卫生健康与卫生工作提到了国家战略的层面，强调人民健康优先发展，提出"没有全民健康，就没有全面小康"，指出"没有健康中国，就没有两个100年目标的实现"，把卫生工作与"健康中国"提到了国家战略的地位；二是国家卫生工作的中心从"以治病为中心转变为以人民健康为中心"，从以疾病为中心到以健康为中心的根本性的转变，促使医院的工作不仅要关注"疾病"，更要关注"健康"；三是2016年颁布的《中医药发展战略规划纲要（2016—2030年）》将未来14年里中医药要做什么事情、有何目标、采取哪些措施，都进行了明确的规划，其中对中医药在国家卫生工作中的定位阐述为"在治未病中发挥主导作用""在重大疾病治疗中发挥协同作用""在疾病康复中发挥核心作用"。

应对前所未有的发展机遇，中医院们审时度势、适时创新的能力显得尤为关键，如何再次解放思想、驱动创新、盘活人才与信息技术，建立与实现新时期的中医药发展与改革新目标，是所有医院尤其中医院在坚守长远发展战略的前提下，共同面临的课题。

2.5.1　善抓机遇，厚积薄发

2016年，广东省中医院各项业务指标不断优化，疑难危重病例收治比例大幅增长，全年门诊量达741.6万人次，比2015年增加0.9%。同年，医院获得著名网站丁香园颁发的"全国公立医院品牌传播100强、全国公立医院品牌传播效度50强、全国公立医院品牌网络热度50强"。出色的管理能力和品牌影响力，使得广州市人民政府和广州市民政局、广州市慈善会继续选择医院经营管理广州市慈善医院，而由医院托管的东莞康华医院所在的广东康华医疗股份有限公司顺利上市，成为在香港联交所主板上市的全国首家综合性民营三甲医院。

这一年，正式迈入"十三五"发展时期的广东省中医院提出了未来几年的医院建设目标：成为国内一流、国际知名、现代化综合性中医院的典范，从过去的"追踪型"，转变为行业"引领型"。

从"追踪型"到"引领型"，这一目标并非空中楼阁，从行动计划的编制上，医院坚持从历史出发，从自身发展现状出发，紧紧把握三大原则：首先是目标导向和问题导向相统一。医院的总体发展目标很明确，就是国内一流、国际知名，现代化综合性中医院的典范。"现代化综合性中医院的典范"源自2006年广东省委在中医药强省的决定中对医院的要求；"国内一流、国际知名"则是医院多年来在职代会等各会议倡导中提及的目标。之所以将这些目标再次总结提出，最重要的原因是广东省中医院一直以来对于医院发展水平具有动态的认知，意识到"国内一流"是一个动态的结果，不仅要通过进取与创新保持一流的水准，也要清醒地看到，医院有哪些方面仍未属于一流。而"典范"也是一个与时俱进的概念，如何在时代的发展中保持标杆与示范水平，也需要针对目标不断调整行动规划。其次是传承与创新并重。中医讲传承，但光有传承还不够，还要有创新，要吸收一切有利于医院医疗水平发展的现代文明成果。长期以来广东省中医院的办院模式就是传承与创新相融合。尤其在"十三五"开年之际，时任总理李克强在国务院常务会议中提及中医药时特别提出要中西医结合，强调现代中医不能脱离现代科技。因此，作为中医院，广东省中医院提出需要进一步运用现代科技手段，把祖国医学的这个伟大宝库挖掘好、整理好、运用好，做新时期"中医院的典范"。最后是立足中医药行业，与全球视野相融合。"国际知名""追踪型"是医院对自我的期许，更是对中医药事业的担当。从很早以前，广东省中医院就提出中医药不能关起门来，自说自话，要站在全球的视野看待自身的发展问题。党的十八届五中全会在提出"十三五"规划的十字方针时，就有"开放"二字。而广东省中医院也立志于通过"开放"，找到更高的发展目标和更广阔的发展空间，让中医药能更好地汲取全人类文明成果、服务于全人类的健康事业。

也就是在"十三五"开局之年，广东省中医院迎来了一次难得的机遇与挑战。2016年，国家推出了省部共建重点实验室项目，这对于全国中医界来说，是千载难逢的好机会。早在"九·五"期间，参与国家中医药现代化"1035"计划时，医院就了解到科技部在进行国家重点实验室建设，当时，能在广东省中医院建一个国家重点实验室，是医院的梦想，但由于彼时医院的科研实力相对薄弱，这个梦想只能深埋心底。经过多年的努力与发展，广东省中医院的科研实力有了长足的进步，也有了冲击国家重点实验室的底气，全院上下的激情一下被激发了出来。而且在当时，全国只有中药的国家重点实验室，还未有中医的国家重点实验室，如果申报成功，将填补中医行业的空白。在医院领导班子的强烈支持下，广东省中医院启动了申报工作。

作为医院重大项目办公室负责人，郭建文拿到这个任务时表示："我从没想过敢去争取这样重大的项目，该怎么入手才行呀？何况省里凭什么支持我们一家医院呀？光是这一条就不知该如何入手。即使通过了省里的激烈竞争，还面临着科技部的考验，一是省部共建实验室为什么给中医，中医研究值得这样支持吗？二是这个实验室为什么要放在广东？三是方向是什么，凭什么要支持这个方向？"

面对这样一个艰巨的任务，医院的心态是：将申报过程当作是学习、成长的过程，建设这样的实验室是医院发展道路上必经的一步，无论能否成功，都应该按照省部共建实验室的标准去努力，这是医院科研工作必须迈上的一个台阶。

医院抓住机会，向省委领导汇报想法并得到了省委、省政府的全力支持。然后，医院展开研究方向的选择与凝练、实验室建设方案的提出等前期准备工作。医院领导多次进京汇报的过程，无一不是反复琢磨、一波三折，每到关键时刻，总是出现波澜，但也总有转机。光是省部共建国家重点实验室的负责人就换了三位，医院领导每次都以"三顾茅庐"的精神向其认真、详细地汇报与争取。

该实验室的研究方向从最开始提出的"中医药防治重大疑难疾病"，到瞄准难治性慢性疾病，再到最后采用中医证候研究思路，结合岭南地域气候特征，从"湿证"入手，围绕"湿证"研究，凝练四个主攻方向：理论源流与内涵；发病机制与规律；早期预警与干预；临床转化与治疗。最终省部共建湿证国家重点实验室落户在了广东。巧的是，几年后新型冠状病毒疫情在世界暴发，而从中医的角度来看这次疫情正是湿邪，在抗击疫情的过程中中医药彰显出了无可辩驳的治疗上的优势。也正是在新冠的抗疫过程中，省部共建国家重点实验室进行"湿证"研究的意义得到了印证，广东省中医院也在支援疫区的工作中为中医药事业的发展再次作出了突出的贡献。

回顾重点实验室创建的过程，广东省中医院在管理实践中所坚持的务实作风、解决问题的韧劲和对中医药发展的情怀，体现得淋漓尽致。这样的实干精神和超乎常人的坚持，是医院能力的隐性体现，也由此可看到真正好的医院领导者绝不是机会主义者，而是奋斗者、实干者、创新者。初心、坚持、果决、耐性，只有这些特质才能让领导者带领医院经过长远的规划、持久的准备和漫长的坚持，迎来抓住机遇的关键瞬间。

2017年，时任国务院医改办专职副主任、国家卫生与计划生育委员会体改司司长梁万年带队会同中医药局深入调研广东省公立医院综合改革情况，重点了解广东省中医院建立现代医院管理制度的有关工作，在调研座谈会上，他这样提到："广东省中医院作为全国规模最大、服务患者人数最多的中医院，如果没有正确的办院理念，容易走偏，也走不稳、走不长久。医院能够在坚持公益性的前提下，将服务社会放在首位，在追求社会效益的同时实现医院的经济利益，这种认识非常到位，也是医院能够发展壮大、行稳致远的关键。"

2.5.2　驰援新冠，中医亮剑

2019年年末，来势汹汹的新冠疫情突袭湖北武汉。距离武汉一千公里之外的广东省中医院已经"嗅"到"来者不善"的气息。经历2003年"非典"疫情考验的广东省中医院本能地对这一新闻关注起来。2020年元旦，广东省中医院在大学城医院发热门诊率先启动医院传染病应急防控工作。在发热门诊腾出足够的空间，准备好防护用品，并立即开始对重点科室医护人员进行院感培训，适时演练。

1月21日，在上级的统一部署下，广东省中医院开始全面启动新型冠状病毒感染的疫情防治工作。"战斗"的集结号吹响了，全院300多名医务人员主动报名参加应急医疗队，最终由42名医务人员组成的应急医疗队迅速组建完毕。2020年除夕夜，作为国家中医药管理局应对新冠疫情防控工作专家组副组长，广东省中医院首批驰援湖北的专家张忠德赶赴武汉。1月27日，广东省中医院与其他中医院组成的第二批国家中医医疗队集结到位。广东省中医院选派26名有传染病防控工作经验的医护人员，由同样参加过"非典战疫"的广东省中医院珠海医院呼吸科主任黄东晖任队长，抵达武汉后接管湖北省中西医结合医院的呼吸与危重病一区。2月19日，广东省中医院副院长、重症医学学科带头人邹旭作为国家第四批援助湖北中医医疗队广东队领队，带着队员接管雷神山医院C6病区。按照国家中医药管理局、广东省卫生健康委、广东省中医药局的统一部署，广东省中医院党委先后派出9批共88名队员驰援湖北，分别在湖北省中西医结合医院、武汉雷神山医院、武汉市汉口医院、武汉东西湖方舱医院、荆州市中心医院、监利市中医院等救治患者。

3月29日，随着武汉雷神山医院C6病区"关门大吉"，广东省中医院援助湖北医疗队圆满完成了所有抗击新冠临床医疗救治任务。从1月24日起，这支由88人组成的中医医疗队，在湖北"疫"线通过中西医结合，重点发挥中医药特色优势，交出了一份漂亮答卷。在湖北省中西医结合医院隔离病区，从1月29日至3月11日，医疗队接管床位共70张，累计收治新冠患者130例，中医药治疗覆盖率100%，症状改善比例（包括发热、乏力、咳嗽、气促、食欲差等改善和影像学改善等）达91.5%；在武汉雷神山医院C6病区，自2月20日正式接收患者至3月29日病区关舱，医疗队接管床位共48张，累计收治新冠患者99人，中医药治疗覆盖率100%，症状改善比例达95.9%。

援鄂期间，广东省中医院发挥中医药特色治疗的作用与"医乃仁术"的中医人精神。2020年1月31日，湖北省中西医结合医院隔离病区医护人员与患者一同打八段锦的照片走红网络。教患者八段锦的医护人员来自广东省中医院重症医学科。他们介绍，平时科室护理团队为了更好地帮助重症医学科患者康复，会在条件允许的情况下教患者打八段锦，达到强健身体、气血流畅的效果。对于需要卧床的患者，团队还改编成卧式八段锦。这之后，医疗队的护理人员在日常护理中都会根据患者情况使用各种中医适宜技术。穴位按摩、贴敷、耳穴压豆、刮痧等中医适宜技术和疗法派上了用场。"起初，不少患者只是抱着试试看的心态。但治疗后不少人都觉得很舒服，对我们产生了依赖。"广东省中医院急诊科主管护师彭苏池在病区凭借一身中医"手艺"广受欢迎。为了满足患者的需求，彭苏池和五个同事就在病区里专门为患者提供中医特色护理服务。

自新冠疫情暴发以来，以张忠德为代表的广东省中医院专家组，肩负国家使命，在抗击疫情过程中辗转武汉、河北、云南、辽宁、广东、南京、福建、甘肃等地，哪里需要就飞往哪里，用高超的中医药辨证思维，紧紧把握住核心病机，用实践探索出了广东方案，为全国抗击疫情发挥了突出的作用。之后，随着新冠病毒感染调整为"乙类乙管"，疫情防控进入了新阶段，广东省中医院也继续用好中医药为疫情防控服务，为市民提供更好的救治。医院从预防、治疗到康复，都发挥中医药独特优势，中医药全方位、全链条、深度融入疫情防控救治中，通过临床采集症状，准确把握核心病机，形成了独特的治疗方案。疫情三年来，广东省中医院从社区防控、方舱救治到医院运作，将抗疫经验形成方案，融入国家、全省的疫情防控实践；医院的四大门诊——普通门诊、急诊、发热门诊、互联网医院马力全开，全力保障市民就医需求，举全院之力助力广州抗疫。三年来，广东省中医院支援全国和国际抗疫达23批次，还牵头制订了国家相关中医药防控救治方案，特别是将在儿童新冠救治方面的临床成果提交给国家中医药管理局，融入全国的抗疫实践。

"非典"一役已过去多年，而在多年后的这场抗击新冠的战斗中，广东省中医院人不顾个人安危、挺身而出的担当，临危不惧、排除万难的专业精神，始终如一。援鄂医疗队汇聚集体的智慧和力量，打了一场漂亮的硬仗，成为患者点赞的广东英雄。广东省中医院援鄂医疗队在"疫"线彰显了广东省中医院的速度和精神，这场疫情是一份"考卷"，而"考试成绩"是对医院最大的肯定。这一份漂亮的成绩单，是广东省中医院多年来始终坚持"靠中医药特色优势发展医院"办院方向，向中西医结合优势发挥到最优的目标不懈努力的印证。亮剑新冠，转变"慢郎中"的社会偏见，这次的疫情防控战或许将成为中医药发展的一个新机遇。

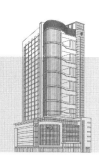

第3章
战略承诺：坚持的力量

以患者为尊

1986年，随着广东省中医院的改革不断推进，改革红利不断释放，医院的人流量变多了，患者对医生的需求也越来越大。于是，医院做出了一个在当时看来相当超前的决定：每周一到周五医院开夜诊，下午六时开诊，晚上九时结束。医院还规定副主任医师以上职称的医师都要出诊，每周一次，保证百姓的看病质量。

消息一出，全城叫好。

国医大师禤国维是开夜诊的最大支持者。彼时他已是副院长，行政事务缠身，苦于为患者看病时间不多。听说医院开夜诊，他马上安排了两个晚上出诊。谁也没想到，禤国维一干就是二十多年。他的号难挂，有患者提前预约了一个月，也没拿到他的号，就跑到诊室外围堵，求加号。老教授脾气好，基本上是来者不拒，有时患者太多，连晚饭也是啃了几口干粮，草草了事。

有一次，禤国维血压飙升，弟子们建议他别去了，在家好好休息。他说："患者都挂上号，有些从很远的地方过来，怎么随便爽约？"还有一次，他左脚骨折了，仍然坚持出诊。他忍着伤痛，把伤腿藏在桌子底下，很多患者没发现异常，只有助手知道实情。因为行动不便，又不想麻烦别人，禤国维就选择少喝水，尽量不去洗手间。

在诊室里，有患者体贴禤教授年事渐高，建议他不要开夜诊，太过辛苦。另一位年轻姑娘连忙打住："爷爷不能停，晚上看病不请假，不用扣钱，效果又好，千万不能停。"

"患者的需要是我的幸福"，禤国维笑着说。二十多年来，他出诊的次数多达2 500次，看过的夜诊患者数量不下十万人次。对他来讲，能多看点患者，助他们解除疾病苦恼，是件乐事。

广东省中医院从很早便提出"以患者为中心"的理念。禤老的行动是广东省中医院人践行该理念的一个缩影。方便患者、体恤患者，已深深融入广东省中医院人的基因。

3.1 战略导向：事业为先

3.1.1 对"医者仁心"的执着

自古以来，无论是中国古代的大医精诚论，还是西方的希波克拉底医学誓言，其实质和核心皆指向"仁爱"。广东省中医院始终认为，德为医之本，良好的医德是保护患者利益、实现医务人员自我价值的最大前提。

"仁爱"一词可以非常博大，对于一个集体而言，是一种信念感；"仁爱"一词也可以非常具体，对于每一位医护人员而言，就是一种基本的职业道德与修养。总结广东省中医院多年来的发展动力，不难发现，大至医院的整体发展，小至每一位医护人员的业务精进，都是在医德、在对患者的"仁爱之心"的推动下，所催生出来的进取之意。广东省中医院在面对医疗事业时，所提出的以患者需求为导向，"病人至上，员工为本，真诚关爱"的核心价值观，就是对"仁爱之心"的现代化阐释。医院之所以在老百姓中持续多年保持良好的口碑，也是缘于在医院上下的认知中，医德是衡量一位医生称职与否的重要标准之一，医生能力有大小，但仁爱之心不分强弱，医德与医术的紧密结合是一所医院、一位医生让患者从生理、心理上都能获得满意体验的前提。相对于其他各行各业的职业道德建设，医疗行业的医德追求是对初心的更大考验，而广东省中医院对医德的重视、对"仁爱之心"的追求，成就了医院的好口碑，也带来了坚实的群众基础。

从医德出发，医院在多年发展的过程中，始终坚持将医疗事业置于首位，医院保持领先的前提，是将探索中西医结合完美医学作为战略目标，始终以中医药事业发展为先。医院提出"四个坚持不能变"：坚持以患者需求为导向、以患者为中心的核心价值理念不能变；坚持社会、医院、员工三者利益相统一的制度安排原则不能变；坚持走内涵发展的道路不能变；坚持中医特色与优势的办院方向不能变。

3.1.2 对公益性的坚守

3.1.2.1 深刻理解外部环境的要求

一 制度环境特征

中国的医疗体制改革对医院的生存和发展具有深刻的影响，从政府完全"包干"

的计划体制到商业化、市场化的竞争机制，到各种矛盾日益突出和激化、政府重新评估医疗改革的成效与方向，到2009年政府启动新医疗改革、重新作为基本医疗卫生制度的主导力量。可以发现，这个制度变迁经历了摇摆与反复。到当前的这个阶段，以医疗改革为主线形成的制度环境对公立医院的影响是多维而复杂的。为了说明这种影响，我们借助制度理论对制度的定义和理解。制度划分为三种类型：管制制度、规范制度和认知制度。其中管制制度包括法律、规则、制裁等强制约束人们行为的制度；规范制度是指价值观和标准，以及追求所要结果的运行方式或手段；认知制度是共同信仰、共享行为逻辑等社会共同认知，是一种嵌入性的文化形式。我们对制度环境的影响从以下三个方面予以阐述。

第一，管制制度的影响。很显然，2009年国家启动的《关于深化医药卫生体制改革的意见》是新制度的构建或制度变革的一种体现。它明确提出了公立医院的"公益性"性质，但是如何从原有的"市场化"扭转实现公益性却只有指导性的意见："推进公立医院补偿机制改革，加大政府投入，完善公立医院经济补偿政策"。这样，新制度尚未成熟，制度之间没有内在一致性，或未成为体系、未为配套，此时，公立医院就面临着对不同制度回应的策略选择问题。可以预期在未来一段可能比较长的时间内，公立医院需要在标签上标明自己是"公益性"的，然而在实际运营的过程中，依然需要在如何降低成本、提高效率和效益的角度上考虑公立医院的生存与发展。难点就在于如何满足新医改政策这组制度的多维或者相互矛盾的期望——公益性却没有足够的偿付机制。

第二，规范制度的影响。自改革开放以来至2005年，医疗体制改革的大方向均为不断强化市场化与引入竞争机制，其结果是公立医院之间已经形成类似于竞争市场中的企业竞争。"商业化"是2005年后对医改的最主要批评，然而这二十多年为适应医改而建立起来的价值观和行业规范、惯例及相应的运行方式不可能因2009年一个新制度的颁布而完全扭转。这有两方面的原因，一方面是根据制度理论的观点，在新制度的构建过程中，原有的制度依然以规范或认知的形式对组织产生影响；另一方面是制度的路径依赖问题。管制制度变更了，但是其价值观和标准即规范性制度因为路径依赖的作用，原有的制度仍然对公立医院发生主要的影响。所以在当前阶段，公立医院仍然需要像竞争市场的企业一样，以竞争获得必要资源，这种运行方式的持续是不可避免的，并且这个阶段可能会比较长。由于新制度并不是原有制度的彻底否定和更改，难点在于如何在"政府主导与发挥市场机制作用相结合"下形成有利于公立医院良性发展的运行方式。

第三，认知制度的影响。在具体的配套制度以及政策尚未全面展开、仍需要各地方提出试点意见的情况下，2009年新医改对全社会最重要的一个影响是认知和理念上的改变。20年的市场化改革导致某些公立医院及某些个人形成较膨胀的经济利益导向，这种认知模式及所形成的文化需要更多的时间予以扭转，同时如何在公益性的前提下保持一定的竞争意识和效率观念是当前公立医院需要"拿捏"和设计的。

综上所述，制度环境的影响，无论是以往的制度变迁历史过程还是当前新医改条件下的制度环境，对公立医院的影响集中体现在一对矛盾的博弈上：公益性与市场化，或称为公益性与竞争机制。无论过去城市公立医院是否自觉或不自觉地以市场利益为导向从而获得生存和发展，当前，在新的补偿机制尚未有效运行，以及医疗市场竞争已经比较激烈的现实下，公益性和竞争机制的矛盾依然相当突出。公立医院需要考虑在不同层次的制度环境下作出回应。

二 医疗行业特殊性

医疗卫生服务行业是一个非常特殊的行业，这是因为：①所提供的服务水平与人类探索自然科学和未知世界的程度直接联系在一起；②服务提供者与服务对象之间的信息不对称问题似乎永远无法解决，这样，一些为解决信息不对称的治理机制（例如，第三方监控）尽管存在，但仍不能完全解决"机会主义行为"和"败德"行为；③它是一个兼具福利事业、公共产品、竞争市场等多方面形态的服务行业。

由此可见，在这样的一个行业里的独立组织，其行为兼具多方面的特征和要求，不能完全用单一形态的组织场域来分析和设计组织的决策和行为，也不能用单一维度的理论来进行行为解释与规划。但是对转型中的中国而言，有一点是肯定的，就是在大城市里，经过三十多年的医改，公立医院之间已经形成了激烈的竞争，这也是我们看到2009年《关于深化医药卫生体制改革的意见》中对公立医院的改革说明中更多地运用了企业管理的语言来描述，所以在大城市，医疗行业对公立医院的影响，我们仍可以用竞争市场的视角予以分析；然而无论怎样，医疗行业的关键成功因素仍在于如何有效地解决上述提到的医疗行业的三个特征，因而，医疗行业的关键成功因素应该是医疗水平/质量（创新能力和水平）、有效建立医院/医生与患者之间的信任与合作、高效的管理机制和运行机制等。

中医是中国医疗卫生服务行业中相当独特而重要的一个方面。中国是医药文化发源最早的国家之一，中医药的发展一脉相承、绵延数千年。改革开放以来，中医在整个医疗体制改革当中也是一个重要的领域。可是，过去二十多年，伴随着以市场化为主导的医疗改革，中医在放开的医疗竞争中感受到巨大的生存压力；现实中中医治疗费用相对西医治疗普遍较低，许多中医院在没有政府补贴的改革中难以为继，纷纷发展西医，中医医院不同程度地存在"以西养中"的问题，中医药特色的发挥越来越不明显，"中医西化"在工业化与医疗改革进程中逐渐成为一种趋势。因而，对于中医院而言，如何实现中医的传承与创新成为发展之根本。

三 客户需求复杂性

医疗服务对象主要包括患者及某些健康、亚健康人群。近年来，他们的需求随着收入水平、人口老龄化、环境污染与亚健康、医疗消费观念转变等因素的变化发生了较大的改变。对于城市病患者，除了需要满足一般意义上的解除疾病痛苦、康复的需求外，消除心理层面的焦虑、治疗过程的公平性与愉悦程度、医患沟通、医院的运行效率等方面均有越来越高的需求；同时在过去二十多年的医疗体制改革中，由于某些医院/医院职工迷失于经济利益，造成了社会上普遍性的医患关系紧张，这导致医院需要付出更大的努力，创造更全面的运行机制才能满足病患多样化的需求。

另外，对于城市的亚健康人群，通过医疗手段提高健康水平和生活质量的需求也在不断提高。特别是对于中医院，由于中医给人们已经形成了一定的传统印象，中医院在满足亚健康的需求上具有更大的空间。

3.1.2.2 公益性定位

广东省中医院始终坚持社会效益与经济效益相统一的观点，当两者出现矛盾的时候，强调首先追求社会效益，这不仅是社会责任的体现，医院坚信只要对社会作出了贡献，在社会主义市场经济条件下，社会自然而然会回报医院。广东省中医院着眼于医院的长久生存和持续发展，经过反复多次锤炼，精心选择医院的核心价值观，最终确定为"病人至上，员工为本，真诚关爱"，以此来统领整个医院的价值体系，作为医院一切行动的根本出发点和衡量医院工作正确与否的根本标准。

广东省中医院的管理者从医院内外部环境变化和医院发展的实际需要出发，审时度势，提出了医院的核心价值理念，但这一理念并不能一下子被全体员工或者大多数员工所认同，成为真正的医院群体理念。因此，为了使医院领导所提出的"病人至上，员工为本，真诚关爱"的核心价值理念成为大多数员工的共识，并用以指导员工的医疗行为，广东省中医院多年来在多方面作出了巨大努力。在医院市场化、商业化盛行的时期，广东省中医院提出了"以患者为中心"的宗旨；在医疗改革方向不确定时，广东省中医院依然坚持对医院公益性的认知和价值观，在市场化大潮中清楚地认识到自己的定位。

第一，广东省中医院从患者、医院、员工三者利益相统一的理念出发去教育广大员工树立起"病人至上，员工为本，真诚关爱"的理念，使员工认识到这种价值观与自身利益的一致性，让大家理解一切以患者为中心的要义，那就是"患者可以没有广东省中医院，广东省中医院不能没有患者，离开了患者医院就失去了发展的基础；同时也正是有了患者，医生才有存在的价值，才有了实践的机会，才有了技术提高的基础"。如此一来，医院与员工所构成的利益共同体，保障了医院对公益性的坚守。

第二，"病人至上，员工为本，真诚关爱"的价值观教育与以人为本的管理理念结合起来，使医务人员在实现自身价值的过程中，认同广东省中医院所倡导的价值观。医院正确认识到尊重医务人员的追求，是实施以人为本管理的前提，所以制订方案，将医务人员的工作责任、学习机会、晋升、成就感等激励因素融入他们的工作之中，为他们的成长创造条件；同时也注意满足医务人员的物质需要，改善医务人员的生活待遇，让他们能够跟上社会发展水平。这样的做法将以人为本管理中"病人至上，员工为本，真诚关爱"和"关爱员工"两个方面有机结合，显著提升了员工对领导所提出的核心价值理念的认同感。

第三，广东省中医院长期以来对医疗费用自觉、科学的控制理念，早已从上到下深埋于医院制度与环境中，深埋于每一位广东省中医院人的心中。广东省中医院从很早以前，便以超前的理念，从医院的信誉角度去理解与认识对医药费用的合理控制，并将其作为医院管理中极为重要的一环，从临床诊疗上不断优化价格方案、控制药物价格、对科室进行费用管理……以合理的费用让患者获得最佳的疗效，是医院坚守公益性的极佳体现。

第四，面对公共卫生事件时，广东省中医院总是不惜血本，承担起医院的社会责任，从过去的"非典"，到后来的"新冠"，在大大小小数不清的公共卫生突发事件中，总少不了广东省中医院医疗队伍的身影。在病魔面前不计代价、全力投入地为老百姓筑起安全、放心的抗疫防线，正是这一个个"亮剑"时刻，体现了广东省中医院对公益性的坚守。

3.1.2.3 对实际竞争的态度

过去，计划经济体制下的医院运营模式相对简单，但它提供的医疗水平和效率是很低的，医院普遍医疗资源短缺，医护人员缺乏工作激励，患者难以得到完善的治疗。

在此环境下，广东省中医院比较早地认识到了市场化的发展方向，率先进行了分配制度改革，使医院的各项经营指标在短时间内跃居到广东省领先位置，医院的硬件设施和医疗器械等资源也日益丰富改善。

这样的好时光持续了一段时间，可是外部市场经济改革所形成的竞争机制，使得其他医院纷纷模仿广东省中医院的改革举措，很快也跟了上来。虽然整个医疗行业医疗水平得到了提升，但是广东省中医院的竞争优势正在慢慢被侵蚀。这些因素预示着以往的平衡格局将会改变，仔细观察现在的医院，在耗费巨资修建的大楼里，集中了先进的医疗技术手段及训练有素的医生。其实，各家医院在重视效率和发展的同时，极易陷入同质化竞争的局面，各自都很难建立竞争优势。

广东省中医院为了形成差别和别人难以逾越的竞争优势，开始考虑构建自身有价值的、行业稀缺的、对手难以模仿的核心竞争力。这样的话，医院在选择发展战略时"不仅要争第一，更要争唯一"。

广东省中医院在市场化改革初期，前瞻性推进了分配、劳动、人事制度改革，建立起适应外部环境变化的既有动力又有压力的运行机制，当然，这种运行机制的建立也经历了一个不断探索的过程。广东省中医院最先从三方面改革了收入分配机制：一是以绩效决定收入分配，使分配的高低与工作量和科室费用控制水平挂钩；二是在利益格局设计上，强调社会目标、医院目标和个人目标相统一；三是按劳与按生产要素分配相结合。这样的新机制，一来调动了员工的积极性，二来控制了攀升的业务支出，三来激励提高了医务人员的技术能力。在人事制度上，医院引入了竞争机制，形成积极向上的氛围，逐步建立了"能上能下、能进能出"的用人机制，并推行了目标管理，用目标责任和成绩考核员工。同时，为了改变过去计划经济时期形成的后勤队伍臃肿、服务效率低下的不合理局面，广东省中医院逐步实行了后勤社会化，完全采用在社会上通过竞争购买服务的办法，对原有后勤队伍进行了合理分流。

3.1.3　对振兴中医药事业的不懈追求

长期以来，广东省高度重视中医药的发展。在张德江书记任职的时候，2006年省委、省政府就作出了建设"中医药强省"的决定。至今，张德江书记对于这个决定依然记忆犹新。多年后，他在一次中医看诊时还特别提到："当年我作出的中医药强省的决定是正确的，今天我自己就享受到了这个成果。"广东不仅在全国率先提出了中医药强省的战略，而且马兴瑞省长为了探讨广东中医药未来发展的问题，专门奔赴北京，成为全国首位到国家中医药管理局探讨发展中医药问题的省长。这次造访，最后得出的结论是广东要建设成为中医药事业发展的示范省。

广东省在中医药事业发展上始终先人一步的战略远见与政策优惠，造就了广东省中医院发展中医药事业的沃土，也提供了难得的机遇与挑战。

中医药作为一门研究人体生命健康和疾病防治的医学，具有独特的生理观、病理观、疾病防治观，注重从整体联系的角度、功能的角度、运动变化的角度把握生命规律和疾病演变，强调辨证论治和个体化诊疗思想。让中医药这一中华民族的瑰宝得以传承、壮大，服务于国家战略大局，是广东省中医院自建立之初，至当下的全新时代，始终怀揣的事业梦想。

对于医院振兴中医药事业的责无旁贷，名誉院长吕玉波有着十分"接地气"的理解："一是从大局上看，中医院必须姓中，这是不能推卸的历史责任；二是患者是冲着中医药才选择中医院的；三是中医院肩负着充分挖掘中医药人才的培养使命；四是中医药的确有临床疗效，在人类战胜疾病的过程中有着不可替代的作用，是中医院核心竞争能力的体现；五是从市场竞争的角度出发，中医特色正是中医院角逐市场的优势；六是中医药是中华文化的产物，共同的文化背景使得中国老百姓对其有着极大的归属感。"

肩负传承与弘扬中医药文化的使命感，使得广东省中医院在不同时期，面对不同的外部环境与机遇、挑战时始终能坚守事业承诺，专注构建医院核心竞争力。医院始终贯彻落实科学发展观，遵循中医药发展规律，正确把握继承与创新的关系，坚定不移地继承发扬中医药的特色和优势，坚持运用中医药理论和技术开展中医药医疗、教育、科研等工作，不断提高中医药防病治病能力，不断吸纳现代科技包括现代医学的成果，提高综合服务能力，推动中医药的发展。

3.1.3.1 开展中医药系列活动，营造制度氛围

在打造中医特色与优势方面，广东省中医院多年来有着丰富的实战经验。一系列极具特色的中医系列活动，使得医院不仅持续锻造自身过硬的中医医疗水平，同时在社会各界及广大老百姓心中建立起了称职的"中医药文化传承者"的丰满形象。

一 组织研读经典

每一年，医院都会组织全院上下一起研读经典，对中医古籍进行精读，同时，举办讨论会，开展知识竞赛等活动，组织医师对研读经典的心得和疑惑进行交流讨论，

要求初级、中级临床医师提交读书心得，并交给科主任评阅分数，分数纳入继续教育手册登记。

二 举办名医名家讲座

医院定期邀请院内名老中医开设名中医讲座，不定期邀请国内名医至医院举办讲座，并且每周播放名医讲座、典型病例示教、中医特色技能示范录像等。

三 岐黄班学术交流

医院每月举办1次中医学术交流活动，促进学中医、用中医的氛围。跟师弟子分享老师的临床经验与自己的实践体会。参与活动的医生分享讨论运用中医药解决临床疑难病例的成功经验或失败教训，并适时邀请院内名老中医进行点评，提高中医临床疗效，提高中医水平。

四 重拾中医师带徒传统

医院实行跨地区拜师、本院名医拜师、名老药师拜师等，采用跟门诊、跟查房、病例讨论、专题讲座、跟师体会等具体形式，不断完善"集体带，带集体"的工作，同时也使得中医药文化中宝贵的师带徒传统得以延续。

五 设置西学中班

医院规定各科室新进的西医人员必须完成并通过医院开设的9门中医课程：中医学基础、中医诊断学、中药学、黄帝内经、伤寒论、方剂学、金匮要略、针灸学、中医内科学，而西医临床医生必须完成并通过中医课程才能晋升高一级职称。

六 将中医内涵融入科室、人员考评制度

完善科室考评制度，增加中医特色的比重，定期检查，严格落实，切实提高中医临床疗效，将其作为对科主任及科室分级的评估指标；完善人员考评制度，增加中医特色考评内容比重，并注重落实，纳入继续教育考评。

七 建立疑难病例中西医会诊讨论制度

医院规定各大专科定期组织对疑难病例进行中西医会诊、讨论，并详细记录。这使得中西医结合的医疗方式不仅落到实处，且能有助于中医人才与西医人才的交流沟

通、共同进步。

八 推出各科系列科普丛书

医院鼓励编写面向群众的科普类读物，内容包括介绍中医对专科疾病的认识、中医在防治疾病及日常保健方面的经验等。这些书籍或手册内容针对性强，实用性强，图文并茂，贴近大众，有益于中医药走进千家万户，帮助广大老百姓保持健康体魄、正确认识与预防疾病。

九 拓展中医药文化推广渠道

医院通过与电台、报纸等媒体合作，开设"中医药保健大讲堂""药食同源"等文字或影视专栏，拓展中医药文化的推广渠道、丰富宣传内容，将中医药健康教育普及社区，持续加强中医药文化在群众中的影响力。

3.1.3.2 提高中医药临床疗效，形成特色优势

作为一所中医院，广东省中医院长久以来围绕发挥中医特色与优势这一命题，最深切、最迫切的需求便是提高中医药临床疗效。提高中医药临床疗效是医院自上而下之必需：第一，提高中医药临床疗效是中医院生存发展的根本要求，中医临床疗效是中医院核心竞争力的体现，是中医院立院之本、发展之源；第二，提高临床疗效是学科发展的内在要求，中医的学术根植于临床，没有高水平的临床，不可能有高水平的学术，临床疗效是学科、专科建设的核心问题；第三，提高临床疗效是学科带头人和科主任的职责所在，在广东省中医院担任某个学科、专科的负责人，是员工群众给予的机遇，是医院搭建的舞台，也可以理解为是历史赋予的使命，推动临床疗效的提高，是最核心的评价标准；第四，提高临床疗效是医疗工作者个人成长的必然要求，临床疗效是检验临床水平高低的标准，要成为名医，就必须有疗效，临床疗效确立自己在行业中的地位。

几千年来，中医药根植于人民群众中发挥着防病治病的重要作用，但历史的荣耀不代表未来的成就，如何在现代医学的冲击和考验下，在目前医疗体制改革的背景下，体现中医药应有的临床疗效，这是关系到中医药事业发展的关键问题，医院也深刻地意识到必须在临床实践中回答好这个问题。正如吕玉波院长所说："任何事业能够存在和发展，都因为对人类的进步、社会的发展有意义，没有意义、没有价值的东西是不会存在，更不会发展的。而提高中医药临床疗效才能体现中医药自身的价值。如果没

有疗效，就很难说这个社会需要中医药，它很可能只能回到博物馆去，所以我们必须回答好这个问题。"

而广东省中医院对这个问题的回答，掷地有声！

一　调动全员积极性，提高中医临床疗效

如何激励与助力医院每个个体，切实提高中医临床疗效？广东省中医院历经长久的思辨与实践，综合领导班子、名医大师、全院职工的意见与经验，形成了一套深刻的见解。

第一，明确责任。中医人要有为提高中医疗效而奋斗的历史责任感，这在医院上下已是毋庸置疑的共识。在现代科技高速发展的影响和冲击下，许多国家的传统医学面临着衰退，甚至泯灭。因此，倾注全部心力，坚持不懈地努力，提高中医药的临床疗效，振兴中医药事业是全院中医人的历史责任。提高中医药临床疗效，并非轻而易举，需要在浩瀚的古今文献中不断挖掘、整理，在学习各家学说、名老中医经验中不断思考、寻觅，在大量的临床实践中不断探索、顿悟，不断突破思维定式，不断超越自己，脚踏实地，一步一个脚印。在这个艰苦，甚至痛苦的过程中，广东省中医院人从不言弃，靠的是历史责任感，靠的是要把中医疗效发挥得淋漓尽致的梦想追求，这些看似"理想化"的愿景却能时时刻刻在日常工作中激发起全院上下的热情和动力。

第二，严格要求医护人员把握中医精髓。对中医透彻的理解是提高疗效的前提条件，而准确地把握中医精髓首先需要强化中医思维。中华文化特有的思维方式决定了中医的本质与面貌，由此而形成的中医思维决定了中医的理论和方法。直观地说，中医思维就是在中医理论指导下，认识人的生理病理过程的特征与规律。广东省中医院长期在院内实施中医文化的普及与学习，便是期望由量变引起质变，鼓励医护人员去思考与掌握中医理论背后的思维模式。正如吕玉波院长所说："若不从中医的原创理论去理解和把握中医思维，中医理论会越来越多地被肢解，中医人会越来越不自信，致使临床上以西解中、以西代中、中药西用等现象越来越普遍，直接影响中医药的临床疗效。"

第三，人人熟读中医经典，用以指导临床。中医经典古籍孕育着中医学的思想、理论、思路、原则和方法，是中医学理论体系的灵魂，是古代医家在认识人体生命活动、病理变化及进行临床诊断和养生防治过程中提炼概括而成的。目前临床上未能完全体现中医本身应有的临床疗效，其中一个重要原因就是忽视了对中医经典的学习，缺乏用真正中医思维诊治疾病，失去了中医的内涵，因此中医临床疗效不尽如人意。

为解决对中医经典的理解问题，广东省中医院还要求副高以上的员工必须系统地学习中国古代哲学史，并邀请高校哲学教授到院内进行系统授课。医院提倡学习中医要从经典入门，背其文、晓其义、多思索、多实践，达到融会贯通。

第四，深入、扎实做好名医传承工作。"读经典、跟名师、做临床"是中医人成才的必由之路，这在行内已经形成共识。名医在大量临床实践探索中，对中医精髓的理解不仅深刻，而且往往有独到的见解，形成了系统的学术思想、丰富的临床经验和独特的绝招绝技，往往会取得令人意想不到的疗效。因此，深入、扎实地做好传承工作，名师的徒弟们在面对患者时能够得心应手地运用老师的方法解决临床问题，是医院提高临床疗效的一个行之有效的方法。

第五，围绕病种和临床关键问题，做好挖掘整理工作。中医学是一个伟大的宝库，如何在解决临床问题时运用好它？其中一个重要的途径是围绕病种、证候和临床关键问题做好挖掘整理工作：挖掘和整理历代经典文献和古今的研究成果；挖掘和整理全国名中医的学术思想和临证经验；挖掘和整理本院名医的学术思想和临床经验；挖掘和整理中医特色疗法和适宜技术；挖掘和整理安全、有效的民间单方、验方。

第六，汲取各家学说精华。中医各家学术流派是中医药伟大宝库中的重要组成部分，是中医理论体系不断发展和丰富的反映，也体现了历代著名医家的学术思想和临床经验。综合各家学说，汲取各家名医诊治精华，融会各家学术的优势，有利于提高中医诊治能力。中医各家学术流派均有各自独到的学术思想，但也有其一定的适用范围。广东省中医院提倡博采众长而不应有所偏颇，吸收各家所长而不应独衷一说。将各家学术精华恰当地运用于适用人群，适用疾病和发展阶段，切实提高临床疗效。也因此，医院长久以来皆是鼓励"百花齐放、百家争鸣"。

第七，正确运用临床路径。临床路径是一种包含了质量保证、整体护理、医疗成本控制的诊疗标准化方法，同时作为一种管理工具，是一种保证了最优方案和最佳流程的诊疗模式。它规范了诊疗行为，保证了医疗质量和医疗安全，有利于克服医院管理流程与医疗质量不匹配的问题。中医临床路径的核心是优化和执行。医院特别强调优化是指通过对以往的临床经验的回顾性研究，对诊疗方案进行优化完善；执行是指切实推动路径的执行。实践是认识的起点，也是认识的归宿，只有接受临床实践的检验，才能真正地评价临床路径的优劣。因此，在执行的过程也是对制订方案的评价过程，临床路径需要在实践中不断完善，而非恒定不变。医院每年都要求对临床路径进行优化，包括优化治疗方案的切入点和路径，从而不断提高诊治水平。

第八，采取"杂合以治"的措施。中医药疗效的产生，不仅在于遣方用药，更在于结合各种疗法。古代的名医，往往不仅善于遣方用药，也善于运用针灸、敷贴疗法等。若在内服药的同时，辅之以针砭等疗法，或者以传统疗法为主，辅之以内服中药，则会大大提高疗效。医院提倡对多因素所致、多层次受损的慢性难治性病症，进行多环节、全方位的综合治理，以替代单一治疗。换句话说，在临床实践中，为了提高疗效要充分发挥中医内外合治、针药并进、药食互补、综合调理的优势。

第九，中西并重，优势互补，为患者提供最佳的诊疗方案。"为患者提供最佳的诊疗方案，探索构建人类完美的医学"一直是广东省中医院追求的梦想。使梦想成真的路径也非常明确："中医水平站在前沿，现代医学跟踪得上，管理能力匹配到位。"中医和西医，由于文化背景、思维方法不同，从不同的视角出发去面对人类健康这个共同的问题，形成了各自的优势。如果能够集中两个医学的优势，就能为患者提供人类文明目前所能达到的最好的诊疗方法。医院在讨论如何提高中医药临床疗效之时，从来不排斥现代医学人才和技术的引进。医院强烈地意识到，中西融合，构建人类完美的医学，必须是中医和西医在最高水平上的融合。因此，医院在不断提高突出中医特色和优势水平的同时，及时追踪现代医学的学术前沿，并且应用到临床，提高临床疗效。

二　全国首家开展临床路径研究

现代医学领域有个概念，叫"临床路径"。通俗地说，就是将一种疾病或疾病的某一状态、环节的诊疗护理方案日程化，也是对一种疾病或疾病的某一状态、环节事先设计好的诊疗路线。广东省中医院有一个创举——将现代医学的临床路径引入中医。医院探索临床路径的初衷，是为了排除中医诊疗的不规范问题，以此确保中医药特色优势的发挥。只因院领导发现，医院有些医师在临床上不愿、不敢、不会用中医药：一是这些临床医师多数刚从学校毕业，中医基础知识不扎实，更未掌握中医临床"精髓"，因此在临床上患得患失，对中医药的运用缺乏信心；二是西医指南和诊疗常规是出现医疗纠纷时判断是非的"金标准"，这是这些医师诊治患者时的首要考虑，因而即使明知中医药能解决问题也不敢使用。这不仅影响医生应用中医药的积极性，也阻碍了中医特色优势在临床领域的形成和发挥。

中医药是一门源于临床实践的科学，其理论和诊疗技术都是从临床实践中总结形成并不断发展提高的，中药新药往往都是在临床处方、院内制剂的基础上提升研制的，这是中医药的一个特殊规律。广东省中医院作为全国较早开展临床路径的医院，为中医现代化迈出了坚实的一步，是一个着实了不起的突破。中医诊治历来存在不规范的问题（同样的病，因医生不同而辨证不同），临床路径的确立，使之有了标准和规范，一方面不断革新技术和方法，以高质量临床和基础研究为后盾，提升临床诊疗水平；另一方面，以患者为中心，基于循证医学的思路，取长补短，搭建高水平临床诊疗平台，为患者提供最佳的诊疗方案。

做临床路径，中医跟西医一个最大的区别，就是西医可以根据最先进的指南，把这个指南时序化，从而形成路径；但中医由于学术特点不同，首先需要形成一个优化的治疗方案，通过挖掘、取舍、权衡，才能得出稳妥的结论。很多时候，这个结论并非"谁最优"，而是"谁更适合"，适合当下的情况与症候。在此前提下，医院整理了一系列科学的手段与方法，建立临床路径：一是挖掘古今文献，提取精华，整理中医诊疗方案"合集"，并进行系统性评价；二是总结医院中医临床经验，尤其是名老中医的临床经验，这不仅包括收集医生经验，也要把以往病历数据等仔细归纳分析；三是开展比较研究，中医讲究"同病异治，异病同治"，针对同一病种哪种治疗方案最优？某种诊疗方案更适合应用在哪一类人身上？若有相互矛盾的方案该如何选择？将这些方案进行分类比较，再优中选优。完成了这一系列工作，便可形成专家共识，即把某一疾病的关键问题汇集起来，邀请权威专家展开"民主集中制"式的讨论，形成最终方案，并将其日程化，从而建立临床路径。

临床路径项目得以顺利展开并取得显著成效，是广东省中医院领导班子的重视与信任、医院上下的团结与努力下的共同成果，对此，当年负责项目工作的吴大嵘医生感慨颇深："我最深的体会主要还是感谢大家的支持，来自各个层面的支持。领导层面，在这个项目实施的过程中举办了多次不同种类的讨论会、论证会，涉及多个部门，包括医务处、护理部、教务处、科研处、检验科等，只要是我们需要领导的支持，无论是院长还是副院长，无论是主管还是副主管，领导们从来没有对我们说过'不'字。当时一些老专家、老中医们，对临床路径的研究不是很理解，以为这会使得每个人的思维都标准化，每个人都变成木头，缺少中医辨证思维。实际上他们并没有理解什么是临床路径，所以与其说他们不支持，不如说是不理解。为此，医院领导在非常关键的时刻去跟老专家们沟通，解释清楚这个事情。其实不只是这个项目上，一直以来，医院遇到过很多困难，每一次在关键的时候都有医院各个层面领导的支持，助力我们克服困难。除了领导外，还有各个专业组，他们真的非常努力。医院上下都是围绕着一个目标，从各个层面支持我们的工作。这些都源于医院的文化渗透，雪中送炭的文化、锦上添花的文化，直白地说就是绝不因一己之私给别人下绊子。我们自己身在这个环境中，可能不会察觉这有多么宝贵，但有些后来去了其他单位的同事，就会体会到，我们医院这么多年建立起来的文化有多难得，医院所有的合作协作项目，大家都是给助力，不会有拆台的现象。医院一路走过来不容易，今天的成绩真的是归功于全体广东省中医院人一直围绕着医院的目标去自我要求和行动的这种无私和冲劲。"

在全院上下的共同努力下，当时的行业专项临床路径项目结题的时候，从数据与影响力上都甚为可观：参与中医临床路径临床验证的病例数共7 113例，人均住院费用减少2 274元，人均住院天数减少2.81天；一共出版了18本专著，发表了130篇论文，其中SCI论文24篇；获得发明专利及著作权5项，研发信息系统1套；项目规模涉及16个省、自治区，41家全国医疗机构；培养研究生40名，研究骨干30名；此外，项目在相当多的国际和国内交流会议上取得了较大的影响力，还获得了医院建院以来第一个广东省科技进步奖一等奖。后来，时任国家卫生部部长陈竺到广东省中医院视察，当场肯定了广东省中医院开展临床路径的经验，并表示要在全国全面推广。

临床实践对于中医药的继承与创新具有重要意义，在未来，广东省中医院寄希望于通过临床路径的实践，按照中医药的特殊规律，筛选出有利于重大疾病的防治、独特诊疗技术水平的提高、优秀临床人才的成长、具有良好疗效中药的研制等方面的课题，医、产、学、研紧密结合，联合攻关，实现突破，推进继承与创新，形成一批新技术和新方法，培养一批人才，开发一批新药，切实提高中医药服务能力和水平。

三　建设临床研究平台

开展高水平的临床研究，获取疗效提高的高级别证据，离不开符合国际规范的临床研究平台为临床学科提供专业技术支撑。广东省中医院根据中医药的特点，融合国际临床研究技术规范，建立了学术流派与名医学术思想及经验传承、方案设计和实施、质量控制和数据分析全过程的技术平台，为取得高级别证据创造条件。

为了解决临床人员医疗任务繁重、无暇开展科研的实际问题，医院积极探索临床科研一体化的研究模式，加强信息化顶层设计，与IBM公司等机构合作，打造了有利于临床医生在完成日常医疗任务的同时，完成临床科研信息的采集、整理、分析的信息系统，为实现研究型医院的临床与科研齐头并进提供基础。

（一）建设符合国际规范与中医特色的临床评价平台

依托国家中医药管理局中医临床评价中心建设，医院以临床科研方法学、循证医学、标准化、临床路径为主要方向，组建了临床研究方法学团队，为医院临床研究提供技术支持。遵循国际规范，依据《国家中医临床研究基地临床研究规范》，医院修订了一系列临床研究的技术方法，初步建立了中医药临床研究方法及技术应用规范体系，为开展符合国际规范的临床研究提供了技术保障。

（二）伦理审查体系通过中医药研究伦理审查体系认证

医院持续完善现有人体/动物研究相关伦理审查体系，于2013年通过世界中医药联合会伦理审查委员会评估。2015年，医院伦理审查体系接受了世界中医药联合会中医药研究伦理审查体系认证，并顺利通过，成为全国第一批、广东首家获得该项认证的医院。

（三）建设符合美国和欧盟规范的Ⅰ期临床研究机构

为助力具有我国自主知识产权的中药新药走出国门，医院搭建了符合美国和欧盟标准的新药Ⅰ期临床试验研究平台，并对Ⅰ期病房进行了全面升级改造。同时划分了专门独立实验区域作为Ⅰ期分析测试室，配置了实验室相对恒定可控的温湿度环境，研究设施符合国际研究要求。

（四）建设干细胞临床研究机构

2016年原国家卫生与计划生育委员会公布全国干细胞临床研究机构首批通过备案名单，广东省中医院成为首批获得备案的唯一一家中医院。次年，医院项目获得原国家卫生和计划生育委员会、国家食品药品监督总局备案，是全国首批获得通过的8个项目之一。

（五）建设中医研究型门诊

医院以慢病管理为重点突破口建设研究型门诊，围绕中医药辨证论治、个体化特点，建立患者的健康管理档案，提供健康咨询、制订个性化的诊疗方案、开展定期随访，动态采集中医药防治慢病临床诊疗信息相关数据。

（六）建设临床科研信息共享平台

广东省中医院制订了标准化、区域化的临床科研信息采集、分析和共享系统建设的规划，涵盖了建立以标准化信息共享规范、可扩展数据中心架构为基础的"区域化临床科研信息共享及区域辐射网络"和标准化的对外交流与合作平台；按照国际标准存储，采用语义化分析技术，实现海量的临床数据集成、共享及智能化分析，建立了"支撑中医临床科研的数据整合及分析中心"；围绕临床医疗业务管理、临床科研数据分析、医学知识共享这三条主线，在统一的信息模型及架构标准下，实现"临床、科研"一体化的良性互动，为临床研究提供了更直接、更重要的技术支撑。

（七）建设符合国际标准的医学检测平台

广东省中医院的医学检验中心在国内率先建立了医学实验室质量管理体系，是全国首家通过ISO 15189医学实验室认可的综合性医院实验室。在获得ISO 15189基础上，通过了ISO 15195参考实验室认可和ISO/IEC 17025校准实验室认可的现场评审，成为华南地区首家通过该认可的医院实验室，为进入国际参考实验室网络奠定了良好基础。

（八）建设名中医经验传承研究平台

广东省中医院与名医弟子合作，运用各种先进的研究方法和信息技术，促进大规模的知识保存、共享与利用；促进跨专业的合作与创新，加速"临床—科研""理论—实践"的转化和沉淀；帮助临床专科实现对名中医有效临床经验的高效学习和创新提高，增强临床研究诊疗方案的中医特色优势；建立了智能型的名老中医典型医案及中医诊疗经验文献集成平台，挖掘整理名医经验。围绕重点病种，从纵向（个人）和横向（集体）角度整理老中医的诊疗用药规律，制订名医经验中显性知识部分的整理方法指引；运用知识管理系统，进行名医经验精华中隐性知识部分的继承整理的方法探索。

（九）建设中医知识管理平台

医院引进中医智库平台，推动岭南及专科中医古籍整理工作。平台包括中医古籍知识库、数字图书馆和决策诊疗系统，为各专科、名医工作室及学术流派在中医古籍的学习和利用方面提供更为便利的条件和手段。

提高中药临床疗效、形成特色优势，是广东省中医院在发展中医药事业之路上最重要的一道门槛，更是医院生存和发展的根本，是作为一个中医院的历史责任。如吕玉波院长所言："中医药之所以历经千年而不衰，根本原因在于疗效，而广东省中医院作为一个临床医院，若不把中药的临床疗效发挥得适当，发挥到极致，用中医药的作用去创造中医事业的魅力，乃至去影响世界医疗行业，就没有完整而完美地完成对中医事业的承诺与历史责任。"

四　追求中医药创新性与现代化，助力产业发展

近年来，国家高度重视中医药发展，坚持把发展中医药传承与创新提升至国家战略，并作为健康中国战略的重要组成部分给予政策推动。随着越来越多企业与机构关注、入局中医药产业，中医药事业的发展也日渐规范化、规模化，中医药产业的创新化、现代化程度逐步提高。借此东风，广东省中医院凭借多年来的精耕细作，将扎实的中医药研究工作加以拓展，从研发角度助力中医药产业的现代化与高质量发展。

（一）建设开放式名医工作室，集成名老中医经验

医院将名老中医诊疗经验文献集成数据平台，完成系统分析、需求分析，完成名老中医诊疗经验的电子化、数据化，并与百度公司合作开发全文检索功能。

（二）探索中医特色与优势研究的共性技术

医院持续推进对中医特色疗法和适宜技术的挖掘、评价、推广，对各专科目前使用的特色疗法进行动态调查与完善，明确与验证其有效性和可推广性。

（三）中药真伪鉴定及成分测定标准化

医院建立中药饮片标本药品库，邀请名老中药师，按中药鉴定学分类，对中药标本分类设计，展示中药真伪品，并注明鉴别点；另外，测定中药材及方剂不同剂型中的有效成分，运用气相色谱、液相色谱或气质联用等药物分析方法进行中药汤剂、膏方、中药材炮制品中有效成分的含量测定。

（四）打造中药精品名药

医院近年来不断加强中药新药研发，整合设备和人员资源，形成研发队伍，加强对院内制剂的研发，通过市场调研、专家咨询及董事会研究等方式明确开发院内制剂的项目，对疗效确切的部分产品加大投入，研发出广东省中医院的精品名药，并且完善转让工作，促进新药的成果转让。

3.2　管理理念：患者为中心

自改革开放之初，广东省中医院便开始以战略眼光思考医院最基础的建设问题，围绕"建设一个什么样的医院""怎样建设医院"等问题，历经了多年的思考与实践。从最初醒悟到"如果没有患者，医院将失去其生存基础"，到长期以来自觉地思考如何在市场中寻找生存空间，医院党委所选择的"以患者需求为导向"的发展理念经过时间的洗礼愈加鲜活、愈显价值。

3.2.1　以患者为中心的观念确立

广东人到医院不叫"看病"，而叫"看医生"，患者信任你了，才来找你。随着市场经济下医疗改革的逐步深入，医院要生存要发展，就必须适应市场的要求，因此转变长久以来患者"看病求医"的观念，建立服务心态至关重要。"患者来医院不是求我们来的，而是信任我们，把他们的生命和健康托付给我们，所以医院一定要形成一种以患者为中心的文化氛围，并将其培养成为全院职工认同的价值观。"名誉院长吕玉波说道。

以市场为取向的改革，给医院提供了机遇，同时也是挑战，曾一度给广东省中医院带来不少困惑。20世纪80年代初，为了摆脱经营困境，医院尝试引进市场机制，在取得一些成效的同时，也引发了一些始料未及的现象。例如，为了打破"大锅饭"，调动职工的积极性，医院出台了"多劳多得"的分配方案，起先效果不错，但很快又带来了新的问题，"多劳多得，少劳少得，不劳不得"在一些人那里却变成了"给多少钱干多少活"；为推动职工多收患者、善待患者，医院也曾颁布相关的服务规范，但真正落实的不多，大打折扣的不少，医院试图加强对临床一线的监督检查，但职工分散在各个岗位上工作，实地监督收效甚微；此外，医院还发现一些员工开始受到社会不良风气的侵染，收受患者的红包，私自向患者推销药物，开大处方等。

以上这些行为一旦泛滥，必将损害医院的整体信誉，从而影响医院的发展。而只要患者有选择医院的权利，医疗行业就一定真实地存在着一个市场，存在着竞争。对此，时任医院领导班子意识到：高度密集的医疗资源，使得如果从地图上拿去广东省中医院，广大患者看病一点也不存在问题，反过来若医院没有了患者，就没有了物质来源，医务人员就没有了实践的机会。因此，患者对广东省中医院的选择是医院生存和发展的基础。残酷的现实使医院得出了一个简单的结论："没有患者就没有饭吃！"

对于医院这个整体来说，价值观念的问题集中表现在如何正确对待经济效益与社会效益的关系，当两者不能兼得的时候，是首先选择经济效益还是社会效益，这个主次问题必须明确，哪种价值观居于主导地位将成为医院的整体战略选择标准。而从可持续发展的角度出发，医院迫切需要使广大医务人员认识到这一现实。在医院中，每一个员工都是一个决策人，当个人的利益和患者的利益发生冲突时，其行为常常受到个人价值观念的影响。因此，要在广大员工的心目中建立起一种正确的导航系统，使得每一个员工在面对患者的时候，都能够选择有利于患者，有利于医院的长远发展需要的行为；要建立起一种信仰，形成内心的红绿灯，使每一个员工都清楚知道哪些是自己应该做的，哪些是不应该做的。

对此，广东省中医院摸索出了一系列自上而下的价值观塑造与普及经验。

一是必须明确一个核心价值观，让它能够统领整体医院的价值体系。当年，医院领导班子根据医院长久发展的需要，把"病人至上，员工为本，真诚关爱"确立为医院的核心价值观，把它作为衡量一切工作正确与否的根本标准和一切行动的根本出发点。而对于"两个效益"的问题，医院强调社会效益与经济效益的高度统一，当两者出现矛盾的时候，首先选择社会效益。"因为我们相信，在社会主义条件下，当医院收到良好的社会效益时，社会一定会自然而然地回报我们。而当我们发展得不够快，或者没有取得良好的经济效益的时候，往往反映我们为社会作的贡献还不够大。"

二是注重价值观的转化，使群体形成共识。由于历史和现实的种种原因，医院的主导价值观是在逐步澄清多种模糊认识的过程中确立的。开始，很多员工对病人至上的价值理念不理解，以为"病人至上"，就是让医务人员在下，低人一等；有的员工认为医院应当倡导两个中心，以患者为中心和以员工为中心要并重；有的员工把经济收益看得很重，认为市场经济的本质就是逐利，不谈利不做事，忽视社会责任等，不一而足。针对这些现象，医院领导班子认识到医院内部存在着多种不同的价值观，而这些都是在特定的社会文化背景中形成的，需要持之以恒的说服教育和灵活生动的教育方法，使医院倡导的主体价值观逐步变成全体员工认同的群体价值观。医院主要从以下几个方面去着手。

首先，从患者、医院、员工三者利益相统一的观念出发去教育广大员工树立起"病人至上，员工为本，真诚关爱"的理念。"病人至上，员工为本，真诚关爱"的价值观和行为规范，要得到员工的认同并自觉付诸行动，必须使员工认识到这种价值观与自身利益的一致性。因此，在教育员工转变思想，树立起适应市场经济需要的"一切以患者为中心"的观念时，医院向大家反复灌输"患者可以没有广东省中医院，广东省中医院不能没有患者"的道理，让大家牢牢记住"患者是我们的衣食父母"，患者选择我们是对我们的信赖，我们必须用精湛的医术、良好的医德医风、真诚的关爱来回报。在抵制行业不正之风，端正员工思想时，医院努力使大家明白"拿一个红包就等于失去一批患者，开一个大处方就等于赶走一批患者，从而影响医院的声誉和发展，最终等于砸了自己的饭碗"。同时医院也注意从医务工作者自身的追求来教育员工，使大家懂得这些不正确的行为方式与身为医疗工作者的价值追求格格不入，也是对白衣天使灵魂的背叛。

其次，将"一切以患者为中心"的理念与干部文化建设结合起来，强调干部人格力量在形成良好的文化氛围中的关键作用。医院领导班子在很早便意识到干部文化决定医院文化，"要让临床第一线医务人员为患者提供良好的服务，医院的领导和职能部门就必须为临床第一线的医务人员提供良好的服务"。在广东省中医院的组织结构中，医院领导、医务人员与患者之间的关系是一个倒三角形：患者在上，临床一线医务人员、中层干部在中间，领导在下，领导以及中层干部要为临床第一线提供良好的服务。倡导良好的行业作风，首先要求领导干部廉洁行政，让大家充分认识到领导干部廉洁自律是行风建设的关键所在。为此，医院党委反复组织学习，不断强化领导班子的自身建设，要求领导班子成员在实际工作中要为民、靠民、爱民，在日常的工作中以"常怀律己之心、常思贪欲之害、常除非分之想、常修为官之德"来告诫自己，约束自己的行为。领导班子的每一位成员共同努力，形成一个勤政、优政、廉政的氛围环境。

最后，医院注重用发展的事实来教育大家，使大家认识到社会效益与经济效益之间的关系。实践是检验真理的唯一标准，发展才是硬道理。在正确导向的引导下，医院取得了飞速的发展，以先进价值观、效益观为核心的医院形象，得到广大市民的认同，也赢得了社会的信赖。比如，珠海市政府和广州市政府先后与广东省中医院签订协议，把原珠海市中医院、广州市慈善医院划归医院管理，使医院增加了广东省中医院珠海医院、广东省中医院芳村医院两家医院。这份信任，是对医院长期坚持诚信为本、病人至上价值观的最好回报。医院的快速发展也让员工得到了实惠，不仅收入增加了，更重要的是有了更多施展才华的舞台。这些发展的事实也成了最具说服力的生动教材，很多员工都从医院和个人翻天覆地的变化当中深深体会到了医院所倡导的价值观的意义。

黎慰英曾任广东省中医院办公室主任，她表示，当年，医院的员工切实经历了"以医生为尊"向"以患者为尊"的思维转变，"以前患者来院叫'求诊'，一个'求'字把医生放到高高在上的位置，但后来大家就意识到，患者有病，医生最应该做的就是抱着关怀之心抚平患者的伤痛，也以此实现自我价值"。在广东省中医院副院长、骨科教授刘军看来，广东省中医院的价值观塑造最成功的一点在于，使全院上下真切地意识到：患者、医院和社会的利益是相统一而并非矛盾的。心中有患者，提供好服务，患者自然也会回报医院，达到社会利益的最大化。

3.2.2　对服务能力的不断强化

提到对医院服务质量的理解，名誉院长吕玉波认为："医院要重视人文关怀，让患者有良好的就医体验。我们一定要有一颗感恩之心，善待每一个患者，患者选择我们，信任我们，要对得起患者的这份信任，要感恩他们给我们机会。这里面不仅说给我们医疗的机会，业务发展的机会，也包括了每个患者都是我们的一个老师，给我们学习的机会。要调动全体员工主动服务患者的积极性，要让每一个员工都参与到服务患者的过程中，毕竟我们的员工才是真正面对患者的队伍。"

为病患提供优质服务，是医院存在的理由。以患者需求为导向，让患者有良好的就医体验，既是坚持医院公益性、谨守职业道德的必然要求，也是医院生存发展的基础。这两者利益是相统一的。医院需要秉承以患者需求为导向的发展战略，进一步推动服务创新，努力为患者营造就医更顺畅、服务更温馨、关怀更周到、诊疗更放心的就医体验，不断为患者创造价值，不断推动服务水平再上新台阶。而为每一个患者带来良好体验，使他们对医院产生良好印象的关键是第一线的员工。因此，如何持续提高一线员工的服务能力与水平，是建立与维持医院的良好形象，为患者提供良好就医体验的重点工作。在这点上，广东省中医院在以精益管理推动服务难点的解决方面做了大量的工作，精益管理小组不断升级，逐步形成了一个不乏精益管理专家的团队。

广东省中医院在服务质量上的追求，在与同时期国内其他医院的对比中，很早便具有了先锋性。医院早早便意识到患者对医疗保健的需求是多层次的，仅仅治好疾病还不能满足他们的要求，于是以"一切令患者满意"为目标，认真分析患者需要什么样的服务和哪些方面的服务，努力满足患者的多层次需要，变被动单一服务为主动全面服务。医院倡导由"要我服务"的被动服务向"我要服务"的主动服务转变；由传统的窗口服务向全员服务、全程服务、全面服务转变，不断营造医院的服务优势。正是这种在服务质量上的不断反思与提高，对服务质量管理的完善与细化，使得广东省中医药在服务质量上的先进性体现在了医院医疗活动中的每一个流程与细节，也成就了其在老百姓口中的良好口碑。医院出台了一系列方便患者的措施，设立了早诊、午诊、夜诊制度，周六照常上班，周日、节假日增加出诊人数；挂号、化验抽血、注射室的人员早上班、晚下班；非探视时间代患者家属传送口信及汤水等物品。医院还根据"生物-心理-社会医学模式"的原理，反复对员工说明，医务人员面对的不只是人的"病"，而是有病的"人"，要治疗患者的生理疾病，除了吃药、打针外，还需要给予心理抚慰，精神安慰，帮助患者树立战胜疾病的信心。医院提出了这样的口号："服务没有最好，只有更好。"过去是等着患者上门后才提供服务，现在除了基本服务外，还经常为患者提供意想不到的服务，给患者一个惊喜。为了给患者提供方便，员工步行上下楼梯，把电梯让给患者；患者入院，有医护人员迎接；患者出院，医生护士送到电梯口；住院患者过生日，会收到医院的贺卡；患者回家休养期间，会收到医院的问候，以及指导康复的信件；医院还经常召开病友会、组织科普讲座和义诊咨询等。所有这些，无一不是"一切以患者为中心"的体现，使患者从进入医院那一刻起直到康复，都能得到无微不至的照料。

广东省中医院多年以来不断精细化地改造和设计医院的服务方式，不断丰富和完善服务中的措施，注重服务的每一个过程，追求尽善尽美；不断加强行之有效的服务培训，让医院每一个岗位上的人都能以广东省中医院的标准去赢得患者的信赖。为了做好这些工作，医院多年来的努力可以概括为"四大工程"：患者满意工程、流程再造工程、内外兼修工程、难点突破工程。

一　以"满意工程"为发力点，全面开展创优活动

"满意工程"是广东省中医院全面提升服务水平的重要载体和抓手，将原国家卫生和计划生育委员会倡导的"优质护理服务"等活动凝聚其中，并进一步形成覆盖门诊、医技、住院、后勤、管理各条线的全院全员优质服务创建活动，成为贯穿整个医院服务管理工作的中心线。

第一，以患者满意为标准，为科室服务水平建立考评体系。

为了构建完善的患者服务管理体系，在管理架构上，广东省中医院于2007年成立"病人服务中心"，从组织上保证医院服务管理的专人专管。医院把患者满意作为衡量科室服务成效的根本标准，在满意度测评管理体系上，不断完善顾客满意度测评的维度，细化评价体系，为寻找患者意见和科学评价科室服务水平提供依据和有效抓手。满意度测评有力推动了科室开展创优质服务的活动，激励了全院科室把不断提升患者满意度作为改善目标。为获得患者真实感受，医院开设了患者热线，在每一个区域都设置了患者意见箱，发放问卷调查，给每一个出院患者邮寄服务体验意见函，组织病友座谈会、工休会、投诉患者座谈会，采用神秘客户调查，引入第三方测评等多种手段。除了以上这些方式，还通过手机APP、支付宝、微信小程序等新媒介了解患者的就医感受。医院采用多种方式多种渠道的调查，目的就是希望能更多地、更真实地收集患者的评价，为服务质量持续改进提供依据。

第二，鼓励先进，督促后进，提升整体服务水平。

广东省中医院将患者满意度作为评价科室创优是否达标的最重要指标，规定从创建之日起，必须每年将科室满意度提升两个百分点，并在此基础上，不断激励先进，促进后进，缩小服务差距，保证医院整体服务水平的提升。由科室上报"创优"目标、活动计划及台账，对服务内涵、项目、承诺进行公告，并加强日常性督促。每年组织创优验收两次，对于不能通过验收的科室，给予一个季度的改善时间，将创优的结果与科室精神文明评比进行挂钩。每月公布科室满意度测评结果，每季度对科室满意度排名前五的科室给予经验总结，开展服务点评，对排名后五的科室，进行重点帮扶，组织力量查找原因，帮助建立改善计划。每年表彰满意度前五和满意度进步幅度前五的科室，充分运用满意度测评这支杠杆撬动服务质量的提升。设立"服务质量杯"，对创优领先的科室给予表彰和奖励，并将他们的经验在全院进行推广。设立优质服务

"流动红旗"，在全院上下形成比、学、赶、帮、超的良好局面。对不能创优达标的科室，在下一年创建中给予重点帮扶。创优活动深深地调动了科室服务管理的意识和积极性，引导广大医务人员不断探求患者不满意的地方，从而为提升服务水平与能力找到"发力点"。

二　以"服务难点"为突破口，不断改善患者就医体验

广东省中医院把患者是否满意作为衡量服务质量的尺度，把患者的需要作为服务的内容，把患者的难处作为服务的重点。患者就医过程中，存在许多痛点和难点，医院针对一个个痛点和难点，在硬件设施、环境改造、人员配备等方面，集中资源和力量进行重点突破。

第一，员工积极参与服务难点和"金点子"征集活动。

广东省中医院坚持每年在员工中开展服务难点和"金点子"的征集活动，员工在工作岗位上碰到的服务难点，就是医院要花大力气去解决的问题。党的群众路线教育实践活动开展以来，每季度院领导坚持带队到各个分院进行文明科室检查并现场办公，及时处理服务管理中的难点、热点问题，使问题得到及时解决。比如以前患者为了挂一个号，早早就赶来医院，挂号大厅人满为患，挂号处工作人员应接不暇。职工提出这个问题后，医院就采用全预约的服务方式，其后又在全国率先实施分时段预约，将患者预约就医时间设定为一小时，之后又缩短到半小时。先后与中国电信、中国移动、微信、支付宝等合作，开展预约缴费的服务，让预约就医的患者只要提前15分钟直接到诊室外报到即可，这一做法大幅缩短了患者等待的时间。此外，还开设针对外地患者就医的流程，为他们提供就医的方便。为了解决患者选择合适医生的困难，医院又利用互联网技术的革新，提出了"精准预约"的设想，通过自动问诊分诊的设计为患者找到合适的医生提供指引。为了解决患者挂专家号的困难，目前正在尝试建立团队预约的方式，让患者就医时选择一个专家组，就能够得到团队医疗的服务。

第二，广泛征询患者意见。

为了使患者更快地拿到药，减少不必要的等待，广东省中医院利用"互联网＋"，在全国率先推出了智慧药房。手机支付平台和药物配送、代煎服务更是让患者的就医时间最快缩短到了半小时。在此基础上，医院2016年设立了智慧医疗服务区，投放了集门诊各项服务于一体的自助服务机，进一步整合资源，优化智慧药房服务体系，建立用药安全保障体系、客户服务体系、药师服务体系，以及膏、丹、丸、散等个性化服务创新体系，初步形成了较为完善的智慧药房服务结构，并牵头制订全国首个智慧药房服务标准。医院门诊在线服务流程继获得微信十大社会公共服务创新项目奖后，又在《南方都市报》调查的全省线上服务体验社会评比中位列第三名。广东省中医院把患者的焦虑牢牢记在心上，广集民智，将服务难点变成服务亮点。

三 以"投诉管理"为切入点，及时提高服务质量

随着医学模式由生物医学向生物-心理-社会医学模式的转变，心理因素在医疗服务过程中的作用越来越重要。特别是当患者对服务出现不满时，积极的处理有利于化解矛盾，消极的处理则会引发投诉和纠纷。因此，广东省中医院高度重视服务过程中服务失败的处理，把患者的投诉视为患者给予医院的礼物。患者的投诉可以帮助医院看到工作的差距，把握患者的需求，给予医院把抱怨的患者转化为忠诚的患者的机会。

第一，树立正确的投诉处理观。广东省中医院实行首问负责制，教育员工"每一位员工都是医院的一张名片"，当患者需要帮助或者提出意见时，每一位员工都要积极回应。当与患者发生矛盾或意见不一致的时候，要通过换位思考，多从患者的角度考虑，自觉地"把对让给患者"。在这个过程中，注意正确理解两个字，一是正确理解患者的"对"，二是学会妥善处理"让"。"把对让给患者"并不是说患者所说所做都是正确的，而是医护人员体谅患者由于躯体和精神受到疾病折磨而给予患者宽容，主动以诚待人，化解不必要的纠纷，营造和谐医患关系。医院把投诉处理与服务补救紧密结合起来，坚持三个"第一时间"：第一时间处理、第一时间反馈、第一时间改善，并从根本上加以改进。真正做到把每一个投诉都当成一次教育和改进的机会，做到"五个不放过"：未找到问题原因不放过、未受到深刻教育不放过、未吸取经验教训不放过、未落实整改措施不放过、未分享防范规律不放过。服务没有最好，只有更好。医院一直教育员工要把投诉作为改善提高的契机，将患者的投诉变成改进服务的宝贵资源。通过投诉处理可以帮助医院发现服务缺陷，进一步完善服务体系。

第二，建立完善的投诉管理系统。广东省中医院一直致力于建立患者投诉管理系统，畅通患者投诉渠道，让患者碰到不愉快时，可以找到诉求的渠道。医院对投诉实施分类管理，建立起顺畅高效的处理流程，使投诉件件有着落。因此，医院每月对当月的患者意见和投诉进行分析点评，积极查找原因，督促落实解决。每个季度举办一次投诉分享会，分享正确处理投诉和改进工作的经验。建立起患者投诉处理的指南，做好"服务补救"，力争采取有效的措施，将不满意转化为满意，真正做到把投诉和意见作为患者送给医院的最好礼物。例如，医院总结投诉案例时发现很

多问题产生的原因是沟通不当。为此医院组织力量，对容易发生投诉的时间、环节和问题进行一一归纳，制订了全院《医患沟通指南》，并鼓励科室在实践中，根据自身科室患者特征，创作沟通剧本，加强培训和演练，从而有效地减少了服务差错的发生，提升了服务水平。

四 以"精益改善"为创新点，不断提高服务水平

为了更好地解决服务环节的难点问题，医院早在2006年就借鉴丰田生产体系的先进经验，将精益改善引入医院。当时，医院邀请GE公司的精益专家带着医院员工深入基层进行调研分析，找出服务薄弱环节，改进不合理布局和流程。通过多年的实践，逐步形成了广东省中医院独有的精益医疗管理体系。

第一，积极培育全员精益文化。广东省中医院注重精益学习的平台建设，针对不同层次、不同岗位员工开设精益课堂，从2013年起，每年定期举办精益学习沙龙和精益大讲堂，还开设了针对中层干部的工作坊式的精益领导力课程，同时挑选精益骨干参加精益医疗绿带培训班。通过精益学习，员工不但有了精益改善的意识和理念，还具备了精益改善的能力。截至2021年，医院精益改善项目累计开展711个，这些精益项目覆盖临床、医技、后勤、管理等各个体系，涵盖患者安全、门诊服务流程、检查检验流程、药品调配等范围，群策群力发现问题和解决问题成为工作的常态模式，形成了活跃的改善氛围。一批一线医生、护士、药师在精益改善项目中成长，通过了精益医疗绿带师培训考核和认证，并以精益绿带师为基础，成立精益品质促进小组，发挥群策群力和跨团队合作的作用。通过精益实践，员工发现问题、聚焦问题、分析问题和解决问题的能力逐步提高。精益文化在医院逐步落地，成为一种具有广东省中医院特质的精益求精、尽善尽美的管理理念，一种持续改进、追求卓越的精益文化。精益文化建设，既充分尊重和肯定了员工，又充分调动了员工的自主性和积极性，实现了医院与员工共同发展、共同成长的良好局面。

第二，逐步探索构建精益医疗管理体系。几百个精益项目的推进和落地，离不开科学、完善的精益医疗管理系统。因此，广东省中医院探索制订了精益改善项目管理办法，规范了项目申报、中期督导和项目验收的流程和方法。同时，医院将项目分为新开展项目、延伸项目和推广项目，分为群众性精益项目和服务难点项目，这样的区分让项目管理变得更加清晰。同时赋予精益品质促进小组对精益项目管理的职责，强化了项目的监管，提高了项目的成效，也切实提高了项目组成员参与组织和自主管理的能力。精益改善有力地促进了医院医疗服务水平的提高，如门诊通过精益改善

项目使患者就医的折返率下降了2/3。骨科通过精益改善项目让膝关节置换手术从出血率30%，减少到几乎不出血，远远超过了国际文献报道的水平，在行业内引起了强烈的反响。急性心肌梗死绿色通道流程优化项目聚焦在提高入门—球囊时间（door-to-baloon，D2B）90分钟达标率，改善前为14.3%，改善后提高到了65%。中心药房通过精益改善项目使每天处理扣减停退医嘱药品的时间缩短至原来的1/6，为全院85个病区的护士处理该项工作每天节省30分钟以上。通过一个个精益项目，流程得到进一步优化，患者等候时间进一步缩短，患者在微信朋友圈夸奖"广东省中医院的服务是最便捷的，上午看病中午回到家，药就拿到了，像收快递一样方便"。不仅如此，医院的精益医疗实践案例还走上了在上海举办的全球精益高峰论坛。2016年，原国家卫生和计划生育委员会宣传司和《健康报》举办的"进一步改善医疗服务行动计划"西部片区经验交流会上，医院的精益管理被邀请作经验分享交流。精益改善项目《应用精益管理降低门诊患者折返率》荣获2015年原国家卫生和计划生育委员会医政医管局和健康界传媒举办的"改善医疗服务行动计划——全国医院擂台赛"第一季的十大价值案例，医院被评为"改善医疗服务行动计划·创新服务示范医院"。

五 以"服务社会"为出发点，不忘善尽社会责任

广东省中医院着力推动员工服务患者主体意识的形成，努力推动服务从被动服务到规范服务再到主动服务和感动服务的转变。

第一，建立一支内外兼修的服务团队。患者就医所需要的服务不仅仅是技术性的服务，还需要人文性的服务，不仅仅需要医院解决躯体上的伤痛，还需要得到心灵上的满足。优质的服务是患者获得良好就医体验的重要方式；满意的体验，直至让患者感动的经历是患者忠诚于一个品牌的重要心理过程，因此，广东省中医院通过各种方式培养和造就了一支内外兼修、高素质的服务团队，使患者在就医的全过程中，都能够获得无微不至的照料。医院为此组建了"提升优质服务综合效能委员会"，通过神秘顾客调查，拍摄优质服务宣传短片，组织全院优质服务管理培训，提升全院的服务素养，包括全员的服务意识、服务规范、服务能力和服务技巧，从而把广东省中医院人塑造成为"内外兼修"人，努力践行大医精诚，进一步提高医院服务质量。人文关怀与医疗安全是两只看不见的手，同等重要。因此，医院加强了临床医学人文培训。同时引入服务内训师培训课程，建立医院、科室两个层级的服务内训师队伍，推动服务的日常培训和质量管理。2017年，第一期内训师培训开始时，全院员工报名踊跃，学员涵盖了医疗、护理、药学、职能部门等多条线的60位员工。

第二，感恩心待人，责任心做事。感恩心待人，责任心做事。医院的公信力靠的是服务承诺，在患者看来，医院的公信力包括：认真负责的工作、精益求精的技术、公平合理的费用、相互信任的医患关系等。广东省中医院提出这样的目标："自己的亲人来医院看病也不用作特别的安排"。既然患者选择了广东省中医院，就得让他们不仅得到良好的照顾和治疗，更要感到顺心和放心。例如倡导"零缺陷"原则，要求医院提供的服务，要追求完美，不允许有一丝一毫的疏忽；信奉1%原则，一是不因"事小而不为"，努力使医院服务的每一个细节和每一个环节都尽善尽美；二是坚持持续改进，"小步快跑"，哪怕每次前进和进步只是一小步，只有1%，坚持下去，就一定能够成功。医院服务能力建设的重心是以发现问题为主，鼓励员工一起学习如何真正掌握患者的核心需求，以患者是否满意为目标，最终达到社会满意。在这样的环境中，把解决患者的问题作为每个员工共同的信念和目标，从而形成一种强大的凝聚力或氛围，而且每一个人是主动进取的、合作互助的、身心快乐的状态。医院着重于强化主体意识，"我的患者我做主"。通过主管护士责任制和主管医生责任制，以及首诊医生负责制的建立，不断增强医护人员的主体意识，调动主动服务意识。提出"立意感动社会"的理念，倡导主动服务，用医务人员的行为方式去感动患者，进而感动社会，组织开展医务人员"日行一善"的活动，涌现出了一大批感动社会的好人好事和"服务之星"，医护人员写下雷锋日记2 300篇。

广东省中医院全体医护人员用实际行动创造了一个又一个感动患者、感动社会的故事，连续多年在省直医疗单位政风行风评议中以总分第一荣登"满意"单位榜首；多次获得"全国文明单位"称号，被中央文明委授予"全国文明单位标兵"；连续在"三九健康网"组织的网络评比中获得"广州十佳医院"和"最受欢迎便民门诊医院"称号，以及多次获得全国和广东省"群众满意的医疗卫生机构"称号。2016年，广东省卫生计生委委托第三方对全省130家二级以上公立医院开展群众满意度测评，医院在省属医院、中医院中均排名第一。

3.2.3　对患者口碑的持续追踪

在面对患者的投诉与建议时，不同于部分医院传统的应付式心态与拖延心理，广东省中医院很早便开始意识到"口碑"二字的重要性，也意识到认真对待每一条患者意见的必要性，长此以往，医院形成了面对患者的投诉与建议，主动获取、持续追踪、正视问题、解决问题的关键心态与良好习惯。一般情况下，许多医生会对患者的投诉感到很头疼。广东省中医院的文化却是：把患者的投诉当作礼物。医院领导们常说："患者的批评其实是对医院的爱护，不然他也懒得提意见了。"为此，医院还专门开发了一套患者投诉管理系统，将投诉分为红色、黄色、灰色和恶意投诉等四个等级。医院持续加强对患者需求的探索，加深对投诉的认识，每每将投诉处理当作是一次改进工作的良机，真正把投诉转化成为来自患者的礼物，真正体现出把投诉当作资源的观念。与此同时，进一步做好相关的分类评估，将患者的意见进行消化与转化，为科室和医院评价自身工作提供及时准确的数据。

广东省中医院对口碑的关注与追踪不仅停留在倡导上，还通过主动管理来推动主动获取，把主动获取投诉与建议变成规范的行为方式。平时的病友会、健康教育、咨询义诊都要规范化、计划化，而不能成为可有可无的工作，因为这些除了普通就诊时间以外的与患者直接交流与沟通的机会，同样是难得的获取意见与建议的机会。与此同时，医院不断进一步探索能够更加真实反映患者感受的方式方法，及时把握患者的期望，持续调整服务的评价体系和评价方法，以期更准确地反映患者接受服务后的感受。

广东省中医院建立起了患者投诉管理制度。为了畅通患者投诉的渠道，医院建立起了包括书信、电子邮件、电话、意见箱等多种形式的沟通方式，形成了座谈会、个别征询、问卷调查等主动反馈意见的渠道，规定了对患者意见及时反应的效率和处理的手段。同时，把患者意见进行分类管理，从而使患者对医院的服务满意程度得到了比较全面系统的监控。医院的服务改进工作从对患者意见分析当中找到了着力点，医务人员在处理患者意见的过程中发现了自身的不足，找到了提高水平的办法，更重要的是对"病人至上，员工为本，真诚关爱"的价值理念有了更深一层的理解。从2017年开始，医院推动与尝试了更多收集满意度与口碑、获取意见与建议的新方法，例如微信、支付宝反馈等方式，后来还开发了满意度小程序，是全国第一家利用小程序收集患者满意度的医院。小程序一上线推进一个月，医院就拿到了数量众多的患者意见和反馈，海量的评价数据甚至超过了以往一年的收集数量。

在处理患者的投诉上，广东省中医院也有不少办法，最关键的是做到三个"第一时间"：第一时间回应、第一时间解决问题、第一时间改善提高，从根本上防止同类问题再次发生。而在投诉发生后，如何利用投诉意见促成全员的共同认识与共同学习，过去医院在处理时采取的是办班学习的办法，帮助被投诉人正确认识患者意见，找到自身不足；随着医院的发展，患者的投诉已经从基本的态度问题转变向了更为个体的、往往是处理技巧不足的问题，医院也适时转变工作方法，建立起了患者意见的分享制度，通过召开投诉科室和人员座谈会，强调投诉是患者给予医院的礼物，与大家分享投诉过程中的经验与教训，并且当场奖励投诉处理及时的科室，这种做法更加侧重于使员工主动改进自身不足，提高服务技巧，克服自满情绪，同时也使得员工更加理解医院对待患者意见的原则，从而使医院的文化理念更深入地被医务人员所认同和理解。

应对患者的投诉与建议，广东省中医院以多年来的行动在广大老百姓间树立了"有求必应，反应迅速"的良好形象。"安静运动"案例就是一个典型的例子，它源自一个让人哭笑不得的患者投诉。这位患者说，医院手推车的轮子是不锈钢的，护士推着走太响，影响他休息。于是，医院很快把轮子全部换成了塑胶。还有患者反映口腔科预约挂号等待时间过长。接到投诉后，时任广东省中医院病人服务中心主任夏萍就与口腔科一起梳理流程，进行内部细分改造，例如让口腔正畸单独挂号。又如，有患者投诉，拿着医生开的化验单计价、缴费、抽血等后交给检验科，最后领到的化验单报告往往是不洁的。广东省中医院立马作出调整，让医务人员为患者记录新化验单。可这样一来排队等候的时间就久了。医院又再作调整，由患者刷卡自动打印化验单。在广东省中医院，患者的投诉能得到重视和反馈，一来一往，医院和患者之间的黏性会更强，"因为，没有人会喜欢被轻视"。

医院文化建设的长期性、艰巨性和复杂性使得医院文化建设绝非一朝一夕之功，更非简单移植或克隆就能成功。它是一个系统工程，需要建立在正确的理解和科学的转化的基础上，需要持之以恒，一以贯之。广东省中医院长期以来对口碑的重视与追求，随着医院的发展，逐步实现了由过去追求患者满意度的最大化向进一步追求患者的忠诚度推进。患者的满意度仍然是医院衡量自身工作的重要指标，但患者的忠诚度，是现在的广东省中医院所追求的更高目标。患者满意了，但并不意味着下次有需要时一定会选择你。患者感动了，你才能成为他终生的就医目的地。患者忠诚度的追求更多建立在一种主动服务，主动满足患者需求的基础上，医院所提供的服务超过患者期望，从而使患者有可能把终身健康托付给医院。

3.3　组织文化：以人为本

医院要生存与发展，离不开物资设备资源、财政资源、技术资源和人力资源，而在这四种资源中，人力资源起着最重要的作用。医院的技术活动、医疗活动和管理活动，归根到底都是人力资源活动。在医院的所有这些活动中，人力资源活动是处在发起、组织、操纵和控制其他资源的中心位置，人力资源能统一协调和有效整合其他资源，能够结合其他资源产生效益，创造比本身更高的价值。

3.3.1　以"老中医"为关键资源优势

广东省中医院自建院之初，涌现了一批又一批的中国名中医，是医院的"定海神针"，也是医院中青年骨干们学习与超越的目标。他们大多出生于20世纪三四十年代，但很多依然老骥伏枥，奋斗在临床一线，尽心尽力地为患者缓解病痛。他们淡泊名利，乐于奉献，虽已到了耄耋之年，却坚持每天出诊，在行医中谱写大医精神。著名老中医邓铁涛教授80岁仍坚持每周到心脏病治疗中心查房，风雨无阻；他还倡导医院的年轻人成立"岐黄研究会"，探索中医学问。禤国维教授一次踝骨骨折，大家都劝他好好在家休息，可他说，很多人那么远来看病不容易，我一定要去，就这样，家人不得不一次次用轮椅把他送到医院扶进诊室。

中医药师承是千百年来中医药人才培养的主要形式，当前中医药事业发展，一个重点工作就是传承名老中医的学术思想。中医老专家们行医多年，医治过无数患者，并且在治病过程中不断总结、不断积累经验，是值得挖掘与传承的宝贵资源。尤其在面对疑难杂症、急危重症患者时，年轻医师由于没有实践经验，往往感到棘手；而老专家则能凭借自己丰富的临床经验，对病情作出准确的诊断并拿出合理的诊治方案。这些久经"沙场"的老将，知识渊博、技术精湛、经验丰富、知名度高，因此，许多患者都是慕名而来。广东省中医院多年以来一直将名老中医的实践经验视为医院宝贵的资源和财富，如何发挥他们的优势也是医院近年来不断探索实践的一个重要课题。

广东省中医院通过系统总结研究名老中医药专家擅治常见病、疑难病的诊疗经验，挖掘其运用中医理论诊治优势病种的共性，及其学术思想形成的渊源，开展优势病种诊疗方案研究，并推广应用于临床和教学；通过收集、整理名老中医药专家的资料，对名老中医学术经验进行研究，形成著作，推广名老中医学术思想和临床经验。

其中，名老中医药专家传承工作室是培养高层次中医药人才、打造医院专科实力的重要措施。医院从中医药事业发展和医院自身人才队伍建设的高度，深刻认识到加强中医传承和研究的意义和重要性，整体推进名老中医药专家学术经验继承的建设任务。尤其是打破了门派偏见，在全国范围内聘请知名老中医来医院带徒，培养年轻骨干，提倡每个专科与全国对应的名中医、名家建立学术联系，甚至建立师徒关系，鼓励把这些老专家引进医院成立工作室，把名老中医的学术思想和临床经验与专科结合在一起，让不同流派的名老中医思想精华在广东省中医院落户。

"伤其十指，不如断其一指"

21世纪初，广东省中医院的发展已经蒸蒸日上。院长吕玉波这时却在办公室踱步，苦恼着一个问题：怎么提高中医药的临床疗效？

吕玉波把自己的困惑向广州中医药大学终身教授邓铁涛倾诉。邓铁涛既是德高望重的中医泰斗，也是自己多年来的"忘年交"。邓铁涛一语点破：关键在人才，要培养一批信中医、有本事的"铁杆中医"。

如何培养"铁杆中医"？吕玉波将目光转向了中医传统——师带徒。广东省中医院领导班子认为，中医很多东西要在实践里面"悟"。没有名师的点拨，中医人才的成长周期延长很多，而且有些关键节点悟不到。这种跟名师的方式，最好是面对面地跟、手把手地教。学生跟师过程中，跟老师产生了默契，能比较好地去领会掌握老师的隐性知识。

一开始，广东省中医院开始打算在医院里组织师带徒，但两个问题渐渐浮现：第一，尽管广东省中医院有几十年历史，毕竟名师、老中医还是有限；第二，无论广州中医药大学，还是别的医院，在岭南这个环境下成长起来的名医，中医流派里都属岭南医派，思路、治疗方法、原则往往很相似，不利于学术"百花齐放，百家争鸣"。

吕玉波等人有了一个大胆的想法：把全国的名中医请来医院带徒！一方面，可壮大医院的名医老师队伍；另一方面，全国各地不同的学术流派，就有可能在广东省中医院落地生根、开花结果。不同流派的碰撞，对提高中医药的临床疗效将非常有意义。

"到广东带徒，可行吗？"一些老中医充满疑虑。

这次，邓铁涛只用了一句话说服他们："伤其十指，不如断其一指"。这句话是毛泽东主席说过的，意思是集中力量取得成功。

广东传递岐黄薪火的努力，得到了热烈回应。任继学、朱良春、干祖望、颜德馨、路志正等15位八九十岁的"国宝级"中医大家，放下门户之见，不顾年迈，千里来粤带徒。这15名老中医里就有13名在2008年被评为第一届"国医大师"。

2006年，在江苏南通市举办的首届著名中医药学家学术传承高层论坛上，邓铁涛、路志正与朱良春三位名师聚在一起商量怎么帮广东省中医院带徒，这一经典瞬间被抓拍下来，成为国医大师心系中医传承的最佳写照。

"老中医们是医院最宝贵的财富"

多年来，在医院内，老中医们不仅在专业上是全院的标杆与财富，更是医院这个大家庭里不可或缺的亲人般的存在。

肖玉英教授年轻时参加过抗日战争、解放战争，1972年调到广东省中医院工作，工号0001。她是广东省中医院内科分科及建设的奠基人，也是当时省内一流的心脑血管专家。她的到来为医院的内科建设带来了新气象，促进了大内科的分科发展，同时也将心脑血管带入了快速发展的轨道。不幸的是，2012年，肖玉英教授由于中风入住神经科，后期感染肺炎被送进ICU抢救。肖玉英教授的病情时刻牵动着全院医务人员的心，为使其早日康复，在院领导的关心和支持下，经过全力抢救，最终肖玉英教授的病情得到好转，转危为安，但身体仍很虚弱，卧床不起，呼吸功能衰退。

大德路总院呼吸病科主任许银姬说："当时我就想，肖教授为医院付出那么多，没有她当年打下的基础，也没有今天的呼吸病科，她需要专业的治疗和护理。我请护士长把我们科室的一间病房腾出来，布置得温馨一些，使其看起来不像病房。我和科里几位骨干亲自把肖主任接到科室住下。"肖玉英教授从此常住大院呼吸科单人病房。梁桂兴护士长自豪地说："肖主任在我们科住院的这些年，受到医护人员的悉心照顾，尽管她大多时间都瘫痪在床，但从未长过压疮，从未出现过护理不及时、不到位的问题。"院领导逢年过节都会专程看望肖玉英教授，每年的4月26日都会为她庆祝生日，陪她一起聊天忆往昔峥嵘岁月。照顾肖玉英教授起居的护工说："肖主任生病的前几年，仍坚持每天看内科的核心期刊。她英语水平很好，能够用一口流利的英文与人交流。虽然她现在神志没那么清醒了，时不时还会冒出几句英文呢。"

肖玉英的女儿林正诗感慨地说："小时候，我只记得妈妈很忙，经常深夜赶回医院抢救患者。但是妈妈在工作上遇到的困难，从没跟我提起过。都是她这几年住院了，领导们来探望时告诉我的，我才知道原来那时她为大内科分科的建设付出了很多心血。感谢院领导的无尽关怀，感谢科室上下的悉心照料，妈妈住在这里，我无比放心，也无比感激！"

　　尽管肖玉英教授现在已经不能流畅地讲话，但依然是晚辈们尊敬的大前辈。医护人员深情地表示："肖玉英教授是我们医院的宝贵财富，广东省中医院的每一分成就都承载着老前辈的辛劳和汗水。我们永远不会忘记他们的好传统、好风范。"

3.3.2　不拘一格的人才培养模式

　　医院的人才队伍有多强，医院的实力就有多强。学科专科的人才团队水平有多高，学科专科的水平就有多高。广东省中医院在很早之前便意识到医院要实现战略转移、战略目标，就需要具有学科发展意识、愿意引领学科发展的人才。同时，在具体诊疗中，要把中医药的临床疗效发挥到极致，人才队伍水平的提高是必然要求，更是重中之重。优秀的中医药人才是让中医药特色和优势转化为现实生产力的重要载体，而提高临床疗效的关键就在于拥有一大批高水平的中医药人才。再者，若要将医院建设成为研究型医院，人才是重要的支撑。研究型医院的核心要求是依靠临床医学的科技创新，持续提高疾病的诊治水平。因此，建设高水平的、研究型的临床人才队伍是创建研究型医院的关键。

　　中医药人才成长，有自己独特的规律，大家比较公认的"读经典、跟名师、做临床、勤思考"是共通的基本规律。广东省中医院能走到今天，关键的关键，便是在人才工作上做了大量的基础性、领先性、创新性的工作，构建了卓有成效的育人机制、充满活力的用人机制以及能够引聚人才的进人机制，这三个机制推动了医院不断从一个高峰登上另一个高峰。提起人才工作，吕院长坦言："人才工作说起来容易但做起来并不容易，例如，我们全力以赴地开发人才，最终人才不一定都会留在我们医院，但我们依然要这么做。再如，不拘一格用好人才，不唯学历论，只要是人才，我们就不拘一格地用好。"

　　广东省中医院极其重视学科带头人及后备学科带头人的培养，以保证医院实现可持续发展。用吕院长的话说："一个学科带头人一旦离开，谁接他的位置？是不是他走了这个学科就萎掉了？那他绝不是一个成功的学科带头人。"医院很早便意识到了团队的重要性，一个团队既有多学科的意味也有梯队的意味。从医院来说是多学科，而具体到一个学科，则是多种人才形成的团队。因此，医院在对人才工作的把握方面需要多方位的考虑，不仅简单地增加奖金、给予资助，更重要的是为各类不同的人才创造合适的成长条件，合适的发展平台，让其拥有持续的成就感，也让他们的事业发展不断拥有更高更强的动力与空间。总结起来，便是不拘一格、不惜一切培养人才、起用人才。对此，吕院长提到："我们过去常说待遇留人和感情留人，但条件留人更重要，所以院领导、科主任都要思考，我们怎么给人家建平台？怎么给人家建舞台？怎么给人家建轨道，然后越走越高，越走越强，越走越长，越走越有价值？"

3.3.2.1　突破"论资排辈"，以全新视角看待人才资源

一　**建立健全公平激励的分配机制，人人都享受医院发展的成果，使促进医院发展与实现员工利益相统一**

在分配制度改革中，广东省中医院着重从以下几个方面入手：一是以绩效决定收入分配，让分配的高低与服务患者量挂钩。医院建立起以服务患者量为基础的绩效评价体系，打破了"干多干少"一个样的"大锅饭"，充分调动员工的积极性。特别关键的是，从分配制度上剔除了以业务收入来衡量绩效的做法，从而杜绝了医务人员在医疗过程中的趋利动因。二是在利益格局的设计上，强调社会目标、医院目标和个人目标相统一。医院积极推行目标管理，把医院的医、教、研、患者的满意度、医疗质量和安全、中医药特色与优势的发挥、人才培养和职业道德等各项工作的总体目标分解到各个科室，再分解落实到个人。形成"千斤重担众人挑，人人心中有目标"的局面，从而使员工的利益与医院目标、社会目标统一起来。医务人员在实现医院目标和社会目标时，自然而然也就实现了个人的目标。三是按劳分配与按生产要素分配相结合，让医务人员贡献大小、学术水平高低、业务能力强弱与分配挂钩，分配要特别向关键人才和关键岗位倾斜。

二　**建立健全充满活力的人事管理机制，人人都能参与竞争，有施展才华的舞台，使医院管理与员工实现自我价值相统一**

所谓"流水不腐"，只有让人才真正地流动起来，有进有出，才有生机与活力。广东省中医院实行高门槛选拔人才，确保留下的都是愿意把中医药当作终身事业，真正有兴趣、有事业心和责任感的医生和职工。医院尊重人才自身固有的独特性，鼓励让合适的人流动到合适的岗位上，让"想干的有机会，能干的有岗位，干好了有地位"。医院建立起"人尽其才，用当其时"的用人机制，突破过多的"格"，做到唯才是用，打破诸多的"隐形台阶"，及时启用，大胆提拔。在人事制度改革中，为了打破旧的

人事制度那种论资排辈、能上不能下、能进不能出的僵化格局，医院在用人理念上变"相马"为"赛马"，让有才华的人脱颖而出；医院强调内部人事的合理流动，对科主任、职能处室负责人、护士长实行分级管理和目标管理，竞争上岗。医院把目标责任完成状况的考核，不仅与分配挂钩，更重要的是与用人挂钩，用实绩来评价人。例如，医院与科主任签订目标责任，要求他们在任职三年内要把C级科室带到B级科室，如果这个目标没有能够实现，这个科主任就要重新竞争上岗。而A、B级科室的科主任则实行考任制，通过考核认为他们完成了目标责任，群众满意，就继续连任。医院实施全员聘用合同制，突破人员能进不能出的旧体制；对新来员工实行培训制和人员代理制，由"身份管理"向"岗位管理"转变。医院实行了正高级专业技术人才的分级管理，建立起了针对正高级专业技术人才科学、客观的评价和激励机制，促进正高职称专家发挥作用、继续进步。在科研管理上医院实行PI制，以主攻方向的研究成果和取得经费为主要指标，对创新团队进行遴选和考核，创新团队的运行机制灵活而富有压力，有成果有经费，团队就能运行，否则就自行解散或重组。这种方式使所有的科研人员感到既是压力更是动力，从而更加专注于科学研究和早出成果。

三 **建立健全科学民主的内部管理机制，人人都参与医院管理，使院长负责制与员工的民主管理相统一**

广东省中医院通过建立健全科学民主的内部管理机制，树立参与式的管理观念，让员工就医院管理畅所欲言，营造出人人参与管理的良好氛围。让员工在医院的发展和改革中，有更多的归属感、尊严感、获得感和幸福感。医院不断完善职工代表大会制度，创造条件让职工代表行使好审议权、审核权和审定权。并建立起职工代表议案受理制度，确保件件有回应、有落实；把医院的发展战略、发展思路、发展规划、每年的工作总结、工作目标、改革措施、基础建设等重大问题，都交由职代会讨论，再付诸实施；把关系到员工切身利益的福利问题，如交通车管理、员工宿舍管理、员工食堂管理、过时餐等问题，都通过职代会讨论决定，一旦形成决议，就要坚决执行，任何人无权改变；做好院务公开，使员工能拥有知情权，行使监督权；畅通员工诉求渠道，在内部信息网设立院长信箱、员工热线，并且定期深入员工中，听取意见和建议；针对医院发展的重大问题、难点问题，设立专项经费，支持员工进行研究攻关，定向收集"金点子"；重视群众的评议监督，定期对医院领导、中层干部进行民主评议，信任度低于70%（含70%）的，要从管理岗位上下来；选人用人前，一定要征求群众的意见，把群众推荐作为产生候选人员的最重要的因素。医院通过柔性的文化引导，去调节关系、化解矛盾、感化心灵，从而达到心绪互动、心灵相通、相互理解，营造干群和谐、医患和谐、人文精神与技术进步和谐、中医与西医和谐的院内文化氛围。医院向来关注老中青、医护药、上下级、临床一线与行政后勤的关系。为此，院领导和中层干部会定期深入群众，听取意见，工会定期做深入的问卷调查，对群众反映的问题及时解决，对群众的建设性建议及时落实；针对员工中存在的一些问题及需求，适当开展员工援助项目，如针对员工工作压力、生活问题，通过专业人员为员工提供专业咨询、指导和培训，引导员工合理应对；根据员工的兴趣爱好，协助员工成立书法协会、摄影协会、朗诵与演讲协会、跑群等非正式交流组织，促进员工间的熟悉度、融合度。

3.3.2.2　建立与健全科学、完善的人才培养机制与计划

多年来，广东省中医院不断建立健全不拘一格的人才培养机制，使得人人都有成才的机会，从而使医院发展愿景与员工职业生涯规划相统一。医院致力成为现代名医的摇篮；倡导对人最大的关心，是对其成长成才的关心；对科主任的评价要求，关键是不要在你手中错过年轻人成长成才的黄金时间，看在你手底下成长起来多少个年轻人。为打造科学的人才培养机制，医院从1993年起，就规划实施"育人工程"。通过认真分析不同类型人才成长规律特点，系统制订不同专业、不同系列人员的培养规划。借此做到厚基础、宽知识、强能力、深钻研。"育人工程"涵盖朝阳计划、青年拔尖人才培养计划、西学中等，并形成完善住院医师、主治医师、副主任医师在职继续教育培训计划，实行24小时住院医师制、总住院制、轮训制和跟师制。对于中级以上职称的人员，要求他们在打牢基础的前提下，选好自己的主攻方向，在某一个领域深入钻研下去，成为这个领域内的佼佼者。让每一个广东省中医院人，明晰医院发展愿景目标的同时，能够清楚地看到自己的职业生涯发展轨迹。医院在组织好本院名老中医带徒的同时，开展了拜师全国名老中医工作，通过双向选择选派优秀的人才跟师名医。同时，医院采取了"集体带集体"的培养模式，让他们能够在博采众长的过程中"青出于蓝而胜于蓝"。长期以来，广东省中医院"搭桥铺路"，为人才成长创造条件。

一　**"厚基础、强能力、宽知识、深钻研"，全方位提供条件**

20世纪90年代初，为了提高整支队伍的素质，医院启动了"育人工程"，根据"厚基础、强能力、宽知识、深钻研"的原则，实行继续教育制度，对住院医师、主治医师进行规范化培训，不断建立健全员工继续教育培训制度，通过系统的课程设置、规范的培训管理、专业的培训运作，提高培训的针对性和实效性，促进培训的制度化、

经常化,改善员工的知识结构。医院还鼓励员工在职学习,要求本科毕业来院的医生都要在职攻读硕士或博士学位,护士和药士都要在职完成本科教育,全额报销学费。

二 "读经典、跟名师、做临床",创新师承模式

广东省中医院实施"名医工程",创新全国师承制度,打破地域限制,聘请了全国最著名的十五位德高望重的名中医到医院带徒,实施师带徒计划,在全国创造了跨地区拜师以及"集体带集体""一代带二代"的师承模式。在早年的医院不定期选派员工"脱产学习"的基础上,从2011年开始,还正式形成院内文件,实施"脱产跟师"制度,选拔有良好中医功底的中青年苗子,由医院资助、全脱产跟国医大师或名中医学习2年。医院立项国家和广东省名中医师承项目,继承整理老中医药专家的学术经验和技术专长,采取师承方式,打造一批高素质的中医药人才队伍。

三 实施"高级人才研修计划",着力培养优秀人才

为进一步培养高层次中医人才,造就一批有中医特质的优秀中医临床专家,打造一支高水平的中医临床队伍,广东省中医院实施"优秀中医临床人才研修项目",选拔青年中医人才和优秀中医人才进行重点培养,通过钻研中医经典理论、名师指导、强化中医临床实践和提升中医科研水平等方面研修来着力提高中医理论和临床诊疗水平,目标是使他们成长为高水平、高层次的中医临床优秀人才。

四 命名各类"名中医",树典范守信念

2016年,为大力营造中医人才脱颖而出的良好氛围和调动中青年医师的积极性和成才愿望,医院制订了"医院名中医"和"青年名中医"评选条例,44位中医临床专家被分别授予荣誉称号。此前,作为广东分院参与中国中医科学院"中青年名中医"命名遴选,医院共有11名优秀中青年中医专家荣获称号。通过命名"名中医",树立一批具有深厚的中医药理论造诣、独到学术思想、技术精湛、临床疗效突出和经验丰富的中医专家典范,激励青年人坚守弘扬中医药的信念。鼓励支持名中医们无私传授独到的学术经验,积极培养学术继承人,传薪后学,泽被青年人才。

五 通过"境外研修""国外博士",接轨国际一流

为了培养国际一流的人才,广东省中医院克服各种困难,把业务骨干送到国际一流的医院、研究所去学习培训。通过不断拓宽、深化与国际一流水平的临床、科研机构合

作，为优秀人才搭建世界的舞台。如与世界一流的医教研综合研究机构瑞典卡罗琳斯卡医学院、荷兰乌特列支大学医学研究中心达成合作协议，联合培养博士研究生，同时提供短期访学研修机会；又如与澳大利亚皇家墨尔本理工大学合作培养离岸博士生；再如，病理科朱亚珍博士，通过加州大学洛杉矶分校一年的研修，发表国际前沿的CTC和外泌体应用于ALK/ROS1阳性的非小细胞肺癌患者靶向药疗效动态评价的研究，展示先进的液体活检技术用于肿瘤的精准诊断，该项目最后还入选美国白宫"癌症登月计划"。

六　以"博士后"为载体，培养青年人才

博士后培养制度是培养年轻高层次复合型人才的重要手段，医院制订了在职职工脱产进站从事博士后研究规定等制度，建立起高层次、复合型优秀人才的长效培养机制。对纳入博士后培养的人才，制订了严格的管理规定、相应的配套政策和灵活的鼓励办法，特别是通过完善中期考核和出站考核，以考核评价结果作为对博士后的评价依据，鼓励博士后早出成果、多出成果。

七　实施"朝阳计划""拔尖人才计划"，对人才实行分层次有方向培养

为了更好地实施育人工程，广东省中医院针对不同年龄结构和知识结构的人才采用不同的培养方法，对有培养前途的年轻"苗子"，实施"朝阳计划"培养；而具有成为中医名家素质的中青年人才，实施"拔尖人才计划"培养。并根据个人特长及主攻方向，进行科研型和临床型分型个性化的培养，为他们选择导师，配备一定的科研启动经费，对于一些有较好项目和实施方案的人才，医院还送其到国外全脱产学习，少则半年多则一年。

3.3.2.3　聚拢人心，营造和谐工作环境

要吸引人才、留住人才，除了完善的人才培养机制与计划，专业、和谐、温暖的人才工作环境亦是关键。广东省中医院在做好自主人才培养的同时，始终不放松关键领域的人才引进工作，多途径吸引人才，同时创造良好人文环境，为一切志同道合的人才提供发展平台，提供个性化保障，把医院建设成为人才聚集的洼地。

一　"求贤若渴"，感动人才，士为知己者用

（一）"三顾茅庐"显诚意

为了引进几位国外的高端人才，吕玉波院长、卢传坚副院长等医院领导班子成员

不远万里，"三顾茅庐"，远赴美国、欧洲等地招聘。通过与留学生开座谈会、聚餐会等，想方设法宣传医院，让高层次人才了解并关注医院，也从中发现和招募人才。

（二）"留足空间"表诚意

对于人才而言，吸引他们的支点是多维的，环境、情感、待遇、事业等，而对于真正的高端人才来说，事业的吸引力远远大于其他。因此，医院全力构建高层次人才施展才能的平台，为他们留足空间，大胆委以重任，激发他们强烈的干事创业热情。如1998年，时任美国心脏外科学会成员的阮新民主任，选择了广东省中医院，他对媒体的回答很简单：因为这里能有让他按照自己的思路成就事业的空间；而2013年引进美国加州大学徐洋教授，同时面对中山大学等名校的邀请，他毅然选择了广东省中医院，他说，这里有他想要完成的事业。

（三）"创造条件"展诚意

为了给人才提供成就事业的条件，医院做到"五提前"：提前装修实验用房、提前购置和安装仪器设备、提前拨付科研启动经费、提前落实研究生招生指标、提前设计好团队配置计划。如引进美国加州大学心脏电生理博士后，医院不仅专门成立一个心脏电生理诊疗中心（病区），还为其建立心脏电生理实验室，招聘人员、购置设备等；再如引进加州大学徐洋教授，医院为其组建一个优秀的团队，其中有3名高级职称人员、博士6名，提供实验室、上千万科研启动经费和设备等一切配套条件；再如引进国内知名风湿病学者黄清春主任，医院为其开辟了新的风湿科病房和风湿专病门诊，并为其组建了风湿病研究团队，引进香港中文大学优秀博士黄闰月等研究骨干，目前风湿病专科已发展为省级重点专科。

二　"志同道合"，共同价值取向聚拢人心

人心齐，泰山移。广东省中医院的核心价值观和使命、愿景是广东省中医院人的共同理想追求，是凝聚人心的强大力量，可以最大限度地包容各种个人信仰下的各类人才，使他们在实际工作中，有共同语言、共同准则、共同奋斗目标，最大限度发挥个人潜能，为医院发展作出贡献。所以医院不仅用待遇留人、事业留人、感情留人，更通过拥有共同理想追求汇聚人才，用价值观构筑命运共同体，让价值观维系员工生命线，以价值观凝聚人才力量。

三　"因人设事"，提供平台施展才华

一个高端专家就是一面旗帜，会带领某一个领域异军突起。有时尽管医院做了发

展规划，但在规划范围内缺乏相应人才，总是难以发展和取得突破，如果在原来没有规划的领域，却有优秀的人才出现，医院便及时调整规划，让人才所在的领域因他个人的原因而发展起来。例如引进林毅教授，医院创建了乳腺科；引进梁冰教授，医院创建了血液科；引进施安丽教授、薄智云教授，医院组建了传统疗法专科；引进清华大学罗国安教授，医院开展了运用系统生物学研究中医药的工作；引进徐洋教授，医院成立了再生医学和转化医学中心；引进薛长利教授，与澳大利亚皇家墨尔本理工大学建立"中澳国际中医药研究中心"；2015年引进瑞典卡罗琳斯卡学院公共卫生学系副主任、国际抗生素耐药行动秘书长及科学顾问、瑞典国家研究委员会评价组主席Cecillia Lundborg教授团队等，双方建立了中医药领域除类风湿疾病外的其他自身免疫性疾病，如慢性肾病、特应性皮炎、银屑病等类似疾病科学研究平台；2017年引进国际著名风湿免疫、信号转导学专家、荷兰乌特列支大学医学中心Boudewijn Burgering团队，建立了风湿免疫疾病中西医结合诊治研究与人才交流平台。

四 "筑巢引凤"，汇聚各路人才

（一）建设名医工作室，传承大师精髓

"隐性知识显性化，经验成果可视化"，广东省中医院通过整理名医的临床经验和特色技术，在加快学术体系建设和沉淀的同时，分级管理、加强考核，提高"师带徒"效果和理论产出效益；遵循EDCA（解释、示范、应用、点评）流程，开展典型病例的名医临床示范诊疗，组织开展研究型继承工作；开展百家讲堂，组织交流、分享名医经验；建设名医经验专题数据库，研发中医经典学习工具；推进院内制剂研发专项申报和立项，促进名医学术经验的成果转化。

（二）建立流派工作室，学术融汇交流

广东省中医院通过建立17个流派工作室，对各流派的学术思想进行整理与临床应用，邀请各种学术流派的代表人物来院带徒，开展中医流派讲堂，搭建学术流派融汇交流的平台。以中医学术流派工作室建设为契机，梳理流派学术经验，一共建立了17个中医学术流派门诊，与专科门诊形成有效互补，为患者提供了多元化诊疗服务。

（三）成立全国中医院第一个ICU、第一个介入室

广东省中医院从发展战略的角度，制订人才引进计划和目标，针对医院专科建设和人才储备的薄弱环节，瞄准国内外一流的专科和院校，筑巢引凤，主动出击，牵线搭桥。例如：医院能在全国中医院中第一个成立ICU、第一个开展心脏介入、心脏外科手术和脑血管介入治疗，都是大力推动人才引进的结果。

五　"柔性引才"，不求所有，但求所用

由于高水平人才的稀缺，用"单位所有"的形式来吸引人才，会极大地阻碍人才的聚集。因此，医院打破传统观念，树立起"不求所有，但求所用"的人才观，突破时空障碍，不管能否"所有"，只要他对医院发展起重要作用，就想办法让其为医院"所用"。为此，医院实施了一系列灵活的、个性化的政策，吸引一大批全国一流的优秀人才为医院的发展贡献力量。如先后聘请陈可冀院士、王永炎院士、廖万清院士、石学敏院士、侯凡凡院士等多位双聘院士；又如为科学院制订首席科学家制度，吸引了多名科学家和医院一起共同致力于中医药未来的发展；又如名老中医师带徒工作，医院率先打破地域界限，实现异地跟师；又如医院制订了外聘专家制度和年薪制度，先后聘请了上百名来自全国各地的知名专家，来医院定期或不定期进行指导。

六　"服务人才"，从管理者变成"后勤部长"

栽好梧桐树，自有凤凰来。广东省中医院领导们甘做人才的"服务员"，为人才排忧解难，当好人才的"后勤部长"，为人才安心工作、潜心钻研营造良好环境和条件。结合每位人才的实际情况，医院制订既有共性又有个性的待遇方案，满足不同的需求；为引进人才提供预留住房，进行装修并提供家具，配套给予一定的安家费，保证人才安居乐业；努力协调人才的配偶就业、子女入学等问题，想方设法为他们解决。

七　推动老中青、中西医和谐共处

作为一家综合性的中医医院，广东省中医院有老、中、青不同梯队和中西医不同学术结构的人才，他们都是形成中医特色和优势的中坚力量。因此，形成一种和谐的人文环境是必不可少的条件。

医院认为：老专家是医院最为宝贵的财富之一。随着时间的推移，这些老专家不可避免地逐步到了离、退休年龄，但对中医药事业的发展来说，他们已经形成了丰富的临床经验和独特的学术思想，仍有继续为医院和中医药事业作贡献的巨大热情，为此，医院制订并实施了"主任导师制"，让他们担任学术带头人，为形成中医特色和优势指引方向，为医院的发展出谋划策，为培养中医药人才梯队发挥作用。"主任导师制"的实行，为中医药传承提供了制度保证。为离、退休名老中医营造一个永远的"家"，深深温暖了老专家们的心。

同时，医院关心中青年专业技术人员的成长和成才，为他们造就成就事业的环境

和氛围。为了促进中青年的快速成长，医院领导甘当人梯，为他们跑学习单位，联系导师，争取课题，进一步调动了中青年专业人才学中医，用中医的积极性。过去医院是依靠行政手段强制要求中青年学习中医，现在从"要我学"转变成了"我要学"，当有全国名中医来医院带徒时，他们争先恐后，千方百计地争取跟师机会。同时，医院对青年人才"品德"的第一个要求，就是尊重老一辈专家，在医院形成了新老融洽相处的风气；老专家们则视医院为家，把扶持年轻人作为己任，致力于培养、提携年轻人。

同时，广东省中医院强调要处理好中医药和现代医学之间的关系，让西医专家同样感到医院对他们的关心和重视，发挥他们所长。同时鼓励他们努力学习中医，运用中医。正是在这种机制的推动下，医院形成了良好的中西医和谐共事局面。心脏中心阮新民主任，是我国仅有的两位美国心脏外科学会的委员之一，当他认识了中医特色和优势之后，主动提出要拜邓铁涛教授为师，学习中医。像这样的西医专家还有很多。医院坚持开展"西学中班"，鼓励西医人才拜师名老中医。指定一批中医功底深厚的专家到中医力量薄弱的科室查房，协助用中医药解决临床的疑难问题。

3.3.2.4　持续投入，不断完善人才工作

2018年度，广东省中医院将其一年一度的科主任会议的主题定为人才工作，原因是医院在"十三五"规划中提出了一个非常重要的战略转移——把广东省中医院从过去的追踪型变成引领型。这个转变是极其重要的，而要达到这一点，人才是必需。因此，医院首先提出了要深刻认识到做好人才工作的极端重要性，这是实现医院从追踪型转变为引领型战略布局的现实需要。在这次会议上，广东省中医院在过去的人才工作基础上进行了新的总结与规划。

其一，构建卓有成效的育人机制。实施人才工作，要建立一套助人成长的体系，使所有进入省中院的人能沿着医院铺就的轨道成就为本领域的佼佼者。这是医院在育人工程上的整体指导思想。而在目前的育人工程基础上，医院当前所处的水平，提出了以下新的推动工作：一是要严格执行住院医师规范化培训制度，例如在医院原本对新进员工进行3年继续教育培训的基础上，强化中医药基础夯实和中医药内涵的把握，将三年培训制的岗位交由两个人，3年后淘汰其中一个，激励人才实现更高的自我要求；二是要完善各类人才计划，如医教研人才计划、拔尖人才计划、中医优才计划、师带徒计划，这些都是医院在规范化培训之后再往前走的一步，再创新的一个层次；三是要加强对高水平中医药人才的培养，各专科以专科为单位与全国的名医建立学术联系，

持续跟师，汲取经验，将专业的、高水平的中医药知识在专科里落地生根、开花结果，推动中药临床疗效的提高，可以通过这种联系安排人跟师甚至鼓励脱产跟师，要求住院医师晋升主治医师以及主治医师晋升副高都要有不少于半年的跟师经历；四是要加强名医工作室和流派工作室的建设，并增强工作室的育人功能，为了做好流派工作室的建设，医院还特别提出有家族背景的流派传承人，可不受博士学位的限制招聘到医院工作，使边缘化的流派得以传承；五是要求加大青年人才的培养力度，完善目前已经进行的留院博士和继续博士后的计划，同时启动知识更新工程，以实现人才与学科发展的与时俱进，例如创造条件，安排优秀的人才到国际一流的大学、科研院所以及医院开展合作研究或进修学习，打开视野，汲取世界上的优秀的研究成果来推动医院的学科建设。

其二，构建充满活力的用人机制。如何将人才的积极性调动起来，将人才的活力迸发出来？人才竞争的背后是制度竞争，竞争不仅仅是单纯的薪酬待遇的比拼，决定人才流向和作用发挥的因素越来越体现为政策环境、发展空间、文化认同和医院氛围等综合性因素。因此，广东省中医院要把人留住，提出了以下工作的推进：一是要把人才引来留住，尊重和实现人才价值是人才激励的核心要求，所以医院各级领导，从院领导到科主任都要对人才厚待相诚，让他们更深刻地体会到实现价值的自豪感、贡献社会的成就感和受到尊重的光荣感。对此吕院长认为："这很重要，如果我们内部的人才心都不顺，远的人怎么会来呢？我们的环境氛围，我们的文化认同，都是不可忽视的，为了做好这方面的工作，我们要有深刻的为人才服务的意识。"二是要给人才放权，创新管理模式，放权的意思就是人财物的支配权和技术路线的决策权，让人才有更多的自由选择空间。三是资源向人才倾斜，强化激励力度。解放和增强人才活力，要用事业激发人才的创新勇气和毅力，也要重视必要的物质奖励，让优秀的人才"名利双收"。尤其要以市场价值回报人才价值，要达到这个目标，医院要与更多的健康产业企业建立合作关系，完善创新链。

其三，构建具有吸引力的进人机制。引才是解决高端人才不足的最直接最有效的途径，因为人才培养需要漫长的过程，尤其是高端人才，而医院的发展时不我待，这就需要医院树立聚天下英才而用之的理念，不求所有但求所用，以更积极、更开放、更有效的引才政策，把全国乃至于全球的优秀人才引进来。对此，吕院长剖析道："当你引进了一个人才，他就可能带起我们一群人才，我们的人才有时候成长不起来，一个是受了天花板效应的阻挡上不去，另一个就是真的他们走不到那么高，需要有名师指点，所以引才也是非常重要的。"而要做好这个工作，合理的人才规划和具有吸引力的政策十分重要，广东省中医院人才工作的不拘一格亦在此有所体现，一人一议和按需支持的情况时有发生。一人一议和按需支持，特别要在薪酬待遇、安居乐业、设施配置、工作空间、配备助手、招收研究生等方面创造条件。同时，广东省中医院特别重视柔性引才，坚持不求所有但求所用的方针。根据学科发展的需要，各专业科室要用各种合适的方式与本领域中学术的代表人物建立学术联系，柔性引才不一定是把他调过来，而是让其为医院的专科发展提供服务，从而为医院的发展服务。引进人才要以用为本，避免空话，杜绝挂名。同时，医院鼓励实施人才举荐制度。如2023年为例，若全职引进顶尖人才（团队），给予引荐人一次性奖励金50～80万元（税前，下同）；全职引进领军人才（团队），给予引荐人一次性奖励金30～50万元；全职引进杰出人才（团队），给予引荐人一次性奖励金20～30万元；全职引进青年人才，给予引荐人一次性奖励金5～10万元。

其四，完善人才评价。人才评价是人才发展体制机制的重要组成部分，也是人才资源开发管理和使用的前提。广东省中医院借助医院作为职称评审改革试点单位的契机，提出实行分类评价，充分发挥人才评价指挥棒的作用。若是医疗人才则重点评价医疗水平，科研人才则重点评价科研水平。通过职称评审改革，医院改革评价方法的原则就是以职业属性和岗位要求为基础，健全科学的人才分类评价体系。要根据不同专业不同岗位，不同层次人才的特点和职责，坚持共同性与特殊性，业绩水平与发展潜力，定性与定量结合的评价，探索建立以需求为导向，涵盖品德知识能力业绩和贡献等要素，科学合理、各有侧重的人才评价体系。对于科技人员的评价，要建立健全以科研诚信为基础，以创新能力质量贡献绩效为导向的科技人才评价体系。对于主要从事基础研究的人员，着重评价其提出和解决科学问题的原创能力、成果的科学价值、学术水平和影响等；对于研究和技术开发的人才着重评价其技术创新与集成创新的能力，对产业发展的实际贡献等；对于创新团队的负责人，以把握研究发展方向、学术教育水平、组织协调和团队建设等为评价重点。对于主要从事临床工作的人才，要改变大家都熬年头的方式，重点考察医德医风、临床技术水平、实践操作能力和工作业绩。同时要重视对临床工作人员教学科研工作的评价。

其五，促进人才队伍德艺双馨。要成为高水平的人才，不仅要有学术水平和业务能力，更要有正确的人生观、价值观和世界观。吕院长提到："一个人才没有了灵魂，缺乏正确的价值取向和世界观，很难走得远、走得高、走得深，成为高水平的人才。"因此，广东省中医院要求医院各级领导要引导人才形成正确的价值取向，鼓励旺盛的事业热情，鼓励为医学事业的发展而奋斗。在奋斗的过程中，合理的制度会让人才的价值回报自然而然地实现。吕院长直言："在我们的事业中，在我们的学科建设中，在我们的专科建设中，在我们的科学研究中，情怀非常重要。你就是没钱，你也会努力去做，遇到多少困难你都努力去奋斗。要有博大胸怀，现在的科技发展到今天了，没有这种博大的胸怀，你走不高，走不远。"

其六，健全党管人才的机制。广东省中医院提出，医院党委以及各级党组织要进一步强化人才是第一资源的理念，进一步树立人才兴院的战略意识，进一步确立人才优先发展的战略布局。党委要发挥总揽全局和协调各方的领导核心作用，将人才的发展状况，特别是人才队伍结构和人才队伍梯度作为医院科室绩效综合评价指标的主要内容。人才队伍的梯度要作为医师、医院和科室绩效综合评价指标的主要内容，作为各级党组织落实党建工作责任制情况述职的重要内容，作为科室目标责任考核分级评价的重要指标。其次，要建立医院领导班子成员联系高层次人才的制度，充分发挥党的思想优势、组织优势和密切联系群众的优势，破除论资排辈和求全责备的观念，不拘一格用人才。吕院长提到："医院的领导、各个学科的带头人和各科室的负责人都应该有识才的慧眼、爱才的诚意、用才的胆识、容才的雅量、聚才的良方，把一大批人才队伍团结在周围。在工作策略上要顶天立地，有人可以走得很高，要关注拔尖的，又要铺天盖地，整个人才队伍的素质都要提高。一句话，就是要形成与医院发展相适应的科学规范、开放包容运行高效的人才发展治理体系，使广东省中院成为人才的汇聚之地、事业的发展之地、价值的实现之地。"

3.4 实干精神：敢于担当

尽管医院作为一个集体组织有其特殊性，但与所有组织类似，医院的发展需要有担当、有实干精神的领导层，尤其是在面对各种制度压力与环境诱惑的过程中，"解放思想敢担当，真抓实干有作为"的领导更为难得。也正缘于此，广东省中医院过往至今所涌现的兼具事业心及领导力的领导群体，以及这一群体所构筑的坚守承诺、敢于担当的作风与传统，是医院发展之路上至关重要的一股力量，也是纵览广东省中医院发展历史时无法忽视的一种传承。

3.4.1 面对发展：保持初心，解放思想

医院领导者所面对的是一个庞大的医疗机器，亦是一个由人组成的集体组织。要

凝聚人心、实现最佳的资源配置，医院领导者就必须超越行政意义上的"领导"二字，成为一个具有企业家精神的管理者。其需要找准并坚定医院的战略定位及使命，选择并建立医院发展的价值体系，为医院管理铸造灵魂，为医院发展稳把航向，正确处理各种利益矛盾，统一医院上下的思想，以身作则，为员工确立正确的行为指南奠定基础。

广东省中医院多年来持续对其愿景、使命、发展战略的坚守，对中医药事业发展的不懈探索与追求，是医院作为主体所展现出来的"初心"，而要守护这份"初心"，需要一代又一代医院领导者的坚定与坚持。一个医院的发展是否能持久，学科建设是否有成效，是医院领导、学科带头人、学科骨干的责任心、使命感、敬业精神在起决定性作用。想处于且保持全国一流水平，医院领导者就必须怀抱"殉道者"一般的心态。

广东省中医院名誉院长吕玉波曾在全员大会上如此表态："在名利的问题上斤斤计较，在个人的得失上斤斤计较，就不可能有成就。我们只有敢于奉献，甚至是不惜牺牲个人一切，去完成自己所肩负的使命，有这样高度的责任感，才能成就我们的事业。大家想想，我们学科具备了这样的条件成为全国一流，我们就是在创造历史、创造学科的历史呀！你会成为这个学科的先行者，这是非常不容易的，也是非常壮丽的事业！"

正是这样的心态，使得广东省中医院始终把核心竞争力建设放在第一要务，形成品牌专科、品牌病种，强化解决疑、难、危、重病的能力，以不变应万变，使医院在风风雨雨中始终保持前进的常态。

而面对不断变化的社会经济发展环境，不断深入的医疗卫生改革事业，医院领导者除了坚守初心，在认知上自我革新的特质也极其重要。医院领导者要解放思想，转变观念，与时俱进，重新定义固有的认识，冲破思想藩篱，建立与新时期相适应的理念。

例如，在医改过程中不断更新对服务量的理解。门诊量下降了，服务量下降了，医院大多数员工都难免感觉失落。此时，作为领导者，就应从更高的认识去理解：下降是正常的。同时可以抓住契机转变观念，把过去所追求的单纯的量，转变为对质的追求，而患者的质，指的就是急、危、重、难。又如，过去人们总觉得公立医院高大上，民营医院好像跟电线杆上的小广告一样，"不那么体面"。而现在借着医改的东风，领导者要首先从心里树立起对各类竞争者的尊重与重视。民营医院和公立医院在未来必将是平等竞争的对手，现在便开始转变观念，才能为未来良性的、百花齐放的竞争打下基础。再如，医院的财务管理，应该与时俱进。过去医院的财务，最重要的是把钱收回来，避免漏收，做好节约，避免浪费，建立好内部控制，似乎这就是医院财务的全部工作。然而现如今，战略性的财务管理是医院发展的一大利器。面对层出不穷的新局势、新概念、新事物，医院领导者都需要转变观念，重新定义固有认识，冲破自己。

作为老一辈的中医人，吕玉波院长对于应对变化、应对发展，始终保持着活跃的自我革新意识，也就是俗话所说的"办法总比困难多"。面对深化医改对医院带来的挑战，他始终主张"在变化中寻找机遇，乘势而上，再铸辉煌"。对此，他说道："大家一看医改文件，想的都是牢骚，都是负面的东西。我觉得，应该从文件里看到更多积极的方面。我简单举几个例子。第一个，中药饮片可以继续加成25%，不取消。那我们可不可以利用这个机会，进一步提高中医临床水平，钻研中药饮片应用？第二个，补偿机制发生了重大变化。广东采取'811方法'，即零差价以后，80%的损失再调整劳务收费来补偿，10%政府加大补偿，10%医院自己消化。我们先不说80%能不能通过调价来解决，10%政府补偿能否到位，我们要思考医院怎么办？至少我们可以调整收入结构。过去是以药品收入结构为主，现在就转过来，以治疗为主可以吗？这样我们的很多特色疗法都可以再上一个台阶，我们要把这个作为一个动力。特色疗法上去了，整个医院的收入结构就会发生改变，含金量就高了，医院可支配的资源就多了。同样的，医生多点执业，好像是件坏事，某种意义上，却是好事。原因至少有两点。第一点，我们很需要的人才，我们的缺项，我们可以请人家来这里开诊。我们也可以请人家来多点执业。另外，我们一直以来，都很想提高医生的待遇，特别是提高高水平医生的待遇，但是又受到各种限制。以后，我们是否可以跟社会资本合作，通过高水平、高级别的门诊部或医院，有组织、有计划地组织我们的医生去多点执业，更多地体现我们医生的价值，特别是高水平医生的价值，同时也提高他们的待遇？凡事要从积极的角度去思考，而不是埋怨，消极地去对待。要看到在许多新的政策之下，过去我们有很多梦想的东西都只是梦想，现在可以落地了；过去我们想做却做不了的事情，现在能做了；过去我们发展不了的事情，现在可以发展了。改变思维方式，才能让广东省中医院的辉煌持续下去。"

3.4.2　面对压力：不惧挑战，敢于担当

看病难这一历史性的难题，长期以来是推动各大公立医院进行改革与发展的重要

动力。除此之外，公立医院选择规模扩张亦有着复杂的客观因素影响，尤其是财政投入及补偿因素，我国财政对公立医院投入长期严重不足，业务收入仍为医院最主要的收入来源，而财政补助也主要与医院规模相关联，在这种激励机制下，医院面临巨大的自我补偿压力，客观上导致公立医院选择规模扩张。

过去，公立医院经历了规模化发展的黄金期，而今天在"卫生健康委员会＋医保局"的双管时代，坚持公益性、分级诊疗、去规模化发展、新支付制度改革、智慧医院建设、三级公立医院绩效考核等都将影响和考验公立医院的发展和走向。在信息科技革命和医疗模式变革的大势下，公立医院面临着全新的压力。正如吕玉波院长所说："例如政府说我要建一个高水平的医院，我们赶快去申请；国家说我们要做一个传承基地的建设、重点医院的建设和科研院所的建设，每个项目一个亿，我们过去想都不敢想，现在机会来了我们赶紧抓住。但是由此带来的或是伴随着的一系列变化，对我们现有的运行方法和已经习惯了的做法会造成的挑战是更值得思考的问题。"

第一个变化，是医改有可能使得医院现有的服务量大幅度下降。门诊量和住院量，这两个是过去各大医院自我标榜的指标，过去，广东省中医院常常引以为傲的全国门诊量第一、全国中医院收治患者数第一、全国床位数第一，将面临巨大挑战。第二个变化，是补偿渠道发生变化。过去医院获得补偿的渠道第一是政府补贴，第二是医务人员提供服务，按照国家规定获取体现劳动价值的医疗收入，第三就是药品收入。而医改的一个重要标志，就是药品零加成。新一轮医改要求公立医院实行药品零差率销售，通过调整医疗服务价格、加大政府投入、改革支付方式、降低医院运行成本等，建立科学合理的补偿机制。第三个变化，是随着医保支付方式的改革，医药获取的收益方式也发生了变化，以单病种结算为主。过去医院主要靠增加服务项目、扩大服务范围来提高收入水平。而如今这种现象需要反其道而行，所以医院的业务模式也要随之调整。第四个变化，是不断出台的鼓励医生多点执业的政策，以及去编制化、去行政化的改革。如今政府对重点专科的建设、科研课题的资助，同时对不同所有制的医院完全开放，不分种类。在这种新形势下，医院如何凝聚员工队伍，团结一致，同心同德地去发展医药，是医院管理层必须面对的课题。第五个变化，是多元化办医格局的形成。这使得医院间的资源竞争更加激烈，社会资本凭借雄厚的资金实力，灵活的运行机制，熟练的市场运作，使他们在优秀人才、核心技术和市场争夺上更有优势。公立医院管理者如何与时俱进、面对竞争，也是一个全新的课题。

逆水行舟不进则退。当前医疗卫生体制改革正处于关键期，面对复杂的环境，医院决策者在推进各项改革工作的同时，既需要智慧和审慎，更需要的是勇气和担当。

新形势下医院工作面临的难题越来越多，医院领导者肩上的担子越来越重，遇到矛盾和困难时认真面对，以锐意进取的勇气和敢于担当的精神攻坚克难，不回避，不绕道，不退缩，是推动各项工作取得实效的唯一路径。而总结广东省中医院历代医院领导者们对"担当"二字的实践，可发现以下共同的、优秀的特质：

首先是追求极致。一项工作，不想做肯定做不好；不想做到尽善尽美，肯定做不到最好。医院领导者要有不仅满足于把工作做完，更渴望把工作做到极致的追求。这种追求会成为成就事业的动力之源，让人始终保持高昂的工作热情，最大限度地激发一个人的主观能动性和创新创造的潜能。严格要求自己，认真对待手中的工作，想方设法提高自己的工作能力和水平，不断地想问题、出主意、找答案，积极作为。

第二是不惧麻烦。有所作为的事情绝不会是轻松愉快、轻而易举的，需要劳神费力，需要花极大的心思去研究和琢磨，可能面临重重困难和麻烦，甚至是失败的风险。尤其当组织内部有些成员与你的理解不一样，就会有争执，甚至责难。某些领导者的工作不尽如人意，很多时候是由于动力不足"不想为"和担当不足"不敢为"，归根结底就是"怕"，怕麻烦。遇到一件事，首先看是否有风险，而不是首先看这件事是否有利于事业的发展、医院的发展。广东省中医院的成功经验告诉我们，医院领导者要直面问题，不怕麻烦。只要是有利于事业、有利于医院、有利于员工、有利于发展的事，就要勇于担当，敢于坚持。在问题和困难面前不推脱、不躲避、不轻言放弃，敢于迎难而上，积极为化解难题想办法，出点子，谋思路。

第三是敢于改革。习近平总书记强调，改革就是体制机制的改革。医院领导者要依靠改革形成新的发展理念、新的发展思路和能够落地的机制。医院在机制的改革上应超越口号，有所作为。机制具有全局性、长远性和稳定性，带有一定的约束力和强制力，它决定着医院发展的运行轨道和基本规则，牵一发而动全身，一旦形成将会在将来相当长一段时期内起作用。这包括医院的分配制度改革、人事制度改革、科研招标制度改革等，这些改革将会影响深远。而改革往往就是利益关系的调整，必然会触及包括改革参与者和推动者在内的自身利益格局。因此，医院领导者一定要有壮士断腕和刮骨疗伤的决心，有敢于自己向自己革命的勇气。不要为小团体的利益而不顾大局。

第四是善于创新。创新往往就是在原有基础上注入新的要素，或者把原有的要素重新组合，从而产生价值的过程。例如，随着时间推移，外部环境发生变化，过去的经验有些是可以沿用的，有些是不适宜沿用，或是原则不变，但方法要调整。这是在决策过程中时常会出现的情况，要克服"稳""守""怕"的心态，破除忙于事务不思创新、安于现状不愿创新、怕担风险不敢创新的心态。

　　第五是勤于学习。在建党 95 周年时，习近平总书记说过这样一段话："各级领导干部要加快知识更新，加强实践锻炼，使专业素养和工作能力跟上时代节拍，避免少知而迷，无知而乱，努力成为做好工作的行家里手。"医院管理工作是一项创造性极强的工作，是综合性、系统性的复杂劳动，需要多方面的知识积累。因此，医院领导者要更加深刻理解带领好医院、带领好科室与学习的密切关系，深刻认识学习水平在很大程度上决定着工作能力，要时刻对自己的学识、眼界、胸怀、能力等方面保持谦虚，养成勤奋学习和深入思考的习惯，以强烈的求知欲和积极的进取精神，着力开阔视野，加快知识更新，优化知识结构，提高综合素质，打牢履职尽责的知识基础。

3.4.3　面对诱惑：有所为，有所不为

　　很长时间以来，公立医院盲目扩张规模，主要原因是：其一，医院"做大做强"是普遍院长的共识；其二，政府对公立医院补偿不足，医院为了维持自身生存和发展，需要"抢"患者，将规模做大。

　　而近年来，在不断变化的市场经济环境下，面对产权分离热、股份制热、年薪热、高新技术热及信息增值热等层出不穷的诱惑，面对外资、民营等医院的冲击，多数公立医院在感到迷茫和困惑的同时，愈加无法抵挡诸多的环境诱惑。

　　一方面，由于分级诊疗机制的不健全，我国各级各类医院在功能定位、服务人群上均存在界定模糊的问题，这就导致了医院之间出现极为无序的市场竞争。不仅仅是公立医院和民营医院，同级大医院之间的竞争，还包括不同级别大医院和小医院之间的相互竞争。而部分处于区域中心位置的公立医院，缺乏相似水平的大医院分担收容压力，一定程度上形成了被动性垄断，可以通过主动扩张增加床位，在医疗市场中争取更多份额。

　　另一方面，公立医院的一切作为都围绕着行政管理指挥棒，由于行政管理体系存在着"以大为美"的政绩导向，尤其是大中型公立医院一般都处于城市中心地带，同样满足了行政管理者自身的看病求医需求，因此政府财政重点向大中型公立医院倾斜就成为必然。行政管理体系自上而下的政绩考核、政绩管理者的自身需求及利益诱导下的公立医院扩张风潮就如此紧密结合在一起。同时，由于目前以医保为基础的民众看病报销管理对象基本集中于公立医院，因此，面对数千亿医保"蛋糕"，公立医院都

希望通过加速扩张而换取更大份额，这一方面带来公立医院的资源过度集中乃至垄断，大中型公立医院获得了包括资金、人才等各方面优势，却让新医改所推行的基层医疗（包括社区医疗、农村医疗）受制于上述因素难以为继；另一方面也直接导致公立医院与民营医院之间的不公平竞争趋势明显，遭受政策歧视的民营医院无法获得对等国民待遇，健康、良性的市场竞争的形成仍任重道远。

此外，社会公众、行业群体对公立医院的评价准则涵盖医院规模、床位、设备设施、高端人力资源、开展诊疗技术、手术量、门诊量、重点学科、业务收入、医务人员收入等诸多方面，这些评价准则和卫生行政管理部门对公立医院的绩效考核类似。在这种社会评价准则的影响下，公立医院更倾向于选择全面地增加容纳量、改善环境、购置仪器设备、引进高端人才等方法来提升医院形象，增加医院实力，增强竞争效应，塑造医院品牌。

2017年，面对新一轮医改，吕玉波院长在当年广东省中医院科主任会议上提出："认清我们当前所处的形势，切合实际地推进医院发展对于我们来说是非常重要的。在发展方式上，要从着力于从规模扩张向内涵提升转变。不要光扩床位和增床位，不要光关注加分院扩大规模，最重要的还是要内涵提升。"

医院的核心目标就是为患者提供更加优质的医疗服务，要做好这一点，就要求医院在发展的道路上摒弃一切空想观念，实事求是，为所当为。医院的决策要围绕优质的医疗服务来制订，医院的工作要围绕优质的医疗服务来开展，临床围着患者转，后勤围着临床转，班子围着发展转。而要实现这一切，需要医院领导者心头有把秤，知何可为、何不可为。

首先，医院领导者要对医院所处的外部环境有深刻的认识。若其对所处的外部环境，特别是党中央的方针政策、国家卫生与计划生育委员会的具体规定、国家中医药管理局的部署没有一个很好的把握，制订出来的行动计划会与时代步伐不同步，与外部环境不合拍，医院发展失去了方向，各级政府给予的政策和资源不能为医院发展服务，将会对医院的未来造成极大的障碍，甚至是伤害。其次，要对"未来五年的努力，要达到什么目标"这样的中长期计划有清醒的认识和清晰的把握。当前的努力是为了去往何处，达到何种位置？这是医院领导者时时要自我解答的问题。最后，要对医院当前的状况，无论是已形成的优势，还是存在的问题，有清醒的认识和清晰的把握，尤其是要清楚医院存在的短板，关注与克服短板。

多年来，广东省中医院的医院领导层始终保持清醒，实事求是，有所为、有所不为，这一关键的特质使得医院在发展的高速路上能保持专注，持续构建医院的核心专长。例如，在专业的探索上，"做科研，有好多题目，一个单位没有办法承担得了那么多。作为中医院，我们肯定要做的是中医药的科研，而中医药的科研又不可能全都做，学会放弃、聚焦重点很重要，要结合我们的发展战略、我们的现有资源去取舍"，吕玉波院长如是说。再如，面对竞争，更要有所为，有所不为。随着医疗市场的逐步开放，医疗机构的发展呈现多元化趋势，深刻影响着公立医院的生存和发展，要在日益激烈的市场竞争中守住自己的位置，保持活力与领先，医院领导者除了融入市场思维模式，寻求发展，更要根据自身情况和服务对象需求的不同，加强医院管理、优化服务流程、提升技术水平、规范服务行为，避免为了竞争而竞争、盲目竞争，才能使医院更好地发挥社会效益。

3.5　价值追求：生命至上

2003年1月7日，广东省中医院大德路总院急诊科收治了一名持续高热、呼吸衰竭的患者，这是广州地区最早报告的本地居民"非典"患者。就此广东省中医院拉开了与疫魔搏斗的帷幕，一场生与死的抉择，骤然摆在全院上下面前。

疫情发展出人意料，防控形势格外紧张。救治这名患者的部分医生、护士相继染病倒下，成为广州地区最早因为"非典"倒下的医务人员。面对突如其来的灾难，医院党委迅速作出决定：抗击"非典"的大堤绝不能在广东省中医院打开缺口。医院领导干部和党员必须在最危险、最困难的地方出现，靠前指挥。

在抗击"非典"的过程中，广东省中医院是全国最早与"非典"病魔发生交锋的中医医院之一，也是与"非典"病魔战斗得最久的医院之一，在广州疫情得到控制之后，又应香港医管局的邀请派专家赴港协助抗击"非典"，直到防治工作取得阶段性重大胜利。广东省中医院身在"抗非"战斗的最前线，展现出一切以挽救生命为重，一切为挽救生命让路的理念、精神和担当，将"生命至上"这一精神磐石立于医院的抗疫工作中、立于全院员工的奋斗故事里。大家以社会责任为重，以守护人民生命安全和身体健康为责，在抗疫的战场上无畏逆行、攻坚克难、勇于担当，医病医心，彰显出了中医药的显著疗效，取得了胜利，同时，也让社会看到了广东省中医院人的能力与担当，看到这是一支能打硬仗、敢打硬仗、善打硬仗的中医铁军。"抗非"一战，广东省中医院人的杰出表现，让全社会看到了广东省中医院在面对重大公共卫生事件时的价值追求和责任担当。

3.5.1 命运与共："非典"疫情下的道义担当

"非典"肆虐的当年，作为广州地区打响抗击"非典"第一枪的广东省中医院，收治了110例"非典"患者，在非常时期挺身而出，体现了中医人的道义担当。从集体价值到个人使命，这支与"非典"展开生死搏斗的白衣队伍作出了无悔的选择。

广东省中医院能在如此突如其来的病毒席卷下，经受住非常时期的考验，果敢亮剑，是医院多年来重视加强党的领导、重视文化建设、重视专科人才培养及重视发挥中医药特色优势的结果。而在"非典"疫情时期，医院牢牢记住守护人民生命安全和身体健康的使命，在信息不足、物资缺乏、场地有限的困境下，作为一所非传染病医院，仍然坚持接收"非典"患者，体现了医院的道义担当。全院医务骨干充分发挥了广东省中医院人的道义精神，这些打出中西医结合"组合拳"、顽强对抗疫情的白衣战士们，是一个一个有血有肉的，在医疗事业与自身领域中披星戴月、不负使命的充满理想与能量的个体。

广东省中医院二沙岛医院急诊科的护士长叶欣，在战斗一开始就默默地把最危险、最困难的工作留给自己。面对危重"非典"患者的抢救，她总是冲锋在前，把其他的护士挡在身后。同一科室的科主任张忠德，勇挑大梁，宁可独自检查病患，也不让其他同事去冒被感染的风险。后来，张忠德和叶欣在抢救完一例"非典"患者后，双双不幸染病。

呼吸科主任林琳、护士长林毓霞连夜建成感染区。林琳主任为了找到治疗"非典"的最好办法，离开老人孩子，把家搬进医院，日夜观察患者病情，零距离记录每一位患者的症状变化。林毓霞护士长从战斗一开始便把小孩送回了乡下，坚持战斗到最后。

重症医学科主任张敏州连夜腾出科室，专门收治重症"非典"患者，17人染病倒下，没有一人退缩。火线入党的韩云，是呼吸科专家，最危险的支纤镜检查、气管插管，他总是抢着上。

在广州战场方罢之时，林琳、杨志敏两位广东省中医院的专家受邀到香港协助治疗"非典"患者，奋战3个月，开启了中医药第一次进入香港公立医院的历史。随后，香港在历史上第一次在公立医院开设中医专科门诊，由广东省中医院派出的医生坐诊。

战胜"非典"，挽救生命，成了当时广东省中医院全院上下的最强音。支撑这个最强音的，除了耿耿初心，还有命运与共的道义担当和振兴中医的历史使命。

3.5.2　反应迅速：“非典”疫情下的集体力量

任凭疫情肆虐，面对飞溅的血痰、垂危的患者，广东省中医院人前赴后继，毫不退缩。在叶欣护士长不幸染病去世后，感染区所有医务人员一直坚持战斗在一线救治患者，没有一个人以任何理由提出离开感染区。此外，其他科室还有100多人主动报名进入感染区。在这场战斗中，广东省中医院先后共有214人向组织递交了入党申请书，其中还包括一些民主党派的同志，137人火线加入了中国共产党。在疫情的战火中，广东省中医院人用生命书写了“大医精诚”，锤炼了一支有灵魂的医务人员队伍，积累了一笔巨大的精神财富。

疫情当前，广东省中医院迅速成立了一个涉及临床、行政、辅助科室、后勤药学等各条战线的抗击“非典”工作小组。为了及时了解情况和便于指挥，领导小组把办公室设在了紧挨着作为临时隔离病区的呼吸内科的一个小教室，这里就成了这场战斗的指挥部。在“非典”时期每天早上8:00在这里召开工作会议，每天晚上听取情况汇报，没有星期天，没有节假日，始终如一。在党委的领导下，全院上下紧急行动，一夜之间腾空了ICU、内三区，12小时新开了内九区，全院的呼吸机被紧急集中在了一起，最短的时间里医院聚集了最优秀的技术骨干来与“非典”病魔对垒。

广东省中医院救治“非典”患者的工作主要由大内科承担，而其中又以ICU、呼吸科、急诊科的风险最大，工作最繁重，为了保证患者得到最好的治疗和护理，也为了在这三个病区工作的医护人员能轮班休息，这三个病区需增加医护人员配备，因此大内科不断地从其他各个病区抽调医生护士支援，被抽调的医护人员没有考虑个人安危，全都服从调动，全心全意地投入工作当中，并且有不少同志还主动提出到最苦最累的ICU去工作。在这三个病区工作的医护人员，由于密切接触传染性极高的患者，也有不少人染病倒下，但后来的同志并没有因“非典”的危险而有丝毫退缩，反而更加激起抗击“非典”的斗志，表现出不畏艰险、前仆后继的精神。内科其他病区的同志同样发挥了顽强战斗的精神，因为各病区都有部分人员被抽调去支援“非典”病区，因此出现人员紧张的情况，留下来的医生护士要承担更多的工作，每个人要承担相当于2～3个人的工作量，工作负荷加大了，休息少了，但为了救治患者，为了保证医院正常医疗工作不受影响，没有人叫苦叫累，没有人提出休假。住院医师不够，就由主治医师承担，主治医师不够，就由科主任兼任主治医师，值班医生不够，科主任就加入值班医生的行列。

兵马未动，粮草先行，面对前方的战事，整个后勤最响亮的一个回答就是"行"："非典"患者需要加强营养，"行"，他们特意开小灶，当一个28个菜的菜谱出现在患者的手里时，患者们感动不已；配餐员为了能够满足病中患者的需求，勇敢地走进隔离区，了解他们的口味，不管什么要求总是一句"行"，把可口的饭菜送到患者手中，就是他们最简单的想法；需要紧急运送患者，"行"，司机班的同志二话不说，一早就安排了加强班保证救护车的快速出动，出车回来他们又认真做好车厢内部的消毒工作；某某地方需要消毒，"行"，不管什么时间，哪怕半夜，不管什么地方，哪怕路远，清洁公司组成的消毒队，指哪打哪。

围绕着抢救"非典"患者，整个医院都进入了高速的运转当中。

广东省中医院人眼中的集体精神

邹旭（广东省中医院重症医学科大科主任）：

抓住机遇，迎难而上，遇到问题不退缩，是广东省中医院这个集体书写在院内每一个个体身上的特质。长久以来，广东省中医院追求基业长青、追求卓越，而其实优秀就是卓越的敌人，许多人取得成绩后就沾沾自喜了，不再追求卓越了，那才是最大的毛病。要回到初心，医院的初心是什么，做一名医生的初心是什么，这些实打实的观念，这些医者仁心的情怀，是广东省中医院及每一位广东省中医院人在关键时刻挺身而出的最大动力。

颜芳（广东省中医院中医经典病房负责人）：

广东省中医院养兵千日，我们就是兵。我们的文化建设、专科建设、医疗技术的提升、人才培养，方方面面都很成系统。在这个大格局、大环境、大氛围下，培养出来的兵，我觉得自然就会展现出带有广东省中医院烙印的一种状态，而且这种东西是真正刻入骨子里头的。

我会以身为广东省中医院人自豪，我们有极具胸襟、魄力、眼光的领导团队，以领导层为核心形成了一种医院的精神，底下的任何一个人拎出来，就看得到他身上广东省中医院的烙印，这个是最难的。

胡燕娇（广东省中医院护理人员）：

前辈叶欣护士长在抗击"非典"时因抢救患者不幸感染牺牲，"病人至上、爱岗敬业、团结协作、牺牲奉献"的叶欣精神已经成为医院的宝贵精神财富。也正是因为医院的专业培养与文化滋养，才能让我们在关键时刻总能义无反顾，这是每一个广东省中医院人都会做出的选择。

面对来势汹汹的"非典"疫情，广东省中医院所表现出的面对突发公共卫生事件的反应力、行动力与组织力是令人惊叹的。个体的志愿与行为汇集起来，体现的是一个集体经过长期积累与实践所形成的集体意志与力量，体现的是"养兵千日"的扎实基础和日积月累的集体文化熏陶。

疫情当前，广东省中医院所展现的令人惊叹的集体行动力，折射出的是背后强大的平台与集体力量。对此，广州中医药大学副校长、广东省中医院院长张忠德表示："广东省中医院是一个有灵魂、有担当、有家国情怀的大家庭，在每一次大灾大难面前都有'舍我其谁'的气概。在大是大非面前，在危急关头，广东省中医院人懂得如何选择，广东省中医院人不用动员。"分析其背后原因，张院长认为这得益于医院文化铸魂工程和人才培养工程，铸造了一支有灵魂、有技术的员工队伍，培养了一批既很好地掌握了现代科技成果手段，又有扎实的中医理论基础和临床实践能力的、综合素质过硬的现代中医人才。

3.5.3　尊重科学："非典"疫情下的专业精神

面对如此突发的传染病，医院所面临的最大考验当属医疗救治能力。广东省中医院一直以来的人才培养目标，就是中医水平站在前沿，现代医学跟踪得上，为患者提供最佳的诊疗方案；既要有扎实的中医功底，能充分发挥中医药特色优势，又要有过硬的现代医学抢救能力。医院借助中医药特色和中西医结合优势的发挥，在关键时刻发出了强而有力的声音，展现了中医药在突发性疾病中的独特优势。

大疫当前，没有中西医之分，只有"有效"与"无效"的区别。中西医不是打擂台，而是互相配合。中西医结合的理念和操作，在过往多年早已刻画在广东省中医院的医疗事业中，一个是在几千年传承中不断总结和发展的中国传统医学，另一个是结合了现代科学技术的西医科学。在"非典"的抗疫实践中，广东省中医院处处体现出治病救人既需要发挥好现代医学的作用，又要继承发扬中华传统医学精华，守正创新的精髓。把两种医学融合发展，呈现出与时俱进的中医方案，才是根本。

具体到每一位医者而言，面对威胁生命的疫情，在抗疫战中并肩作战的他们没有中西之分，没有此长彼短，只有仁心仁术，也只有把患者一个一个从死亡线上拉回来才是他们最大的成就感。

与"非典"较量的过程是一场异常难解的棋局，每天都不断有新的难题出现。高热不退，怎么办？患者出现阳脱的症状怎么处理？为什么后期大量的患者仍然表现出湿热内困的症状？罗云坚、刘伟胜、林琳、张敏州、杨志敏、冯维斌、韩云、邹旭等医院的专家骨干们一有时间，就凑在一起互相探讨，他们也会随时电话请教远在异地的老师。夜深人静了，忙碌了一天的他们又忙着上网查询，偶有所得，立即兴奋地致电其他人交流经验。

每一个年轻的专家都暗自庆幸，这些年来医院为了能够使大家在"中医学术上站在前沿，现代医学跟踪得上"所花的心血没有白费，多年的人才培养计划，使广东省中医院有了一批能够熟练运用中西两套手段的技术骨干，并在抗击"非典"的战斗中发挥出巨大的作用。

他们发现中西医结合可以有效缩短发热时间和平均住院时间，还可以明显改善恶心呕吐、疲乏倦怠、食欲减退、发热、头痛等症状，有利于疾病的康复。可以加速炎症的吸收，减少后遗症，出院的患者中只有两例出现肺部纤维化的表现。同时中医药还可以有效地避免肝损害、心脏损害或消化道出血，减少全身并发症。

为了能够找到最好的治疗方法，广东省中医院党委在战斗一开始就强调要把医院变成一个开放的系统，要运用人类文明的一切成果，充分发挥中西医两种医学的优势，抢救生命。专家小组及时了解省内、国内专家对这个疾病的认识和救治办法，集中院内外、中西医专家意见共同制订诊疗方案；全国呼吸病专家晁恩祥从北京赶来了，全国名老中医任继学从长春赶来了，全国中西医结合抢救多脏器衰竭著名专家崔乃杰从天津赶来了；还有全国名老中医广州的邓铁涛教授、上海的颜德馨教授、南京的周仲瑛教授，以及焦树德、路志正、陆广莘、朱良春等，广州中医药大学瘟病教研室彭胜权等教授纷纷为治疗方案献计献策。

经过不断的探索，广东省中医院提出把传染性非典型肺炎科学分类为早、中、极、后四个时期，中医辨证9个证型，并总结了行之有效的中医基本处方10个，此外还有大量的随症加减的经验。广东省中医院的专家小组用他们非凡的勇气，严谨客观的科学态度，为战胜非典型肺炎交出了一份宝贵的答卷。这些成果受到了全国同行的称赞，并为国家中医药局所采纳，为全国抗击"非典"提供了宝贵的经验。来自祖国乃至世界各地的医疗同行纷纷向他们询问经验，请他们会诊。香港医管局特别邀请广东省中医院专家前往香港，与香港同行一起共同为战胜"非典"而努力。林琳、杨志敏两位中医专家转战香港，为抗击"非典"继续贡献才智，在香港，她们出入多间医院的ICU，运用中医药与香港同行共抗"非典"，被称为开了香港医疗史上的先河。杨志敏与林琳在香港工作了5个月，共医治10家医院的危重"非典"患者近50名、康复期患者100余名。两位巾帼战士不仅赢得了香港同行的尊重，也赢得一大批香港"粉丝"，获得了香港特别行政区颁发的"抗疫勇士"金质奖章。

在与"非典"抗争的100多天里，广东省中医院共收治患者112例，按照卫生行政部门颁布的标准，77%的患者属于重症患者，其中49名患者使用了呼吸机，9名需要插管，除7例由于年纪较大或有各种基础病死亡外，其余全部康复，重症患者的治愈率达到了92%。世界卫生组织专家到医院考察后对此给予了高度评价，称此为其所了解的最短的退热时间和住院天数记录。

大疫如大考。在抗疫的过程当中，现代医学与传统中医药学之间仿佛骤然打开了相互交通的大门。广东省中医院在抗击"非典"期间的每一个处方、每一味药物都经历了临床生与死的考验。在这场战斗中，他们得到了锻炼，对中医学这一伟大的宝库有了更深刻的理解。

在这背后，是广东省中医院作为全国中医医院抗疫"样板医院"的"魂"与"根"：

——始终坚持医院文化建设久久为功，培育一支有灵魂的员工队伍。

——始终坚持传承发展中医药的办院方向，致力于将中医药临床疗效发挥得淋漓尽致。

——始终坚持利用人类文明的一切成果，为患者提供最佳诊疗方案的办院模式。

广东省中医院在面对重大公共卫生事件时的自信与能力是医院多年来中医药基本功力的成效展现。而毫无疑问，广东省中医院经得起此次检验，也向大众展示了中医药的真正实力。

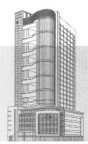

第4章
战略决策：科学的力量

怎样才能不迷路?

很多年以后，吕玉波这样界定广东省中医院的三个发展阶段：1993—1995年是打基础的阶段；1995—2000年是发展空间扩展阶段，因为基础打好了；第三个阶段即2000年以后，着重医院的内涵建设。

但他也总是强调，这几个阶段并非截然分开，而是一个持续推进的过程。对广东省中医院人而言，就是一段爬坡越坎的共同记忆。有几条主线贯穿始终：一是运行机制的不断完善；二是文化建设的不断充实，并作为促进工作的主线，让医生更好地为患者服务；三是人才培养工作的不断推进；四是推动医院不断发挥中医的特色与优势；五是综合服务能力的不断提高。吕玉波说，每年医院在开总结会讨论工作计划时，从没跳开过这几个问题。

后来，这些想法和实践发展为广东省中医院战略发展选择时的"四个坚持"：坚持以患者需求为导向；坚持走内涵发展的道路；坚持患者利益、医院利益与员工利益三者相统一；坚持中医特色优势。

"怎样才能不迷路？这样去选择医院的发展道路，改革就不会迷失方向。"吕玉波说。

疗效是硬道理

很早，吕玉波就开始思考一家中医院的发展之路应该怎样走。

那还是20世纪80年代，医院生死存亡之时。吕玉波意识到一个根本道理：医院首先是要治病救人。缺乏综合服务能力、无法彰显疗效的医院，是注定没有出路的。

比如，针对中风患者，中医药主要在小量脑出血和中风康复方面有优势，但对中大量脑出血患者则没能力手术，只能转入附近的西医院。但是，如果没有患者，中医治脑卒中风的方法就连展示的机会也没有了。而在引入开颅技术、血管介入技术之后，中医药在术前、术中和术后发挥了积极作用，提高了临床疗效，大大降低了致死率、致残率。中西医结合治疗脑卒中以来，实现了医院、患者、中医学的"三赢"。

临床疗效，是中医院的立院之本，是中医药的生命之源。中医药特色优势要发挥，现代医学的水平也要满足实际需求，才能提高医院的综合服务能力。对医院而言，疗效是硬道理，不管中医还是西医。

补上现代医学"短板"的同时，充分挖掘、发挥、传承中医药的特色优势，提高中医药临床疗效是中医院的立足之本、发展之源，更是中医院的历史责任。吕玉波认为，老百姓是信赖和需要中医药服务才选择中医院。丧失了中医药特色，也就失去了患者的认可。

为此，广东省中医院提出七个挖掘：挖掘和整理历代经典文献和古今的研究成果；挖掘和整理全国名中医的学术思想和临证经验；挖掘和整理不同学术流派的学术观点和诊疗思路；挖掘和整理中医药的独特的临证思维；挖掘和整理本院名医的学术思想和临床经验；挖掘和整理中医特色疗法和适宜技术；挖掘和整理安全、有效的民间单方、验方。

这一系列想法，后来演变为广东省中医院专科建设的理念精髓：中医水平站在前沿，现代医学跟踪得上，管理能力匹配到位，为患者提供最佳的诊疗方案，探索构建人类最完美的医学。

广东省中医院就在这样一步步不断摸爬滚打，摸索着，前行着，逐渐明确了医院的战略定位和目标，科学合理地进行战略决策和推进，取得了一项项令人瞩目的成绩和荣誉。

4.1　引进与创新：改革开放后广东省中医院的战略演化

先人一步，将战略管理意识注入医院管理实践中，是广东省中医院在内外部环境的不断演变下建立起并始终保持独特竞争优势的一大关键。医院多年来持续根据环境变化推进自身战略创新，实现了从最初的战略引进，到通用性战略的初成，到独特性战略的明确。

4.1.1 战略意识的孕育与萌发

广东省中医院战略管理意识的孕育与萌发，是伴随着改革开放进程的一条重生之路。

改革开放初期，全国的经济改革以打破原有的计划体制、下放经营权、建立自负盈亏机制为主要特征。过去，医院在计划经济时期作为政府的附属物定位于社会公益目标，是政府部门直接创办的国有机构，这为满足基本医疗卫生服务需求、提高国民健康水平起到了积极的作用。然而，到20世纪70年代末，这种在计划经济体制下运作的模式和体制的弊端，如医疗资源短缺、医院经营管理混乱等，已经暴露无遗。借鉴其他领域的改革经验做法，卫生改革着手于运用经济手段管理和发展卫生健康事业的思路，以扩大医院经营自主权为核心，宏观层面上实行国家、集体、个人一起上，微观层面实行多劳多得、优劳优得的分配政策，允许通过提供医疗服务获得的收入用于医院建设和职工分配，这极大地调动了职工积极性，开始从根本上改善了计划经济体制下医疗卫生服务的种种弊端。

随后，1992年党的十四大提出建立社会主义市场经济体制，卫生改革进入探索阶段，医院被逐步推向市场，"竞争""市场化"成为当时医疗改革的关键词。卫生事业性质定位从"公益性福利事业"发展为"政府实行一定福利政策的社会公益事业"。改革的内容渐次推开，开始改革城镇职工医疗保险制度、实施城镇医疗机构分类管理、药品集中采购、收支两条线管理、改革卫生管理体制、发展社区卫生服务等。

在此期间，中医事业亦面临了全新的发展局面。改革开放以前，中医中药事业遭到严重的破坏，日趋衰落，中医队伍后继乏人，中医药从业人员人数减少1/3，全国中医医院从1960年的330所减少到129所，中医学院由21所减少到11所。为了提升中医药的地位，满足国内外对中医药发展的诉求，1986年，国家中医药管理局成立，1988年，更名为国家中医药管理局。为了加强中西医结合，进一步明确中医药的发展定位，在1991年的七届全国人大四次会议上，国民经济和社会发展十年规划及第八个五年计划纲要明确提出：卫生工作方针是"预防为主，依靠科技进步，动员全社会参与，中西医并重，为人民健康服务"，"中西医并重"成为国家卫生工作的五大方针之一。

4.1.1.1 拒绝被动适应，坚持主动革新

在改革开放与中医发展的双重背景下，广东省中医院在经历求生存的艰苦时期时，

仍能先人一步地发挥自身能动性，主动思考与革新自我，认识到新时期重新确立自身发展目标及改革的重要性，使得医院从改革开放之初便早早地为医院后续多年每一轮的新发展打下了坚实的思想准备和行动基础。

改革开放伊始，尽管医院从基础设施建设、科研成果、人才培养方面与改制前相比均有了长足的发展，但医院依然在艰苦的环境中求生存。过去医院以计划经济模式运行，所有的经费均来源于政府拨款，因此经费有限，医疗资源短缺，环境条件较差，这些皆制约了医院的发展，医院一度连工资也发不出去。在艰苦的实践中，广东省中医院意识到"等、要、靠"的模式无法使组织获得持续的发展。在改革的岔路口，医院要走向何方？广东省中医院开始认真思考和探索医院发展的根本问题。

回顾过去的发展历程，医院意识到多年来把医疗卫生事业当作纯福利事业看待而忽略它生产性的一面的理念，限制了医院对于管理意识及生产意识的思考与更新。因此，医院开始总结过去的发展经验及整个国家的改革开放对医院发展可能带来的影响，引进战略管理意识，从最基础的理念与形式上去思考与指导医院的发展。

医院意识到无论如何改革，患者在医院的地位是不变的，在社会主义国家下的医院的性质也不会改变，但是医院的运行机制应该适应国家改革开放的大环境。1984年，医院以在当时甚为超前的理念，提出以患者需求为导向的发展中心，提出"病人至上、质量第一"和"患者可以没有广东省中医院，广东省中医院不可以没有患者"的认识，并且全院传播形成共识。这种朴素的医院宗旨的表述与战略愿景的表达尽管从今天看来再也平常不过，然而能在当时的环境下意识到医院发展和管理的自主性、能动性，自觉将企业管理的思想、思维引入医院管理，把医院的社会主义公益性与现代企业管理的思想相结合，已超越了一般医院（包括西医院）的行政官僚管理思维，甚至已经超越了国内当时的许多工业企业的管理思维。

1987年，医院的改革初现良好势头，脱离生存困境指日可待之时，医院适时提出了明确的医院宗旨、精神和发展大纲，开始一砖一瓦地为企业战略管理思维在医院的应用打下基础。围绕这个发展导向，广东省中医院有计划地对内部已有资源进行盘活和重新调配，从各方面想方设法调动职工的积极性，从内部开始自我革新。医院努力寻找切入点以实现"以患者为中心"的承诺：首先，从服务、信用、医风医德方面切入，建立起差异化优势；其次，医院大力改革已有的管理模式和运行机制，从而在保持医院基本性质、宗旨和定位的前提下，获得在竞争中的能力和优势。

在当时普遍讲求"市场化"的膨胀发展时期，出现一家管理严格、从不收红包、服务细致周到、体现高尚医风医德的医院，一切皆开始于该时期广东省中医院极具远见的价值选择与践行，这为其带来了显著的社会口碑和客户基础。该时期内广东省中医院没有选择医疗手段、效果等方面的差异化，而是更突出服务和医风医德的差异化，这与当时的环境、医院的成长历史是紧密相关的。1993—1999年是中国经济快速增长至过热时期，企业改革崇尚"大"、盲目多元化，紧张的医患关系开始成为社会的焦点，因此能够在保证医疗质量的基础上，专注于服务、信用、医风医德的建设，是广东省中医院深刻认识环境变化、积极参与时代趋势的主动选择，极具超前性。

4.1.1.2 聚焦价值活动，改革运行机制

战略意识开始在广东省中医院落地生根的同时，医院积极开展了卓有成效的改革活动。这些活动既是对医院优良传统的继承和深化，也是在"内涵建设"框架下，对价值创造活动组合进行的战略设计。

首先是医院服务系统的建设。医院全面实施服务观念、行为与支持系统的改革，大力提高服务质量，在全院树立严格的医风医德观念。观念的转变是一个充满挑战的过程，人的观念与思考惯性不易转变，需要长时间及坚持不懈的教育，此时人们尚未从"大锅饭"等计划经济思维中摆脱出来，20世纪90年代中期中国竞争市场尚且刚刚逐步开始从卖方市场转为买方市场，更不用说长期作为政府附属机构的城市公立大型三甲医院。广东省中医院能够从医院发展战略的高度、从实现差异化优势的角度来进行服务观念的改革与教育普及，是不畏艰难的"打基础"做法，体现的是极为长远的战略目光。

广东省中医院进行了以下五个方面服务观念的转变：从"以医生为尊"向"以患者为尊"转变；从无序向有序转变；从要求患者怎样做，向患者要求什么就提供什么转变；从被动服务向主动服务转变；从怕被投诉向主动征求意见转变。这些观念的转变是要让医院的每个职工将"以患者为中心"的宗旨具体理解为"患者是我们的衣食父母""患者可以没有广东省中医院，但广东省中医院不能没有患者"的朴素思想。

在服务行为改革上，医院提出了"从规范服务到主动服务"的要求，精心设计了众多细致入微的活动，一方面通过"优质服务年""争创文明科室""争当友善使者"等活动载体，提高员工服务积极性；另一方面，引入服务营销的理念对医院职工进行培训，例如，聘请华南师范大学、白天鹅宾馆、广州酒家、西安杨森制药有限公司等高校、企业的教师、管理人员为职工讲授关于以客户满意为导向的行为模式及其具体技巧。

服务观念与行为的转变，使得患者从细节上切实感受到了广东省中医院在服务方面的差异化。例如，急诊出车不能超过5分钟；急诊患者先检查后交费；患者入院，马

上有护士接待，并迅速安顿好患者；患者出院，医护人员要送到电梯口；患者住院期间生日时，医务人员要亲自送上贺卡到床前祝贺他们生日快乐；电梯员要站着开电梯，层层楼热情报站，主动搀扶行动不便的患者……医院在挂号、计价、收费、候药等场景均秩序井然，看不到一般医院里人们焦急与烦躁的嘈杂。一系列的改革带来的成果直观地体现在了医院的患者满意率与群众口碑上，患者主动投稿到报社、投信到政府管理部门、致电电台表扬广东省中医院的做法。

除服务外，这一时期医院亦开始重视人才培养的持续性及人才梯队的建设。针对人才队伍素质参差不齐、高水平人才奇缺的现象，医院陆续启动了"育人工程"和"名医工程"等一系列措施，逐步形成了医院的人才培养体系。具体包括制订主任导师聘任制，建立住院医师和主治医师的培训计划，设立青年科研基金，规划并实施"育人工程"，大力引进人才与进行青年拔尖人才选拔，在薪酬分配上向关键人才、关键岗位倾斜……

人才队伍培养与梯队建设是广东省中医院为保证治疗质量的重要措施，广东省中医院非常清楚，如果不能保持及不断提高医疗质量，在服务与医风医德方面的优势很快会丧失，因此广东省中医院在改革全面启动时，将人才培养放在相当重要的位置，为未来的长期发展与优势建立奠定基础。与此同时，广东省中医院也开始对专科建设及中医特色方面进行改革，例如，建立和完善专科建设标准，开设专科专症；强调专科专症的中医特色，全院各科室制订本科室的中医特色疗法，在临床诊疗中的中医特色逐步建立并初步形成优势。

处于改革开放时期的广东省中医院，在对环境变化的深刻把握下，以医院发展战略为指南针，进行了医疗质量、服务、信用、医风医德等方面差异化的战略制订与实施，并开始有意识地用相应的管理活动以作支撑，这些卓有成效的价值创造活动和支持性管理活动，取得了可观的成绩，门诊量大幅提升，科研成果有了质的飞跃，医院管理优势开始形成，在行业内及本地民众中建立起了良好的信誉与口碑。

4.1.2　战略管理的探索与创新

2001年中国加入WTO，这是中国经济快速发展的一年，且发展出现结构改善和效益提高的新趋向。这个时期，中国国有企业改革的主要任务集中地表现为提高竞争力，2002年11月党的十六大报告再次提出："要通过市场和政策引导，发展具有国际竞争力的大公司大企业集团"，中国经济开始把关注点从量的增长转移到质的提升。

这一时期，公立医院开始探索调整完善内部运行机制，引入竞争机制，在国有企业改革中广泛采用的产权改革延伸到了医疗卫生领域，医疗卫生服务已由非经济化向事业化与经济化的结合转变，实现卫生服务与市场经济的对接。但是在引入市场机制过程中，深层次的问题逐渐暴露，由于"市场化"导向的改革所致，医疗费用上涨超过了居民收入增速，城乡居民个人卫生支出占卫生总费用的比重最高年份达到60%，群众"看病难、看病贵"问题突出。此时，新的医药卫生体制改革成为扭转该局面的关键。2012年国务院发布了《"十二五"期间深化医药卫生体制改革规划暨实施方案》，肯定了2009年以来实施医改取得的阶段性成果，提出要积极推进公立医院改革，强调要坚持公立医院公益性质，按照"四个分开"的要求，以破除"以药补医"机制为关键环节，推进公立医院补偿机制改革，加大政府投入，完善公立医院经济补偿政策，逐步解决"以药补医"问题；统筹推进管理体制、补偿机制、人事分配、药品供应、价格机制等方面的综合改革，由局部试点转向全面推进，大力开展便民惠民服务，逐步建立维护公益性、调动积极性、保障可持续的公立医院运行新机制。在这一时期，公立医院的改革被推向医疗改革的最前端，公立医院综合改革从试点探索到全面推开，维护公益性、调动积极性、保障可持续的目标和腾空间、调结构、保衔接的改革路径进一步清晰。而这对各公立医院提出了更进一步的挑战，要求其在基本政策框架下，主动探索发展的具体目标、方向和举措。

4.1.2.1　理清核心优势，聚焦中医特色

进入2000年，广东省中医院面对市场机制进入医疗系统并产生种种问题的外部环境，以及自身差异化战略已初具成效、亟须探索新的发展突破口的内部环境，提出了"全国学我们，我们怎么办"的战略思考。此时，医院已经成为有战略意识的主体，医院的组织体系围绕着战略的实现正持续蜕变与创新，其资源和能力得到了长足的发展。在此阶段，广东省中医院的战略制订经历了从模糊到清晰、从引进（企业战略管理理念）到创新的过程，从医院正式文件的内容分析中可以发现，广东省中医院已经开始有意识地应用企业战略管理的思维、理论和工具，例如，在年度工作报告中，医院明确提出了"优势""核心竞争能力""应对外部环境的深刻变化"等概念。

一个更有力的例子，是2003年，广东省中医院提出了医院核心竞争力的内涵，表现为八个方面的能力，这"八力"具体指：①以患者需求为导向，深化改革，提升适应力；②以开拓进取精神，整合资源，发挥规模力；③以率先垂范的精神，树立领导力；④充分利用先进科技，突出中医特色，增强技术力；⑤大力开展人才工程，以人

为本，凝聚人才力；⑥确立以患者为中心的医院文化，打造文化力；⑦以持续改进为理念，建立服务规范，以建立患者忠诚度为目标，更新服务力；⑧以不断完善自我为动力，建立学习型组织，形成学习力。广东省中医院提出要以"八力合一"来推动医院的发展。

上一阶段，医院对"以患者为中心"的理解更多体现在服务观念与行为上，但随着服务和医风医德差异化优势的建立，以及社会对这种差异化定位的认可，广东省中医院开始探讨"以患者为中心"这一理念更深层次的内涵，思考患者更深层次的需求。此时，医院意识到，从更先进的治疗效果及对中医药所应发挥作用的需求上，医院仍有广大的上升空间，这也成了该时期医院发展的突破口。这一时期，广东省中医院战略制订意识也更加自觉、更加主动，

在战略制订上，广东省中医院开始明确突出中医特色、中医药的疗效优势和医疗质量水平在医院发展中的地位，提出医院"最终达到不仅要以管理、服务的品牌知名全国，还要以中医药的疗效优势、医疗质量水平的品牌知名全国"的战略目标。医院创新地提出"中医水平站在前沿，现代医学跟踪得上"的医疗发展战略，作为中医院明确地回答了中医和西医的关系和定位。基于这样的定位，广东省中医院以突出中医、发展西医的"中西医结合"方式，以最大可能提升医疗效果和质量、最大可能满足患者的治疗需求为目标，进行了中医与西医的探索。经过5年的探索，在2005年，医院提出了新的战略宗旨——"为患者提供最佳的治疗方案"。

具体地，为了寻找"中医与现代医学的最佳结合点"的有效路径，医院提出从以下方面着手：中医特色与专科、专症的建设；医疗质量意识的强化；医、教、研的协调共进。

"专科专病"建设是医院这一时期发展的重要载体，广东省中医院把加强专科建设作为重要的战略措施，把重点专科作为形成特色和拳头的唯一路径，把有限的资源集中在重点专科建设的扶持上，改革了专科管理方式，鼓励多学科的合作，并对列入重点专科的科室在人员进修、经费、科研课题、外出学术交流、设备购置、病区的设置方面都给予重点优先考虑，以激发大家建设重点专科的积极性。在全院范围内全面推进形成中医特色和优势则是该时期医院发展道路的重中之重。对此，广东省中医院提出了两点要求：一是要加强中医基本理论的学习，活跃学术气氛；二是要形成中医优势，提高中医临床疗效。

在这一时期，医院严格强调了质量意识的强化，提出要努力达到目前科学水平状态下所能达到的最好的临床疗效。为此，医院加强了环节和过程的质量管理；在质量

控制上逐步进行环节控制，关注与临床第一线的医疗质量相关的影像、检验、药品等环节；在基础制度建设方面进行了一系列的改进，出台《常见病中西医诊疗常规》；改革护理模式，提高护理质量，进行护理工作模式改革试点，实施无缝隙全人护理，编写护理工作相关丛书，保证护理质量；开展中药质量改革，等等。

此外，广东省中医院明确提出了从医、教、研三个方面协调共进的发展思路。广东省中医院认为作为医院，要以医疗工作为中心，以教学工作的开展和水平的提高达到以教促医的作用，以科学研究工作保证医院具备一流的水平和竞争优势。三者的发展和提高相互间有着极大的促进作用，并形成良性循环，一个方面的"腿"短了，都会影响医院的为患者提供最佳治疗方案的实现。

在明确的发展战略主导下，广东省中医院呈现出比上一阶段更为快速和全面的发展，医院的综合实力全面提升，形成了中医特色突出、中西医结合综合医疗水平高、服务一流、医风医德高尚的品牌形象，不仅在全国、全省的中医院行业并且在全省的中西医疗行业均具有较强的竞争优势。

医院在该阶段一系列的探索表明了广东省中医院已经有意识地对自身战略认知和决策进行延伸与迭代。从服务差异化战略、向中医治疗特色差异化战略、向独特性战略的转变，广东省中医院走出了一条清晰的战略迭代之路，这在医院管理中是创新之举。

在战略管理理论中，独特性业务层战略（也称为独特性竞争战略）是在波特通用性业务层战略理论基础上发展起来的一个新观点。企业需要具体地调查、分析和选择独特的目标市场与顾客价值诉求，确定自己独特的市场定位与商业模式，并且按照独特性的要求设计相适应的价值创造活动，从而最大限度地发挥与提升自己的核心竞争力。通过独特性战略的形成，广东省中医院对目标市场的诉求进行了重新界定，也重新定义了中医院的发展眼光与服务高度。

4.1.2.2 树立中医典范，探索完美医学

2005年广东省中医院提出的新宗旨"为患者提供最佳的治疗方案"是其战略从通用性差异化战略向独特性战略转变的标志，而在2006年以来，广东省中医院更加强化了这种战略定位，第一次正式制订了医院发展战略《建设现代化综合性中医院典范总体规划》。21世纪初，医院更是创新性地提出了"中医水平站在前沿，现代医学跟踪得上，管理能力匹配到位，为患者提供最佳的诊疗方案，探索构建人类完美的医学"的发展战略。这是独特性战略的进一步延伸与升华。这个时期，广东省中医院所

制订的独特性战略更为成熟，已不再是对战略管理理论引入医院管理的简单应用，而是一种消化、吸收和创新。

《建设现代化综合性中医院典范总体规划》提出广东省中医院要在中医特色和优势发挥、重点临床学科和专科建设、临床科研水平提升、教育教学功能强化、人才培养和人才队伍建设、加强文化建设和提高服务水平等六个方面成为典范。总体目标是："通过建设，使我院中医特色浓厚、中医优势明显、临床疗效显著；重点临床学科和专科在主攻方向的疾病诊治能力、学术水平、人才梯队等方面建设成效显著；临床科研实力雄厚，能承担国家重大项目，获取高水平科研成果；教育教学功能齐全，有效探索符合中医药人才成长规律的中医药教育模式，具备承担国内外中医药高级临床人才培养的能力；储备具有可持续发展能力的人才队伍，名医辈出，产生全国知名学者；弘扬优秀医院文化，形成医院服务品牌。使医院的综合能力和整体水平居全国同行业领先地位，成为现代化综合性中医院的典范。"

此后几年，广东省中医院在中医院的内涵式发展之路上迈出了一连串步伐：在全国率先建立的治未病中心，为形成具有中医特色的我国预防保健体系作出了具体贡献；聘请国内知名专家牵头组建或与国内外知名医疗机构合作建立的各类临床研究中心、研究基地纷纷成立，同时与IBM合作开发中医药临床科研信息平台，一系列举措为我国中医药的传承与创新提供了新思路、新途径；全国第一个国家级中医药发展学术论坛——珠江论坛落户广东省中医院，开启了中医学术界的"香山会议"……2019年，全国中医药大会吹响了中医药振兴的号角，《中共中央、国务院关于促进中医药传承创新发展的意见》明确了新时代中医药发展的路径。广东省中医院借此东风，在坚持内涵发展，深化综合改革之路上持续扬帆，进一步凸显中医药优势，打造中医药品牌，注重创新驱动、开放发展。医院成功申报并获批建设我国首个中医类省部共建国家重点实验室，成为医院科技创新和综合实力新的里程碑。

"中医水平站在前沿，现代医学跟踪得上，管理能力匹配到位，为患者提供最佳的诊疗方案，探索构建人类完美的医学"是目前为止对广东省中医院发展战略最精辟的总结，这一战略是广东省中医院建院九十多年、特别是改革开放以来四十多年不断改革、探索、创造性适应环境与创新的结果，超越了传统"中西医结合"的理念，指出了一般中医院的发展方向和定位，亦为中医药现代化的发展提供了一个新的视角。这一视角具体包含：中医特色与优势和专科建设的有机结合；人才培养和梯队建设的配套发展；科研创新与医教研整合的有力支撑；服务精细化管理与文化建设的持续深化。

在广东省中医院的独特性战略内涵中，"管理能力匹配到位"指明了支持性管理活动（即运行机制）在实现整个战略中的地位和作用。从这个意义上讲，广东省中医院的支持性管理活动的设计和实施是极需智慧也极具难度的。如果没有以往二十多年循序渐进的运行机制改革积累的结果，广东省中医院无法提出这一具有高度复杂性的独特性战略，这揭示了战略的制订不是"拍脑袋"的结果，而是对环境与自我持续进行认知与回应的创造性活动。这多年累积起来的创造性能力，是广东省中医院重要的核心竞争力所在，也是其他竞争对手难以模仿和替代的。

在上一阶段独特性战略探索阶段所建立优势的基础上，广东省中医院在新一阶段的独特性优势愈加突出，特别是在以中西医融合所产生的治疗效果优势和服务优势方面，医疗水平高、技术能力强、满意度高的形象更加突出。2006年广东省委、省政府在中医中药强省的战略规划中，要求"把广东省中医院建设成为现代化综合性中医院的典范"。2008年《人民日报》整版刊登了题为《广东省中医院的改革探索，给中国医学未来发展以启示——中西医融合，构建完美医学》的文章，文中提出广东省中医院的发展战略及其实践为"中国医学的未来发展探索出一条道路"。2012年医院由于在中医药强省战略中作出了突出成就，被授予"广东省中医药强省建设先进单位"。2017年，医院多年来探索现代医院管理制度的做法获得了国务院医改办、原国家卫生和计划生育委员会和国家中医药管理局的高度肯定。这些均表明，广东省中医院的发展经验在政府政策制定层面上成为全国和广东省综合性中医院发展的标杆。

4.2 集成与协同：新形势下中医院的战略布局

如今，在具备独特竞争优势的战略逐步形成后，在新时期、新形势下亟须探索新突破口的广东省中医院，开始深挖内涵式发展的意义，以"学科维—病种维""已病—未病"的需求来对中医院这一角色进行全新定位，以"四个融合"与"三个平衡"为理念进行医院的价值组合设计。

4.2.1 聚焦：建设优势专科

在新时期，广东省中医院进一步意识到专科建设是医院发展的基石、是医院医疗水平提升的关键切入点，同时也是人才队伍建设的抓手和形成特色优势的突破口。于是医院就如何开展和提高专科建设工作进行了一系列有的放矢、步履坚定的探索。

正是看到了西医之局限，中医之所长，广东省中医院将"中医专科专病建设"作为打造比较优势的着力点，全院推进"院有专科、科有专病、病有专药、药有专才"。在此过程中，清晰明确的工作思路、由医院结合工作实际所提出的以"患者需求"为导向的三大优势战略（疗效优势、服务优势、信誉优势）、四个战略目标（成就一群名医、为患者提供最佳的诊疗方案、造就一个高素质的服务团队、形成患者信赖的公信力），以及在此期间梳理形成的专科共识——"有明确的学科方向，有优势的亚专业方向，有患者就医首选地的优势病种，有一流的人才梯队，有较高水平的诊疗能力和质量，有标志性的创新成果，在区域内有较强的辐射能力"，都为医院的专科建设指明了方向。

在聚焦优势专科的战略制订上，广东省中医院提出所有的专科发展都要从服务国家战略、服务医院整体战略布局出发，并以此谋划专科建设布局：第一阶段以提升救治急危重患者的能力、打造特色与优势、加强基础科室建设为主；第二阶段以达到国家重点专科水平、打造领先行业的专科、形成优势病种为目标。在此过程中，医院并未纠结于行业内部关于中西医的关系与矛盾之争、现代技术是否会弱化中医之虑、中医现代化之路该不该走之疑，在专科建设之路上笃定远见、整合优势，实现了"弯道超车"。医院围绕夯实专科基础、提升专科质量的战略，进一步细化了一系列科学决策：进一步做好中医知识的挖掘整理提高，梳理形成中医知识数据库；增强团队作战能力，增设名医、流派、中医临床思维研究室，临床研究方法学团队，数据中心，标准化中心，临床研究中心等多个科室团队；率先在行业内提出改革专科管理方式，构建起既有动力又有压力、既有激励又有约束的运行机制；狠抓人才队伍建设，调动院科两级人员的工作积极性、主动性和创造性；最重要的是，始终保持跟踪、学习与吸收人类现代医学与科技的发展趋势，为保持医院治疗水平始终站在行业的最高位作出持续的、毫不松懈的努力。

新时期的广东省中医院专科建设取得了跨越性的进展，实现了数十个专科（学科）从无到有、从小到大、从弱到强的发展历程，形成了6个国家区域中医（专科）诊疗中心及一大批国家级重点专科（学科）。截至2023年10月，医院拥有国家卫生健康委员会临床重点专科6个、国家中医药管理局重点学科11个、国家中医药管理局重点专科22个、广东省临床重点专科50个。

从屈指可数的几个普通专科，到多个专科分化，再到内涵建设、优势病种建设，如今形成创新发展专科的新模式，是广东省中医院的专科发展奋斗史所展现的足迹脉络，是几代中医人脚踏实地、突破瓶颈、力克艰难的专业追求与传承之路。

4.2.2　拓展：服务延伸与升级

在现代社会生活节奏快、压力大，新兴疾病与疑难杂症不断出现的当下，临床上如何进一步挖掘中医药精华、拓展中医药的潜力、紧贴现代医疗需求充分发挥中医特色优势，是新时期广东省中医院面临的关键考题之一。数千年来中医药作为守护我国人民生命健康的智慧瑰宝，在新时期更应发挥出更大的"看家本领"，以实现健康中国之使命。带着这一愿景，广东省中医院秉持中医经典理念的同时，创新中医诊疗模式、拓展服务领域，逐步形成了覆盖照料生命全周期、健康全过程的医疗服务。

自古中医理论认为，治病可以分为未病先防、既病防变、病后康复三个层次。而在新时期，广东省中医院也从这一古老的逻辑出发，探索出了一系列全新的可能性。

多年来，广东省中医院持续建设"治未病"健康工程，早在2007年便已成立治未病中心，之后，医院被确立为全国中医"治未病"试点单位，被授予了中医药"治未病"示范点，成为广东省中医"治未病"示范单位。当大众的观念还未从"疾病"向"健康"转变时，广东省中医院就已开始布局于此，尝试用客观的、具体的、可视化的事实和数据支撑起"治未病"的概念与实践。开展中医"治未病"工作，可以促进医院的服务从医疗转向预防，从而有效地使医院的功能和服务得到扩展，实现民众健康与医院自身发展在全新维度上的共赢。

中医经典病房是广东省中医院挖掘新时期中医药角色的另一尝试，这个科室定位特殊、在全国别具一格，建科理念是"以中医治疗为主要手段，专攻各种急危重症"。这无疑是前无古人、后无来者的开创之举，自2009年科室建立以来，凭借15年的探索，科室实现了诸多突破，成功摸索出可复制的中医药传承创新模式。科室的治疗模式回归经典的同时，又百般探索，用中医应对各类挑战，成为第一个以"中医经典病房"命名进入省级重点建设行列的专科，并推动新中国成立以来中医药领域投入最大（100亿元）的"中医药传承创新工程"启动。

此外，医院还根据现代社会民众健康维护的需求，成立了心理睡眠科、老年医学科等科室，并在近年来不断突破，形成了一定的专科影响力和技术特色优势。

广东省中医院在中医药事业的服务广度与深度上与时俱进的探索，是医院领导层及医护团队不局限于理论、不拘泥于眼下的中医药事业发展眼光所牵引的、对建设健康中国的认知不断拓展与升级的体现。也正是有了如此的战略决策眼光，才使得医院始终保持先人一步，屹立于行业与区域之前沿。

4.3　取舍之道

战略的本质是取舍。在中国医疗体制改革的背景下，制度环境、医院行业特点及服务对象的需求影响着广东省中医院的定位，这些外部环境给医院的生存和发展带来深刻的影响。例如，在医院公益性和市场化的定位矛盾上，医院始终坚持社会效益与经济效益相统一的观点，当两者出现矛盾的时候，强调首先追求社会效益，并通过推进分配、劳动、人事制度改革，建立起适应外部环境变化的既有动力又有压力的运行机制以适应市场化的发展方向；在中与西的融合上，中西医协同构建完美"铁三角"，坚持中医特色与融通现代医学；在软与硬的配合上，医院两手抓文化建设与机制规范，使"以患者为中心"和"感恩文化"成为员工内心的导航系统，把廉洁从政、廉洁行医、构筑良好的行业作风作为医院发展的生命线；在内与外的发展中，医院通过对核心竞争力的持续追求，打造过硬的医疗水平和质量，同时积极拓展外部合作与交流之路，以引进与学习促进创新，更将中医药的独特优势在海外发扬光大，助力医院对中医药事业的持续追求。

4.3.1　中与西：坚持中医特色与融通现代医学

随着医改的持续推进，医院面临新的挑战和发展机遇，按照分级诊疗的要求，三级医院主要提供急危重症和疑难复杂疾病的诊疗服务。在近年来的新形势下，《"健康中国2030"规划纲要》《中医药发展战略规划纲要（2016—2030年）》等政策文件从国家层面强调坚持中西医并重，充分发挥中医药在重大疾病治疗中的协同作用，既是对中医药上升为国家战略现实意义的全面肯定，也是对城市三级医院功能定位的强化。广东省中医院在构建完美医学路上，中医、西医同在临床救治第一线，经过最高水平的融合，逐渐形成了一批防治重大疾病的临床科研成果——中西医协同构建完美"铁三角"。

"中医水平站在前沿，现代医学跟踪得上，为患者提供最佳诊疗方案。"这样的办院理念放在此时，恰如其分。而这一准则是20年前由一所中医院提出的，其前瞻性和改革魄力不禁让人叹服。信守这一宗旨，居全国中医院榜首的广东省中医院，成为布局中西医协同发展的探路先锋。

一 中医、急诊、ICU形成"铁三角"

急危重症治疗原本是西医的"主战场"，广东省中医院大胆地启用中医经典科，让中医药在急危重症中的作用充分施展。中医经典科与急诊科、ICU贯通后，形成中西医协同救治的"铁三角"，凡分流入内的患者，人人都能接受高水平的中西医联合救治。

有位高龄孕妇，持续1个月高热不退，医院对其病情评估后，紧急转入ICU。患者血液中白细胞数量急剧飙升，全身肿胀无法动弹，对药物还呈现明显的过敏反应。参与会诊的时任副院长张忠德辨病后，迅速为患者开出药方，嘱咐药房煎煮汤剂让患者服用。4服汤药就让患者高热减退，7服下去，白细胞数恢复正常，患者周身病症祛除。病情稳定后，患者转入中医经典科继续治疗。患者病情的快速好转，令医生们大呼畅快。而对广东省中医院芳村医院ICU主任韩云来说，他亲历了太多这样的"奇迹"。"突出中医药在救治中的环节优势和阶段优势，选择关键救治节点介入、关注疾病并发症，是中医药参与ICU抢救中的重要一步。"韩云说，科室一直秉持着这样的理念。

呼吸机日均费用约5 000元，然而呼吸衰竭患者一旦上机就很难离开。对此，ICU、中医经典科的医生们根据国医大师晁恩祥的"调补肺肾"法，结合针灸、汤药，逐渐形成了一套中医疗法，帮助患者在综合治疗时期提早脱离呼吸机，节省大量费用，疗法推广到各科室，受到了一致好评。

"中医药要发挥优势，但不是包打天下。"急诊科的医生对急救工作有着客观的定位。他们认为，取中西医治疗方法之所长，使急危重症的治疗方式更趋合理，疗效更好、起效更快，才是中西医结合的特色急救方式。

"不论中医、西医，谁效果更好就用谁。"已成为急诊科、中医经典科、ICU共同沿用的治疗依据，也为运行中西医协同救治"铁三角"扫除了门户之见。

二 不破不立，建立中医临床思维

广东省中医院一路领先，离不开名誉院长吕玉波的"不破不立"之举。在他的倡议下，医院开创全国首个中医经典科，专攻急危重症、疑难杂症，被誉为"中医ICU"，让中医主导治疗急危重症患者，允许中药剂量适度放宽，大胆探索"毒性"中药的灵活运用。很多不敢逾越的藩篱由此被破除。

2014年，广东遭遇严峻的登革热疫情，40例登革热重症感染者被收入中医经典科。首次集中应对大量急性传染病患者，医护人员心里也没把握。师从名中医李可的科室主任颜芳提议"用经方纯中医治疗"，科室运用《伤寒杂病论》六经辨证体系，用经方应对急性传染病，顺利控制病情，所有患者痊愈出院。

6年间，中医经典科收治患者5 000多人次，其中，危重患者收治率65.5%，抢救成功率97.7%，纯中医治疗率91.32%。目前，科室正在开展附子、细辛等药物的大样本项目研究，探究大剂量药物配伍用方的安全性，还与急诊、ICU一同建立协定处方，开展纯中医治疗肺炎的临床研究。

医院在全国范围内率先成立胸痛中心，开展中医治疗心血管病研究。重症医学科主任张敏州团队在对大量急性心肌梗死、冠心病等患者病例进行样本统计分析后，临床证实中西医结合治疗可降低发病后的死亡率，同时证实中医在治疗心血管疾病中确有特色。

"要让青年医生们看到中医药参与急危重症救治的疗效，学会运用中医临床思维方法进行诊治，掌握用药精髓。"正如张忠德所说，要通过一系列重大疾病的救治成果，增强中医人的自信。

三　闯出一条救治急危重症新路

"都说中医起效慢，但在西医进入中国之前，中医药独立面对了大量急危重疾病，积累了丰富的理论和临床经验，而且现代大量临床实践证明，中医药治疗急危重症独具优势。因此，挖掘整理这些精髓，用中西医融合的方式闯出一条救治急危重症的新路，是我们的历史使命。"时至今日，副院长杨志敏欣喜地看到，医护人员对中医越来越有信心，在患者心中，中医已慢慢摘去"慢郎中"的帽子。

近年，为强化中西医结合创新研究平台建设，医院聘请包括陈可冀、王永炎、路志正等两院院士、国医大师在内的一大批全国知名专家担任学术顾问，落户中国中医科学院广东分院，与上海分子医学工程技术研究中心、生物芯片上海国家工程研究中心建立合作关系，共建中医药特色的生物资源中心。此外，医院还与美国、澳大利亚、瑞典等国家顶尖科研机构合作参与中医药科技创新，合力开展中医药循证医学研究，致力于打造具有自主科技创新能力的研究型医院。

开展重大疑难疾病中西医联合攻关，迫切需要科技创新驱动，更少不了中医药经典传承，深挖名老中医学术思想，总结民间单方验方。医院内，张敏州、韩云、颜芳等医生正在做的，就是归纳整理中医治疗急重症的疗法，探索更多中西医协同救治的临床路径。正如张忠德说，让中西医协同救治"铁三角"发挥效能，就要对传统中医经典、方法不断挖掘，与现代技术紧密结合，将中医药精髓融入临床方案中，从而为患者提供"最佳诊疗方案"。

四　建立中医药生物资源中心

在中医药现代化发展之路上，广东省中医院另一个特色举措就是率先在全国中医系统建立了中医药特色的生物资源中心。秉承"高质量、标准化、中医药特色"的建设思路，2015年一期建设实验室面积约200 m² 并投入使用，撰写了《质量手册》等一整套标准化质量管理体系文件，制订并实施《广东省中医院生物资源中心样本库建设管理办法》。中心采用当今世界上唯一通过FDA批准的最先进的生物样本库信息管理系统（美国RURO公司Freezer Pro系统），且与医院LIS系统及HIS系统实现了对接，为今后与国际接轨及申请国际标准认可奠定了坚实基础；中心目前存储具备完善的病症结合样本近2万份。目前已成为"生物芯片（上海）国家工程研究中心生物样本库分中心"首家分中心。

2015年，中国医药生物技术协会组织生物样本库分会首个学组——中医药学组落户医院，卢传坚副院长任首任组长，中心主任成为第一届全国生物样本标准化技术委员会委员，承办的《全国生物样本库岗前培训＆生物样本库质量达标检查》培训班形成了较好的辐射推广作用。

4.3.2　内与外：核心能力建设和外部协同创新

4.3.2.1　对医院核心能力的持续建设

广东省中医院多年来的长足发展离不开其对"内功"的坚持修炼，医院把医疗水平发展、中医药特色凝练与现代管理制度有机结合起来，抓住医院建设的重要环节，结合医院长期以来积累的基础，点面结合，逐步完善与推动能力建设机制和可持续性发展，不仅是中医院的排头兵，也是全国综合性医院值得借鉴的典范。建设与发展现代化综合性中医院是一个浩大的系统工程，而对医院核心能力的持续关注与建设则是医院建设的根本任务。

一　建立医疗质量管理体系

医疗质量是医院的生命线。对于医院来说，医疗质量既是一个整体的概念，反映了一个医院的整体实力与能力，又是一个具体的标准，体现在对于每一个患者的治疗过程当中。对此，广东省中医院着力于从宏观上建立医疗质量管理体系，并从微观上将对医疗质量的追求刻入每一位员工的脑海，强调在救治患者的过程中，必须抱着对患者生命高度负责的精神，追求"零缺陷"的质量意识。

很早以前，医院便意识到加强医疗质量必须加强针对关键环节和过程的质量管理，特别是急、危、重患者和疑难患者救治；而医疗质量的稳定最重要的是制度的保证，如三级查房制度、疑难病例讨论、术前讨论、医疗文件书写、三查七对制度、会诊制度和医疗安全等制度的落实；同时，各科科主任必须对这些制度的落实负起责任，每一个医生要认真对待每一个患者、每一项检查、每一个治疗措施，患者的每一句主诉、每一个要求，都必须得到认真的对待。此外，为加强对医疗质量的管理，广东省中医院还引进了如6西格玛法等新的管理方法并以信息化建设为医疗质量的管理创造和提供条件。对于医疗质量的管理，医院不仅关注临床路径的全面铺开，还高度重视医技科室和药学部的质量管理，药品质量的管理，推动检验室通过国家认证，认为"认证不仅是硬件条件的提高，关键是软件条件的提升，把'写我们所做的，做我们所写的'真正落到实处"。

广东省中医院在建立医疗质量与安全的保障体系过程中，逐步实现了从"终末管理"为主向"过程管理"为主的全程管理转变，使"过程管理"与"终末管理"相结合；实现从"缺陷管理"为主向"风险管理"为主转变，使"风险管理"与"缺陷管理"相结合；实现从"管事"为主向"管人"为主的转变，使"管人"与"管事"相结合。其具体经验可总结为：

（一）实行三级四控体系，构建网格化质量管理架构

1.建立三级分级管理，明确各级质控管理岗位职责，完善各级质控工作制度

（1）完善质控岗位职责，落实各级负责人在质量管理上的主体责任

医院根据分级管理质控工作需求，梳理了各级质控岗位的工作职责，制订关键岗位资质要求，确立责权统一的考核原则，明确医疗机构主要负责人是本机构医疗质量管理的第一责任人，临床科室及药学、护理、医技等部门主要负责人是本科室医疗质量管理的第一责任人。

《广东省中医院科室医疗质量与安全管理制度》中明确了科室医疗质量与安全管理小组由各科室主任/负责人担任，全面负责科室医疗质量管理工作，履行科室质量管理第一责任人的职责；在日常医疗质量与安全管理工作中，科室主任/负责人负有带领并组织全科进行科室质控指标梳理、制度制订、监控反馈、持续改进、奖惩措施落实等责任。同时科室主任/负责人作为第一责任人，代表科室与医院签订科室目标责任，目

标责任执行情况纳入绩效考核内容。

（2）明确质控岗位职责及完善质控工作制度，促使质控工作规范化、精细化

各级质控负责人按照医院发展及学（专）科建设的规划，根据三级综合医院服务能力要求、《医疗质量管理办法》规定等，并遵循上级部门相关政策，科学设定医疗质量目标和监测指标，使用科学的管理方法，带领并组织负责部门不断提高医疗质量，保障医疗安全。医院借助DRGs（疾病诊断相关分组）、CMI值（收治病例平均技术难度）等工具，强化重点病种、重点手术及单病种评价。科室质控指标的制订，则包括共性指标、特异性指标、特色三大部分：共性指标主要包括医疗工作量指标，如收治患者数、平均住院日、疑难危重比例、手术人数、三级以上手术比例、病床使用率、抢救成功率、医疗/护理/器械不良事件上报例数等，医疗安全性指标，如30天内再入院率、非预期死亡率、手术患者住院死亡率、非计划再次手术率、院内感染发生率等，用药合理性指标，如抗菌药物使用率、药占比等；特异性指标包括专科特异性指标（本专科除共性指标外的相关指标），例如术科的Ⅰ类切口预防使用率、术前平均住院日、微创手术比例、手术准点率等，科室特异性指标（新技术开展情况、本科室特有的指标等），例如胸痛中心的"D-TO-B"时间、脑病中心的溶栓时间等；特色指标包括中医特色疗法使用率、纯中医治疗率、中药饮片使用率、中医疑难病例讨论情况、临床路径执行情况等，充分体现中医药诊疗作为中医医院提高核心竞争力主要手段的重要作用。

通过以上措施，医院进一步完善科级医疗质控体系，建设精细化、规范化临床科室，全面监控中西医诊疗安全，做到"两手抓都要过硬，双腿走都要够稳"。

2.完善质控网络，多部门联合质控，实施全面医疗安全及质控管理

（1）落实医疗质量重要保障措施，质控网络工作有序开展

医院基于院级质控、职能部门质控、科级质控、科室质控员自查互控的质控网络，通过定期医疗质量点评、医疗质量例会、医疗纠纷听证会、医疗质量质询会、疑难病例讨论例会、医疗专项检查、日常巡查、三级医师查房等多种工作方式，促进质控工作有序进行，促使核心医疗制度落地。

三级查房制度保证了日常组内质控工作的顺利进行，通过科室质控员互控实现治疗组交叉质控；通过疑难病例讨论以达到不同治疗组、不同科室及部门联合质控；通过每月的科室互控、职能部门质控及终末质控，形成质控小结并通过现场质控及行政网公布等方式进行反馈；通过定期的医疗质量点评、医疗质量例会、听证会、质询会、专项检查等形式，实现强针对性的质控及反馈，并联合医药护、院感、行政、教学等多个部门，以达到全面协调工作。

（2）梳理并完善各级质量管理委员会的管理职能，充分发挥其对医院决策的重要作用

为适应医改发展的新形势，广东省中医院在原有医院质量管理委员会的基础上，进一步修订完善了各专业委员会人员架构及管理制度，通过发挥日渐完善的各质量管理委员会的管理职能作用，及时将医院存在的问题向院长会反馈，从而发挥其为院长决策提供支持的作用。

在2012年三甲评审后，医院通过梳理既往制度，并根据医院工作调整，重新修订及完善了一系列制度，包括《广东省中医院伦理委员会管理制度》《关于调整生殖医学伦理委员会人员的通知》《关于调整广东省中医院伦理委员会成员的通知》《关于成立广东省中医院第三届临床用血管理委员会的通知》《关于调整医院各专业委员会人员的通知》等。

（3）充分发挥医疗质量管理委员会在医疗质量管理及医疗风险防控中的重要作用

从2006年开始，广东省中医院开启了医疗缺陷规范管理工作，以"防缺陷、纠缺陷"为抓手，降低医疗风险及提高医疗质量。医院先后制订并发布了《医疗质量缺陷整改通知》《医疗护理缺陷界定标准》《医疗缺陷管理办法》等。其中《医疗缺陷管理办法》具有鲜明的特点：明确界定医疗缺陷的分类和程度区分，分别从医疗缺陷、医疗护理缺陷、医技工作缺陷三大部分界定缺陷管理分类及程度区分；明确医疗缺陷管理的组织结构、处理程序、处理原则、处理细则及医疗安全的十条红线，给予临床医务人员清晰警戒指引。横向覆盖了医护技三大方面，纵向完善了缺陷处理的整个流程。医疗质量管理委员会在专业技术水平、管理理念、循证及伦理方面都有高度的专业性和权威性，确保缺陷管理工作的客观、科学、规范、可信。医疗质量管理委员会对医疗缺陷标准进行讨论商定及修正，对重大医疗风险、重度医疗缺陷及时处理的确认、惩处及整改提供专业决策意见，规范临床风险及缺陷管理，使临床医疗安全及医疗质量管理工作"管之有法，责之有规，处之有理，改之有道"。

（二）以患者诊疗时间轴打造医疗质量的闭环制度体系，做到事前管理防风险、事中管理抓环节、事后管理做改进

1.事前管理防风险：完善风险防范为目的的基本制度体系和预警流程

（1）合理规范的制度准备

医院狠抓各项基本医疗制度，特别是18项核心医疗制度的落实，并结合本院实际进行细化，形成可操作的具体流程和制度；通过三级四控的组织架构及工作制度，使各项基本及核心医疗制度落地，促使医院全员工作有规可循。

《医疗质量管理办法》发布后，明确了18项核心医疗制度内容，其中《值班和交接班制度》《新技术和新项目准入制度》《抗菌药物分级管理制度》为新增内容，而医院早在2010年以前已经完善规范了相关制度。此外，《医疗缺陷管理办法》完善了医护技相关内容，细化了缺陷分级管理。《手术分级管理制度》则由医院结合工作实际，完善了执行细则：在手术分级的基础上，将难度最大的四级手术结合专科特点，进一步细化分级，保证手术质量与安全；在专科手术分级基础上，对亚专科手术进行分类，更准确区分手术难度及专业技术需求，更贴合临床实际；制订更符合临床实际的手术准入准出制度，通过信息化管理实施等。广东省中医院巨细靡遗地制订了106个相关标准化制度、流程和指引，使国家的法律法规与技术性规范在医院内能够细化、具体化，具有可操作性。

（2）清晰的应急预案准备

广东省中医院在国内医院中较早开通了绿色通道，形成绿色通道保障制度，保证急危重症患者的救治；2016年成立转运中心，更利于绿色通道工作的开展。为落实疾病应急救助工作，医院制订了绿色通道管理相关制度，对需要紧急抢救的患者，实行"先救治、后付费"的诊治流程。

此外，医院明确确认了突发、急救医疗事件的定义，制订对应处置预案，定期开展预演工作；完善重大公共卫生事件应急预案，以达"呼救能来，来之能用，用之有效"的目的。医院根据季节节日突发事件可能及风险点，进行防患未然准备，关键时间点医院均组织相关科室专家，组成"应急医疗队"，并向全院公布名单备案。历次重大公共卫生事件中，广东省中医院急救医疗队均冲锋在前，受到社会赞誉。尤其是在抗击"非典"的斗争中成绩斐然，医院中西医结合经验受到世界卫生组织首肯。作为粤援港工作的重要部分，广东省中医院医生受邀赴港，开创香港医疗界两个第一：第一次由官方邀请中医进港，第一次允许中医医生在公立医院会诊、开处方；在抗击非典的斗争中，涌现出了叶欣等一批优秀的先进工作人员和先进集体。而在抗击"新冠疫情"的战斗中，广东省中医院援助湖北医疗队在"疫"线通过中西医结合，重点发挥中医药特色优势，交出了一份漂亮的答卷：在湖北省中西医结合医院隔离病区，医疗队接管床位70张，累计收治新冠病毒感染患者130例，中医药治疗覆盖率达100%，症状改善率达91.5%；在武汉雷神山医院C6病区，医疗队接管床位48张，累计收治患者99人，中医药治疗覆盖率100%，症状改善比例达95.9%。

（3）便捷有效的预警准备

广东省中医院对医疗风险点的梳理严格且具体，通过针对性分析，选择合理的预警切入点，并利用信息化建立重大疾病早期预警评分、血栓易栓及出血事件预警系统等，提高早期发现医疗风险和隐患的能力，做到防患于未然。

医院遵守《医疗质量管理办法》中关于加强医疗安全风险防范的规定，选择"有效、及时、准确、简便、可行"的改良早期预警评分（MEWS）系统，将病情危重程度分值化，具有快速、科学、简捷及对病死危险性可进行预测等特点。根据《三级综合医院评审标准实施细则》要求，结合医院既往梳理医疗风险点的结果，广东省中医院2015年开始开展院内VTE防治管理体系构建工作，制订《广东省中医院院内静脉血栓栓塞症防治管理建议（草案）》，成立了院内VTE防治管理组、专家组，VTE防治管理体系构建工作居于全国中医院领先行列，为全省第一家建立该体系的中医院。

2. 事中管理抓环节：抓住关键环节和流程细节，建立环节管理制度

（1）加强环节质控

医院建立了针对关键患者、关键科室、关键人员、关键时间、关键制度、关键操作环节的监控制度，把诊疗中的每一个过程都监控起来，针对每一个关键环节可能出现的问题作出处置预案；完善全面监控网络，避免风险监控盲点。

广东省中医院医疗环节质控关键因素

关键患者：把危重病例、重大手术病例、纠纷风险病例列为重点监控病例；追踪特殊患者，包括：四级手术、特殊年龄（≥70岁或＜28天）＋三级以上手术、抢救、使用呼吸机、特殊诊断、特级护理/重症监护、危急值、非计划性再次手术等。

关键时间：高危时段（节假日、非正常上班时间、交接班时段）。

关键人员：高危人群（欠缺经验的年轻医生、非专科轮科医生等）。

关键科室：高危科室（ICU、重大手术多的科室、急诊科、管理水平较弱的科室）。

（2）促进多方协调

医院定期召开不同部门之间的内部沟通会、协调会，促进医疗过程中不同环节之间的沟通与衔接；建立多科室的协调机制，保障多发伤、复合伤、疑难病例的抢救治疗，有妥善处理特殊人群、特殊病种、群体性事件患者的工作流程。

《广东省中医院首诊医生负责制》中明确规定，如出现多发伤、复合伤、疑难病例等，首诊医生/首诊科室无法单独完成诊治任务的（其中部分需要联合参考急危重患者抢救制度），首诊医生/首诊科室需要组织会诊及联系多学科联合诊疗（可参考联合会诊制度、疑难病例讨论制度）；转诊需要做好护送及交接（涉及值班和交接班制度），

无法确定转科归属的，经过会诊讨论后未能达成一致的，需上报医教处协调，以保证患者得到有效、及时、合适的诊疗。

（3）通畅反馈途径

医院在医疗过程中建立了多途径反馈制度，使临床管理工作中发现的问题得到及时反映及妥善处理：日常反馈可通过三级医师负责制等直接逐层反馈，特殊事件越级反馈；设有定期医务检查、精神文明检查、院长查房等现场反馈；设有信息系统提醒、电话、OA、邮箱、微信公众号等不同方式的信息化反馈；此外，还包括借助第三方检查、患者及患者家属意见建议等反馈。

3. 事后管理做改进：事后及时补救，建立奖惩改进制度

（1）事后缺陷管理，进行原因分析，明确事件性质，重在流程再造与改进

广东省中医院针对已发生的重大缺陷及风险，提倡除了做好及时补救，更重要的是进行回顾、讨论、分析原因（人、法、物、料、环），针对原因分析结果，进行专项整改活动，并善用科学方法，促进医疗质量管理工作的持续改进。

根据《医疗质量管理办法》要求，医院需要建立疑难病例讨论制度、术前病例讨论制度及死亡病例讨论制度。为求"事后及时补救"，分析医疗风险根本原因，促进医疗安全及医疗质量管理工作持续改进，医院在病例讨论制度中增加了"特殊病例讨论"内容：非计划再次手术病例、非预期死亡病例、手术患者死亡病例，简称"三大特殊病例"。制订了特殊病例讨论流程，要求发生以上三种情况后，主管医生进行病情整理，上报科室主任，要求个案实时报告，科室及时讨论，必要时报告大科。特殊病例讨论结果，最后由医教处组织进行年度分析总结、查找原因并积极进行整改。一系列事后的缺陷管理成效斐然，广东省中医院非计划再次手术率远低于国家基准值。

（2）运用智能辅助决策系统对专科医疗质量数据分析评价，针对性进行反馈

广东省中医院将智能辅助决策系统引入决策过程，利用系统提出的相应数据，如提取重点科室、优势病种、特定指标、关键环节相关数据，并结合绩效评价系统，进行分析反馈，为科室、医院建设工作的决策及调整提供科学依据。智能辅助决策系统通过权限管理，科室主任/负责人通过相应权限限定，登录系统并根据统计区间，查看科室核心数据及质控指标情况，动态把握科室总体运营情况，为科室、治疗组和个人三者有机结合、协调发展提供了客观可靠的依据。

（3）制订合理奖惩方案，平衡激励与惩罚

医院采取正、负激励相结合的管理措施，将医疗安全及质量核心监测指标纳入科室目标责任，并与科室及个人绩效相结合，激励全员关注医疗安全及医疗质量的提高；

完善风险及缺陷管理办法，严格贯彻依法行医、依法管理的原则，善用医疗质量点评及各级质量管理委员会的管理职能，依法循规进行惩罚教育。

（4）提倡非惩罚性报告制度，完善不良事件上报机制

医院的医教处、药学部、护理部、设备管理处联合管理，建立医护药技一体化不良事件上报系统，联合简化上报流程，设立不良事件上报科室联络员，定期进行培训；提倡非惩罚性报告原则，鼓励不良事件上报，促进系统改造及保证事后有效处理，预防医疗风险再发。

（三）以零盲点为目标，建立三全（全面、全程、全员）的医疗质量保障体系

1. 全面管理，推动以患者需求为中心的全面医疗质量保障

以患者需求为中心，医院建立了覆盖医疗、继续教育、科研、教学、药学、医技、后勤、基建、设备等全面无盲区的管理网络。药学通过临床药师审方、科室查房、阳光用药等保障用药安全；医技科室通过精益改进，保障临床诊断准确率；后勤不断优化流程、提高效率，为患者提供更优质高效的服务。

2. 全程管理，确保医疗过程全程安全无遗漏

医院对从患者入院到患者出院的所有节点流程进行梳理，确保事前防范、事中控制、事后改进并持续发展，将改进的成果形成制度规定，落实到位，最大限度地覆盖诊疗全流程的医护技药的多个方面。

3. 全员管理，确保人人都是"本质安全人"

医院长期以来积极开展安全文化活动，不断强化安全理念，形成安全文化氛围，为"本质安全人"提供思想保障；针对关键人员、关键科室、关键岗位进行扩展培训，全面提高专业技能，完善考核制度，为"本质安全人"提供技术保障；根据岗位设置需求，建立人员资质审核体系，完善培训、考核、授权及动态管理的基础资质管理体系，为"本质安全人"提供制度保障。

同时，完善细化《手术分级管理制度》，手术分级与医师分级相结合，人员资质准入及准出均有明确标准及考核规定；设置重症医学科主治培训课程，专门针对开展重症监护病房的关键科室、关键岗位人员进行培训；设置交叉学科主治培训课程，针对内科主治医师进行外科知识培训，针对外科主治医师进行内科知识培训。通过以上手段提高人员的专业技能，保证其知识系统的完整度及专业知识的深度。

（四）以标准化为抓手，落实临床科室质量的规范化精细化

1. 率先引进"临床路径"，推动诊疗方案的标准化

2002年，广东省中医院在全国率先引入实施临床路径，推动诊疗方案的标准化，

并持续进行方案优化，为患者提供最佳诊疗方案；围绕各专科的重点病种，中医的疾病治疗中的切入点为抓手，以此作为标准考核工作质量规范，创造性地形成中医诊疗方案和临床路径的制订方法，为中西医结合标准化找到有效的途径。这一系列经验及成果得到时任卫生部长陈竺的高度评价，进而在全国推动临床路径的实施，并参与国家及地域各种规范及标准制订。

在国家中医药管理局国家公益性行业专项课题"基于单病种中医最佳诊疗方案的临床路径共性技术研究"中，广东省中医院共牵头进行24个病种路径的临床研究；承担国家中医药管理局12项中医临床诊疗指南，承担广东省质监局标准制修订计划19项，是承担地方标准制修订最多的单位之一；制订广东省地方标准《中医及中西医结合临床路径工作导则》，同时"中医及中西医结合临床路径共性技术研究与应用"项目获广东省科技进步奖一等奖，实现医院科研成果奖励的历史性突破。目前全院运行临床路径286个，已上线电子路径209个，其中通过方法学评价的高水平路径35个。2020年电子路径病种纳入率52.55%，完成率72.35%。牵头制订了30个中医优势病种诊疗方案与临床路径，通过"临床路径"将中医诊疗方案运用到日常诊疗活动。

2. 临床科室医疗质量监测规范化，促进临床服务同质化

在院级医疗质量管理小组的指导下，医院推动科级医疗质量管理小组的建立并开展工作，制订清晰的质控岗位职责和切实可行的质控工作。把JCI、三级综合医院服务能力要求、《医疗质量管理办法》规定作为基础要求，把专科诊疗指南及规范作为重要参考，借助DRGs（疾病诊断相关分组）、CMI值（收治病例平均技术难度）等工具，并遵循上级部门相关政策，科学设定医疗质量目标和监测指标，使用科学的管理方式加强科室质控。统一、科学、客观及规范的质控监测，保证临床医疗服务的同质化。

3. 推动围手术期工作的规范化，确保疑难危重疾病救治能力

手术患者医疗安全及质量是患者医疗安全及质量的重要体现，医院通过术前—术中—术后各关键环节规范化制度管理，保障围手术期患者安全，为提高医疗质量提供扎实基础；在三、四级手术比例逐年升高的情况下，安全核心指标良好，围手术期患者安全得到切实保障、疑难危重疾病救治能力得到提升。

医院所制订的《手术分级管理制度》中，手术分级管理精细，专科分类分级合理，手术分级与医师分级相结合。通过《术前讨论制度》明确手术适应证、禁忌证、注意事项及团队协作；利用《手术安全核查制度》保障患者安全、发现风险点；完善《病例讨论制度》，特别针对非计划再次手术、非预期死亡、手术患者住院死亡病例，要求

专科定期开展讨论，分析并制订改进措施，切实提高诊治疑难危重患者能力及保证患者安全。

4.利用信息化辅助，落实危急重症风险早期预防的标准化

医院通过信息系统，开展MEWS评分及VTE高危因素及出血风险评估，开展危急重症风险早期预防，统一评估标准及规范筛查条件，切实做好事前防范工作。将MEWS评分、VTE高危因素、出血风险等重要指标提前梳理，并利用现有的病历系统，将指标嵌入其中，设定监测周期、反馈途径、监控管理界面、预警提醒方式、处理流程等，便于临床工作，利于标准化、规范化管理。

5.创新中医人才培养模式，保证医生培训及继续教育规范化

医院针对不同年龄和知识结构的人才采用不同培养方法。提出"厚基础、强能力、宽知识、深钻研"原则，坚持中西并重；加强国家中医住院医师规范化培训基地、中医特色临床技能培训中心建设，建立全国中医院规模最大的技能培训中心，成功申报美国心脏协会心血管急救培训中心。医院实施以继续教育为核心的育人工程，制订《广东省中医院继续教育培养方案》，培养中西医并重的现代化中医复合型人才。对中医和西医人才需要掌握的知识和技能作出相应的规定，通过三基培训、年度理论考核、院外专家考核、外出进修、岗位培训、"西学中"、书写本学科领域综述等形式，促使医务人员掌握中西两套知识，达到了中医院以中医特色为主体，现代医学为我所用的目的。

广东省中医院自1999年开展中医住院医师规范化培训工作，至今已有二十余年历程，是广东省开展中医住院医师培训最早的基地之一。2014年国家中医药管理局开展中医住院医师规范化培训基地的申报工作，同年6月医院获批成为国家级、省级中医住院医师规范化培训基地。

（五）坚持持续改进，推动医疗质量安全与保障体系的不断完善

1.实施多途径反馈制度，推动医疗质量安全持续改进

医院通过三级医师负责制逐层反馈、越级汇报，主治岗例会及医疗分享会反馈，通过院长查房、精神文明检查反馈，住院总分管反馈，定期质控行政网公布反馈，专项活动反馈等多种形式，鼓励全院参与质控，善于发现挖掘问题，推动医疗质量安全及保障体系的不断完善。

2.运用PDCA等科学工具，促进医疗质量管理工作动态可持续发展

医院针对医疗质量点评及各种反馈途径结果，筛选医院、科室工作的关键问题，运用PDCA等科学工具，进行持续改进，促进医疗安全及质量保障体系完善及可持续发展。

面对医疗改革新形势和人民健康需求的日益提高，广东省中医院通过建立起"预

防为主，防治结合控制，全程管理；全员参与，本质安全"的质量管理和安全管理的体系，以"中医水平站在前沿，现代医学跟踪得上，管理能力匹配到位，为患者提供最佳诊疗方案，构建人类完美医学"为目标，为求全民健康而持续前进。

二 发掘与建设优势专科

对优势专科的发掘与建设是广东省中医院多年来培养医院核心竞争力的重点工作，医院深知在高水平的学科建设中，必须贯彻"有所为，有所不为"的方针，抓住重点、集中主要资源，才能有所突破。正如吕玉波院长所说："什么都搞最后等于什么都不搞，人的精力是有限的，医院的资源也是有限的，我们要抓住几个主攻方向，努力10年、15年，甚至更长时间，才能有所成就。"

要发展优势专科，必然要围绕重点专科加大投入力度和管理力度，在人才引进、人才培养、设备购进、科学研究等各个方面给予倾斜，以期高效地建立起全国一流的"名牌专科"，形成与之适应和配套的人才群、技术群。在此过程中，作为一所中医院，广东省中医院还要不断探索中医药在某个疾病治疗的全过程或某个环节、某个层面、某个阶段的行之有效的中医诊疗思路和方法，有效地发挥中医药在重点专科中的突出优势。

此外，医院也早早地明确了科研工作必须为专科建设服务的思想，坚持"有所为，有所不为"的方针，重点完成包括"863"计划、"十五"攻关课题、国家自然科学基金重点课题在内的各项重大课题，积极开展证候研究、临床疗效的评价和围手术期中医药应用研究，用科研带动专科水平的提高。

（一）明确建设任务

医院将建设优势专科这一议题分解为几大任务，包括：第一，进一步凝练各重点专科主攻方向，要求各重点临床学科和专科在广泛占有文献，充分吸收国内外最先进研究成果的基础上，进一步凝练形成稳定的主攻方向，围绕主攻方向不断拓展研究，推动重点专科的内涵建设；第二，建立专科文献数据库，系统整理出版专科古代文献专辑，要求各重点临床学科和专科建立并完善专科古今文献数据库，跟踪专科研究的国内外研究动态和最新研究进展，进行系统文献综述和评价，以专科疾病为纲，系统整理历代中医古籍的有关论述，出版专科古代文献专辑；第三，系统整理名医学术思想和实践经验，要求各重点临床学科和专科通过系统整理名医学术思想和实践经验，寻找专科疾病诊治规律，修订再版《专科专病临床诊治丛书》，并编写出版《名医学术经验集》；第四，发挥专科中医特色和优势，优化诊疗方案，把专科中医特色和优势与最新的现代医学研究进展相结合，优化专科病种的诊疗方案，并形成临床路径，修订再版《中西医结合临床诊疗规范》，编写出版《中医特色优势指南》；第五，开展中医治疗优势病种的总结性研究，要求各重点临床学科和专科对中医治疗优势病种的既往临床病例资料进行回顾性整理和研究，对中医治疗优势病种的治疗方案和辨证论治规律进行总结和系统评价，通过回顾性总结，发现规律，挖掘具有自身特点的创新性理论；第六，建立专科协作网络，形成重点专科的辐射与影响力，要求各重点临床学科和专科通过横向合作，集中全国专家的智慧，提升专科综合实力，定期开展学术交流活动，建立与基层医院或社区的双向协作关系，积极推广中医诊疗技术、适宜技术和特色疗法，形成重点专科的辐射和影响力；第七，建设专科人才梯队，培养学科带头人，要求各重点临床学科和专科努力建设具有可持续发展能力的合理人才梯队，并致力于培养全国知名的学科带头人。

广东省中医院建设优势专科措施举例

重点专科结合临床路径的修订，充分吸收国内外最先进的研究成果，体现最佳诊疗方案。

系统整理专科主攻方向相关文献，建立内容完整、实用性强的数据库。

各专科收集本专业名老中医思想和经验，进行系统性整理和研究。

利用名老中医弟子跟师的大量临床医案，探索中医个案研究方法，编写《名老中医医案集》。

按照中医特色建设的要求，安排名老中医查房、中医病例讨论、中医古籍学习等。

积极联系国家中医药管理局科技交流中心，引进国家局中医适宜项目，项目成果进行全员推广及应用。

各专科对特色疗法进行再整理，对效果好、应用范围广的特色疗法进行总结，并在全院进行推广。

将专科特色优势与最新的现代医学进展相结合，科学评价和优化专科病种的诊疗方案，形成临床路径。

与学科网络单位积极开展学术交流活动。

选定中医基础好的人才，培养中医专科人才。

根据专科发展的需要，致力于高层次专科人才的引进（包括中医和西医）。

重点培养专科学术骨干，使之尽早成为领域内有较深造诣和一定影响的人才。

（二）条件建设和机制建立

在明确优势专科建设的几大任务后，广东省中医院为任务的完成提供了基础的条件建设及机制确立，包括：第一，完善专科条件建设。医院为重点专科研究室、实验室以及专科专病基地建立管理机制、提供必要支持，添置重点设备，完善信息辅助体系，尤其重要的是，培养和引进学科发展所需要的高层次人才。第二，完善专科管理制度，建立专科建设的绩效指标评价体系和反馈机制。医院结合重点专科（学科）的考核标准，重新修订了院内专科管理制度；协调好大学科和临床科室的责权利，并寻找学科内部不同分科之间最佳合作点，形成以学术为纽带的和谐团体；根据专科评价指标体系，从学术创新、主攻方向研究、人才培养以及医疗技术水平的提高等几个方面评价专科建设情况；建立阶段目标管理和过程管理制度；建立专科建设指标评价体系和反馈机制；每年专科进行自我检查与反馈，医教部组织专家对专科发展作出评价，并及时作出指导。

（三）锚定建设目标

广东省中医院对优势专科的建设力求做到"有的放矢""矢不虚发"，使得建设优势专科这一使命不仅停留于口号，领导全院上下瞄准目标，一致向前。

广东省中医院建设优势专科目标衡量体系

突出中医特色与优势

跟踪现代诊疗技术

形成最佳诊疗方案

提高专科综合服务能力

建设主攻方向

建设专科数据库

名老中医思想与经验的继承与总结

开展学术交流与合作

培养有专科影响力的学科带头人

专科人才梯队建设

举办继续教育项目

教学水平建设

网络单位建设

医德医风建设

4.3.2.2 外部交流与合作

医院的发展除了"内功"的锻炼，更少不了"外力"的支持。纵观广东省中医院的发展历史，亦可以看作是一部不拘一格、自我革新的成长史，利用一切可利用的条件、团结一切可团结的力量，可以说是医院在对外合作与交流时的心态写照。随着我国社会经济的发展，人民群众对生活质量和健康的要求日益提高，传统的医院发展模式、发展形态也应随着医疗健康新需求的不断更新而更新。对此，广东省中医院始终保持开放的心态，走出诊室、走出医院、走出国门已经是医院发展的常态，合作、交流、引进、学习和借鉴，是医院不断开拓创新的重要手段。

为进一步提高临床疗效，广东省中医院围绕研究型医院建设，以协同创新和国际合作作为战略引擎，以实际行动展现出走向国际和持续发展的深厚潜力和良好态势。医院强调要构建科技创新联盟，探索医药结合、医工结合、临床与基础结合、传统医药与现代科技结合的科技创新模式，形成以大科研、大团队、大协作为标志的联合团队。从这点看，广东省中医院很早就开始探索与国内外医疗机构的联合创新之路，的确具备了站得高一点、看得远一点的胸怀与格局。

一 国内融合创新

创新是成果，亦是手段和过程，为实现医院的创新蓝图，广东省中医院多年来广招志士，与社会各界建立了成果显著、具有社会服务意义的合作关系。

（一）联手科研院校、企业开展协同创新

多年来，广东省中医院始终坚持对国内各类科研资源的探索与有效利用，以期形成可切实转化应用到医疗过程中的优质成果。尤其近年来，各类成熟的、走在行业前端的合作项目更是值得瞩目，例如：

1.中国中医科学院广东分院建设项目

2014年中国中医科学院广东分院正式成立，遵循"立足岭南特色、面向临床需求、具体项目带动、双方优势互补、团队联合攻关"的建设思路，以具体项目带动协作，在中国中医科学院技术力量的支持下，整合双方团队优势，组织若干项目开展研究，促进全面合作的深入开展。

2.生物芯片上海国家工程研究中心合作项目

医院与生物芯片上海国家工程研究中心、上海分子医学工程技术研究中心建立战略合作关系，围绕生物资源中心建设和生物样本分析研究，突出中医药特色优势，建立了中医院第一个生物资源中心，围绕体质和证候，实施生物芯片—上海国家工程研究中心合作项目。

3. 中国医学科学院北京协和医学院干细胞合作项目

作为首批通过备案的干细胞国家临床研究机构，医院与中国医学科学院北京协和医学院紧密合作，建设与国际接轨的规范化、标准化的具有中西医结合治疗的优势和特色的干细胞临床研究中心。《卡泊三醇＋银屑灵优化方联合脂肪原始间充质干细胞治疗中重度寻常型银屑病的随机双盲对照试验》已于2017年3月通过原国家卫生和计划生育委员会备案并启动实施。

4. 国家蛋白质组研究中心（北京）合作项目

医院与北京蛋白质组研究中心共同确立了战略合作的方向和目标，按照"优势互补、培养人才、全面合作、共同发展"的原则，依托北京蛋白质组研究中心先进的组学技术、设备平台、研发力量和广东省中医院中医学人才、技术、临床资源、资金等优势条件，共同创办具有国内领先水平和国际影响力的中医药蛋白质组研究中心，开展蛋白质组学与中医药学相关领域的合作研究，为推进中医药科研和产业发展、维护人民群众健康作出应有贡献。

（二）参与及推动行业与区域中医药科技创新

广东省中医院对中医药行业与区域发展的关注与参与，也是通过合作反哺医院发展的手段之一。尤其最近10年以来，医院有机整合广东省内中医药科研资源，以推动全省中医药科技创新、提高临床疗效为核心，以项目带动的思路，促进政府部门加大对中医药科技创新的投入，整合本省优势科研资源共同开展研究，以期将广东"中医强省"的特色持续发扬光大。

2011年，医院与广东省科学技术厅共同设立"广东省科技厅—广东省中医药科学院联合专项"。专项纳入广东省科技计划重点项目范畴，由双方共同出资，以行业关键问题和广东省中医药特点为核心面向全省组织申报。实施以来，全省超过10个县市地区，75家大专院校、科研机构及省内各大中医院、综合性医院参与了该专项申报，成为广东省支持力度最大、级别最高的中医药专项。该专项规模和影响力在省内不断扩大，省财政的支持力度不断加大，有利于整合本省优势科研资源，推动全省中医药科技创新并提高中医药临床疗效。此外，依托国家中医药管理局组织的国家中医临床研究基地专项，有机整合了省内外中医药科研资源，围绕临床科学问题，切实解决临床具体问题，提高临床疗效，共资助29项课题，经费达800万元。

（三）粤港澳联合，建设大湾区中医药高地

2023年10月，在国家药监局支持下，经粤、澳两地药监部门批准，由位于横琴的粤澳合作中医药科技产业园"粤澳医疗机构中药制剂中心"牵头协调，成功推动广东省中医院5个获批跨境使用的"医疗机构中药制剂"（以下简称"院内制剂"）发往澳门。首批5个院内制剂将由澳门镜湖医院接收，并将逐步应用于澳门临床。此次院内制剂跨境调剂，填补了中国境内医疗机构中药制剂跨境使用的空白，也是大湾区中成药联合监管的重大进展。

为了促进粤港澳大湾区中医药高地建设的发展，广东省中医院与香港、澳门的医管局开展了紧密合作，在学科建设、人才培养和药物筛选等方面探索出生动、可推广的实践经验和做法。

启动香港中医访问学者计划。派出重症医学专家前往香港医管局属下的西医院重症监护专科进行中西医结合治疗，探索重症救治的中西医结合新模式。

启动大湾区进阶中医临床培训计划。选派香港高年资中医师到广东省中医院执业并培训他们的综合处理各种急危重疑难及罕见病的能力，提升香港中医师在中西医协作治疗的专业水平，深化两地中医师的专业交流。医院还与澳门镜湖医院签订战略合作协议，为澳门培养专业中医药人才，携手打造粤港澳大湾区中医药高地。

2020年12月获批建设，由广州中医药大学第二附属医院（广东省中医院）牵头，联合澳门科技大学、香港浸会大学、澳门大学、广州中医药大学等单位共同建设粤港澳中医药与免疫疾病研究联合实验室。这是中医药领域唯一一个粤港澳联合实验室。建立以来，实验室以中医药科学研究为着力点，在中医药防治肿瘤、哮喘、银屑病等领域取得了显著成效。实验室还加强多领域合作，开展创新性基础与应用基础研究，获取原始创新成果并推广应用。

2023年11月2日，广东省中医院联合发起"一带一路中医药发展联盟"，成立仪式在香港举行。"一带一路中医药联盟"由香港中文大学、上海中医药大学、广东省中医院、中国科学院上海药物研究所、宁夏医科大学和四川省中医医院六所院校和机构共同发起，目前联盟会员包括国内外二十多所高校和大型三甲中医院，旨在凝聚"一带一路"共建国家的中医药产学研机构，培养高素质的中医药人才，促进中医药的现代化发展和国际化合作。

▌二　国外交流创新

（一）中加合作，迈开中医药国际化第一步

早在2004年左右，吕玉波院长把向国际推广中医药的目的地选在了加拿大温哥华。

恰好当时，加拿大英属哥伦比亚大学的风湿病学专家曾广营正在思索除了西医激素治疗的办法，中医是否可以另辟蹊径。

在加拿大英属哥伦比亚大学，吕玉波、曾广营等人决定开展联合研究。研究方案由加拿大方设计，明确规定广东省中医院只能用中医治疗，不能采用西医方案。但在加拿大当地的伦理审查会上，因激素使用问题未能达成一致，科研方案未获通过，双方很快讨论转换方向，改为开展强直性脊柱炎的研究。西医对此病治疗办法不多，顺理成章地为中医提供了机会。这一研究延续至今，已收集超过 2 000 个病例，治疗方案由广东省中医院的风湿病团队制订，由加拿大方对患者实施治疗，并监控和处理数据，以此保证临床结果在国际上得到公认。目前，中医药治疗该病的临床疗效非常可观。

（二）中澳合作，推动中医药海外开花

自2008年起，广东省中医院与澳大利亚皇家墨尔本理工大学（RMIT）签订了"传统与补充医学国际研究网络IRN-TCM"的合作协议，建立起深度合作的关系。合作项目促进多方面的发展，如更有效的传统文献评估方法、国际合作临床研究的开展、双边的研究文化碰撞、建立联合体吸引外部研究资助等。其中，人才工作是合作的重要组成部分。广东省中医院遴选优秀青年前往澳大利亚皇家墨尔本理工大学接受培训甚至攻读博士研究生学位，双方互派人员到对方单位学习交流进修。

中心依托广东省中医院、广东省中医药科学院与澳大利亚皇家墨尔本理工大学运作，通过开展临床试验、进行系统评价、发表同行评议高质量的文章等推动中医药领域循证医学研究，旨在进行高影响力的中医药研究，服务全球民众的循证卫生保健。同时，着力于加强与深化中医学的教育与研究。中心尤其注重团队科研能力的提高，通过广泛深入的研究项目支持本地与国际人才的培养。

由于中澳双方的合作是共同致力于对国际热点研究领域多个病种的中医药证据的系统梳理和评价，涉及皮肤科、心脏科、呼吸科、妇科、骨科等多个学科，为了便于统一管理，医院组建循证医学团队，要求团队成员必须是各个科室未来培养的对象，而且必须是专职人员，综合素质要好，英语水平要高，写作能力要强，来到后就能做文献研究，写文章，出专著。因此，能够遴选进入中澳国际中医药研究中心做专职研究员的人，本身就是学科的优秀骨干，这为日后博士和科研骨干的培养打下了坚实的基础。专职人员团队成立后，加快了成果产出的脚步。

双方的合作对于中医在澳大利亚的发展也起到了推动作用，澳大利亚人渐渐接受这样的观念：中医不只是几味中药，而是一种新的生活方式，新的健康管理方式。从2012年7月开始，澳大利亚对中医、中药师进行全国注册管理，这是西方国家首次确立中医合法地位。2013年9月11日，由中国国家中医药管理局正式批准成立的"中澳国际中医药研究中心"在澳大利亚皇家墨尔本理工大学揭牌，这是中国政府批准的第一个海外中医药合作研究中心。2015年，中医药国际研究中心在循证中医药研究方面便有了新的突破。9月29日，《循证临床中医药学》系列专著首发仪式在澳大利亚皇家墨尔本大学举行。《慢性阻塞性肺病》和《银屑病》两部循证临床中医药学著作是首批出版物。这两部书成功地将传统中医诊疗经验、现代临床研究证据和实验室证据融于一体，结合国际公认的临床证据评价与推荐标准对上述证据进行了评价和推荐，对国内外医学界客观认识中医药的临床效果并将其用于临床实践、教学和科研起到了重要的引领作用。2018年，第二批中英文版的关于成人哮喘、变应性鼻炎、失眠、慢性荨麻疹、带状疱疹及后遗神经痛、阿尔茨海默病的6本专著也陆续出版。这些书籍出版在世界医学舞台上引起不小的轰动。欧洲睡眠研究学会曾将失眠的一些治疗、用药方案纳入欧洲失眠诊断和治疗指南。2019年4月8日，澳方合作人员薛长利和广东省中医院大呼吸科主任、中医药防治慢性咳喘病团队负责人林琳共同实施的临床试验：人参标准提取物治疗中度慢性阻塞性肺疾病，其研究结果在国际呼吸领域顶尖杂志 Thorax 上发表，薛长利和林琳是文章的共同通讯作者。这是广东省中医院首个SCI影响因子突破9分的临床试验成果，标志着医院的临床研究水平迈入一个新的台阶，同时也意味着中澳国际中医药研究中心的循证中医药研究取得标志性成果，为中医药的临床疗效提供了高级别的循证证据。

如今，广东省中医院和澳大利亚皇家墨尔本大学的合作已进入第14年。双方均为对方合作最久的国际机构，原因是双方的团队和领头人都对发展中医药有迫切的希望，也一直在脚踏实地地做实事。随着时间的推移，双方战略互信的增加，中澳研究队伍的磨合与成长，双方投入也不断加大，科研成果不断累积。迄今为止，中澳国际中医药研究中心已启动并完成10套中医整体证据系列循证中医药专著的编写和出版工作，联合发表了80篇SCI收录系统评价文章，硕果累累。

（三）中瑞合作，中医药牵手诺贝尔评奖单位

2013年，广东省中医院开始了与瑞典卡罗琳斯卡学院（Karolinska Institute）的多次接触和相互了解。瑞典卡罗琳斯卡学院由瑞典国王卡罗十三世于1810年创立，在医学教育和生物科研领域声望很高，被誉为诺贝尔医学或生理学奖发源地。为解决全球所面临的抗生素耐药这个沉重的健康问题，瑞典卡罗琳斯卡学院专家专程来到广东省中医院调研，寻求从中医药应用方面减少抗生素滥用的方案。在广东省中医院调研期间，瑞典卡罗琳斯卡学院专家发现广东省中医院中医药治疗占比高的科室，院内

感染率较低，有些甚至远远低于世界平均水平。于是，他们主动提出进行中医药应对全球抗生素耐药相关的合作研究，希望可以找到减少抗生素使用的中医药方案。双方于2014年10月正式签署合作研究协议，在开展中医药预防治疗感染性疾病和培养高级人才上达成了一致。2015年夏天，双方正式启动三伏灸治疗持续性过敏性鼻炎的临床研究工作，就拓展合作达成共识，将重点在临床研究方法学领域开展合作，采用高级临床研究骨干培训班的模式，进一步加快人才培养的进程。此后，更多广东省中医院人在瑞典展开了他们的科学探索之旅。他们致力于运用循证医学方法来验证中医特色疗法是否有效，研究内容包括八段锦对心衰康复作用，运动能否减少肾病等。

也是在2015年，诺贝尔生理学或医学奖颁发给了屠呦呦，这是历史上的第一次。在瑞典举行的诺贝尔奖颁奖礼期间，广东省中医院名誉院长吕玉波作为国家中医药管理局组织的代表团成员，陪同屠呦呦到瑞典参与诺贝尔奖周活动。期间中国中医科学院以张伯礼院士领衔团队、卡罗琳斯卡学院以诺贝尔奖评审委员会前秘书长领衔的团队和广东省中医院的团队进行了一次小型的学术交流会。会后，诺贝尔评审委员会前秘书长向吕玉波表明了他们关于中医药研究的计划，提出双方共同组织团队在卡罗琳斯卡建立中医药研究基地的愿望。同时他也谈到屠呦呦对于青蒿素的研究意义重大，但是青蒿素只是一个单体，而中医药更重要的精华在复方，他很期待能与广东省中医院进行复方的研究，并提出联合瑞典另一所顶级学校——乌普萨拉大学共同开展中医药防治重大疑难疾病研究的意向。2016年，根据三方多次沟通，以广东省中医院为合作伙伴，在瑞典卡罗琳斯卡学院和乌普萨拉大学共建中瑞合作中医药研究中心，依托三方各自的优势，开展引领国际前沿的中医药科学研究，采用国际先进的科学手段，与广东省中医院丰富的临床资源和扎实的中医药研究基础相结合，开展自身免疫性疾病、感染性疾病和恶性肿瘤等重大疑难病的研究，在为中医药防治的临床疗效和安全性提供高级别证据的同时，阐明其作用机制和物质基础，推动中医药走向国际，提高人类的健康水平。2016—2017年获得国家外国专家局高端专家项目资助，2017年国家中医药管理局授牌"中瑞中医药合作基地"。

2019年11月，广东省中医院与诺贝尔生理学或医学奖评奖单位——卡罗琳斯卡学院、乌普萨拉大学签署正式协议，成立中医药联合研究基地（Joint Research Base for Chinese Medicine，JRBCM），利用卡罗琳斯卡学院领先的基础研究技术和乌普萨拉大学研发的先进药学筛选平台，把风湿性疾病和感染性疾病作为初始的研究方向，以重大难治性疾病为研究目标，以广东省中医院临床有效的中药复方为基础，针对影响人类健康的自身免疫性疾病和感染性疾病，共同研发预防和治疗药物。

这是首个在诺奖评奖单位建立的中医药研究基地，标志着国际主流医学界开始深度参与中医药研究，在推进中医药国际化进程中具有里程碑意义，也意味着中医药在诺贝尔医学或生理学奖发源地落地扎根。

（四）中荷合作，助力中医药免疫学应用

2014年，广东省中医药学会风湿病年会召开，当时的主委向吕玉波提起荷兰有位对中医着迷的教授想来参加会议，并请示是否可以邀请他，这位教授即荷兰乌得勒支大学分子医学中心负责人Boudewijn Burgering教授。当时，医院认为如此高级别的专家如果能请来进行合作交流，可以把相关的先进理念和思维运用到中医学的研究中，对中医药将大有助益。于是，Boudewijn Burgering教授前往广州进行交流与考察。接下来两年，广东省中医院派出访问学者前往乌得勒支大学进行探路，随后院领导亲往荷兰进行相关合作交流。这些实地考察经验，让医院清晰地了解了乌得勒支大学的实际能力和科研优势，也看到了能在中医药方面下功夫的结合点。2016年，Boudewijn Burgering教授再次来粤考察，在科学研究的战略高度上与医院达成了一致，并提出："中药复方是全世界最大的天然药物宝库，如果借鉴中国人本身已有的开发经验和方法，结合现代科技，加上西方科学家的共同努力，一定能在这个宝库里发现宝贝。"

2016年，广东省中医院与荷兰乌得勒支大学签订合作协议，建立了良好的合作关系，并聘请Boudewijn Burgering教授作为医院的顾问教授。双方在难治性免疫相关疾病展开了重点研究，每年定期遴选博士研究生或短期访问学者到该校学习国际最先进的类器官技术和细胞代谢技术。2019年4月，广东省中医院领导带团到访荷兰乌得勒支大学医学中心，开展学术交流活动并探讨进一步合作，且与乌得勒支大学医学中心转化免疫中心负责人Timothy Radstake教授代表双方签署合作协议，确定了相关合作领域，包括自身免疫病、心脑血管疾病、代谢疾病等。

对于医院与乌得勒支大学的合作，副院长卢传坚指出："医院对外合作首先看对方对中医感不感兴趣，无论对方技术手段有多先进，如果只是研究西医，而不研究中医，那肯定就不会开展合作了。"目前，医院与Boudewijn Burgering教授和Timothy Radstake教授在中医药免疫学方面开展了卓有成效的合作，培养了多名博士研究生及短期培训人员。双方已形成了合作的良性机制，展示了广阔的合作前景，对中医药走向国际发挥了积极的推动作用。

随着国际化合作的日渐增多，广东省中医院于2018年成为科技部认定的"国际科技合作示范基地"，这既是对医院既往中医药国际科技合作工作的肯定与认可，也标志着广东省中医院再添一个国家级科研平台。该基地在国家中医临床研究基地和国家中医药管理局中医药国际科技合作基地的建设基础上，充分利用基础设施、技术平台、研究能力和人才队伍的现有优势，提升综合能力和研究水平，建设符合国际规范的Ⅰ期临床研究室、生物资源中心等国际化平台；重点推进与澳大利亚皇家墨尔本理工大学、瑞典卡罗琳斯卡学院、瑞典乌普萨拉大学、荷兰乌得勒支大学等国际合作项目，共同培养国际化人才队伍。

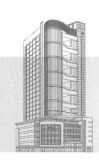

第5章
战略行动：创新的力量

信息化与数字化建设：迅速与稳妥一个都不能少

聊起医院的信息化与数字化建设，30岁就当上信息处处长的傅昊阳眼里带着光芒，他说："作为医生，你每天打开电脑登录医院各个系统也许觉得很平常；作为患者，你来医院就诊享受的每个服务系统也觉得很平常。但是，作为信息处的工作人员，深知这一切的平常都来之不易。"

每当遇到突发事件，信息处的工作人员总能拧成一股绳，心往一处想，劲往一处使，化险为夷，转危为安。信息处的7个核心人员要求手机24小时开机，并且能够及时取得联系，信息系统出现紧急情况就要立即回来维修。这种突发应急性质的工作是没有任何补贴的，完全是为了做好本职工作，服务好患者和医务人员。一旦发生应急事件，信息处要做到快速反应、高效处置，就如同做急诊手术一样，需要做很多应急准备工作，要在3~5分钟解决问题。这对信息处的工作人员来说，要求真的很高，他们默默为医院的发展贡献自己的一份力量。

傅昊阳处长眼圈泛红，略显激动地说："记得有一次，当时已经深夜12点半了，值班人员给我打电话说服务器的备机故障。因为主机和备机同时购买，备机如果出现问题，主机也处在风险之中。一旦主机也坏了，全院的系统要瘫痪好几天。我立即打电话给信息处核心的7个工作人员。20分钟内，7人全部从家里赶到医院投入战斗。修复工作一直进行到第二天的深夜，大家没有合过眼，也没有一句怨言。那次事情后，我请大家吃了饭。他们7个真不容易，也要感谢他们的家人对医院工作的理解和支持。"

此外，还有一次突发状况令他印象深刻。那次，为了做硬件大升级，整个医院的业务系统预计要停止运作18个小时。信息处的所有工作人员从星期六中午就开始升级，通宵了一夜后，就在第17个小时准备新系统上线时，有一台存储着所有数据的设备突然失灵。大家都很崩溃，一来，18个小时已经快用完了，当时整个系统根本无法使用，这将影响到医院周一的正常运作；二来，系统原厂的工程师预计要花3~4天的时间才能恢复数据，还不能保证是完整的数据。

对于医院来说，患者的任何一条数据都不能丢。当时没有医院做真正的应用系统的承载业务，但是广东省中医院已经开始建设了，设计的系统架构比较好，在另外一个机房有备用的机器，存了同样的数据，包括服务器在内，虽然性能可能差一点，但是是有备用的。傅昊阳处长说："紧急会议上，我建议切换到容载业务系统上。领导问我有几成把握，我说应该有九成。领导放手让我去做，最后刚好在第18个小时的时候，我们让升级后的系统成功上线。虽然我对我们医院的机器有信心，现在想想还是后怕，当时顶着压力就上了。那次的经历也让我们始终做好应对一切突发情况的行动备案，确保信息系统万无一失，确保患者的数据完整保存。"

5.1 管理层面：双线六制

广东省中医院曾在1999年对其运行机制改革进行了系统总结，并创造性地提出了"双线六制"的管理模式。这一管理模式与其说是对过去的总结，不如说是广东省中医院对改革的一种认识提升和对未来运行机制的设计。而"双线六制"这一模式作为自2000年起医院的支持性管理活动，不仅在很长一段时间内为医院核心竞争力的构建提供了坚实的保障，支撑了广东省中医院独特性战略的形成，经历了20年的实践与验证，在现在看来更是毫不过时，甚至历久弥新。

"双线六制"的"双线"，是医院内部管理务实与务虚两方面工作的形象说法，是指市场为导向的医院内部管理机制和以患者为中心的医院文化建设这两条线。前者以经济杠杆形成医院管理的硬约束，后者以价值观支撑形成医院管理的软约束；前者是基础，后者是保障，两者相辅相成，构成医院管理的虚实两条主线。"六制"则是指构成医院内部管理体系的六种主要机制，分别是需求决策机制、量化监控机制、竞争淘汰机制、特色强化机制、绩效激励机制和资金运作机制。这"六制"是医院整体运行的核心。

"双线六制"的管理机制重点解决了三个问题：一是以绩效决定收入分配，让分配的高低与工作量和科室的费用控制水平（消耗）挂钩；二是在利益格局的设计上，强调社会目标、医院目标和个人目标相统一；三是按劳动要素与按生产要素分配相结合，让医务人员贡献大小和业务水平高低与分配挂钩，特别向关键岗位关键人才倾斜，医务人员拥有的知识、技能、管理成为分配水平的重要因素，医务人员所拥有的这些要素，在为患者服务过程中的贡献度越大，在分配中体现的价值就越高。

5.1.1　"务实"：机制驱动下的医院运行

"务实"的内部管理机制是医院"双线六制"管理模式的一条主线，它是指医院必须具备的"市场导向型"思考模式，医院管理的硬约束是经济，向管理要效益、向管理要优势、向管理要发展。

5.1.1.1　建立科学的内部管理机制

广东省中医院"以市场为导向"，确立了以下六种内部管理机制。

一　需求决策机制

在市场经济的大环境下，广东省中医院彻底转变旧管理模式的"等、靠、要"方式，在医院管理的决策上，以市场为导向，以患者为中心，认真研究医疗消费者的需求，主动在市场上寻找发展空间。以医疗消费市场需求来确定医院的发展方向、学科建设、内部机构和人员配置以及资金投入等，从而提高医院对市场环境的灵活应变能力，优化决策水平，形成市场适应性优势。

二　绩效激励机制

管理模式变革的一个重要目标就是要提高工作效率，这也是提高核心竞争力的关键。在市场经济条件下，广东省中医院利用经济杠杆和职称杠杆，同时考虑医院社会效益与经济效益并重的性质，树立职工物质利益与工作绩效正相关，绩效激励与业务能力、服务质量和管理水平相挂钩的管理导向，从而实现了全方位挖掘潜力，推动了整个管理模式运行。

三　量化监控机制

医院的医疗质量是医院的生命所系，而质量则要靠有效的监控。所谓"量化监控"，是指将医院内部各项工作的内容进行规范化和标准化处理，使其充分量化，通过制度与标准的制订与实施，对全体工作人员的各项工作进行全面的监测和管理。这种机制将医院管理中的目标管理、标准化管理、全面质量管理及信息管理等理论与实际相结合，实现了从"人管人"到"指标制度管人"的转变。在实际工作中如何实施监控，广东省中医院主要从三个方面入手：第一使各项工作充分量化，第二衡量标准要有双向的"可操作性"，第三实施全方位的风险监控。

四　竞争淘汰机制

竞争淘汰机制，即通过竞争使优秀人才脱颖而出，以保持队伍的高水平。引入竞争机制，对中层干部实行目标管理责任制，竞争上岗。目标管理责任制对各类岗位的职责及其任期目标进行明确的设定，把目标完成情况同责任人的职称、职位升降挂钩。采取低聘、解聘、待岗、试岗等多种方式，坚决将不称职人员淘汰出去。人事制度的改革极大地调动了全院各类人员的积极性，达到了全员增效的目的。治好病是患者的第一要求，治病靠技术，技术靠人才，人才在竞争中才能脱颖而出，广东省中医院的优势在人才，人才的培养靠动态的竞争淘汰机制。在此方面，医院实施了"四法"，即培训、引进、竞争和淘汰。

五　特色强化机制

中医院的特色是中医，广东省中医院与西医院相比具有中医专长，与其他中医院相比具有特色专科。就像企业需要"拳头产品"，树立品牌优势，医院也同样需要自己的"卖点"。与一般中医院相比，广东省中医院不仅有专科专症特色，还有现代医学高新技术的优势；与一般西医院相比，广东省中医院在技术水平看齐的基础上，还多出了中医药"简、便、验、廉"等特点，在医疗市场上拥有疗效、文化、经济等优势。为了带动综合优势的形成，医院通过"引、融、提"等方法，使中西合璧，吸引了更多的患者。

六　资金运行机制

广东省中医院按照市场经济的规律进行资金运作，注重医院盈利能力的分析，销售成本费用利润率指标分析，资本运作收益率分析，资本运作时间价值分析，区域医疗消费市场分析，规模经济效益分析，从而提高了资金运作效益。在具体运作上，医院通过对资金的筹措、项目的投资、成本的控制、利益的分配等来实现财务管理的加强。这些成本核算数据对于跟踪一家医院的发展进程至关重要。此外，由于专科医疗服务战略可能要花费几年时间去实施并见到成果，因此，跟踪进程传统的衡量指标，如利润率和病例总数，也十分重要。

5.1.1.2 持续优化内部管理机制

近年来，围绕"维护公益性、调动积极性、保障可持续"的医疗改革目标，为了切实加强医院内涵建设，进一步在全院各科形成中医特色和优势，广东省中医院在管理机制的完善上持续发力，不断优化。由于认识到完善的管理机制对于调动各类人员的积极性、主动性和创造性有着至关重要的影响，医院一直致力于把形成中医特色与优势的要求，更好地制订成具体且可量化的内容，分解到各部门和个人目标中。

一 完善"目标管理"，保障措施落实

广东省中医院把体现中医特色和优势的主要指标，作为各科的目标责任，如是否开展确有疗效的中医特色疗法，中医特色治疗方法是否纳入临床路径必填项目，专科重点病种及常见病、多发病是否有体现中医思路和方法的优化诊疗方案及提高疗效的措施，是否制订重点病种中医"治未病"方案，是否开展慢病管理等作为考核指标，并与科室分级管理挂钩。医院按学术水平和业务能力把科室分成A、B、C三级，实行动态管理。A、B、C三级科室之间形成收入差距，科室主任的任命方式也与科室级别挂钩。

二 激活"人事晋升"，重视中医水平

在人事制度改革方面，广东省中医院不断激活竞争机制、淘汰机制在人才管理中的应用，把学习和实践中医药的成绩与职称的晋升和聘任挂钩。医院制订了以中医药继续教育为核心内容的培训方案，运用学分制管理，规定必须完成培训计划，达到最低积分，必须有半年以上跟师学习中医的经历，必须通过指定的经典和方剂背诵考试，才准予申报高一级职称。

三 改革"分配机制"，促进中医运用

广东省中医院结合分配制度的改革，有效地运用利益杠杆，促进形成中医特色和优势。采取按劳分配与按生产要素分配相结合的办法，把中医水平的高低作为分配高低的要素，向关键岗位、关键人才，特别是高水平的中医药人才倾斜。医院把中医药的使用情况，特别是中医药疗效的评价等作为考核科室的重要指标。同时引入国际公认的DRGs，根据每个病例诊断确定CMI值，评价每个科室的CMI值反映了科室收治病例的复杂及危重程度。该评价体系把中医特色治疗纳入手术有创操作，给予较高权重；在门诊评价上采用门诊医疗行为赋值（OPS），其中把中医特色治疗纳入复杂治疗、中药饮片纳入开药类维度，且给予中药饮片相对西药、中成药更高的权重。

四　设立"激励奖项"，推动特色优势发挥

广东省中医院鼓励医护人员积极学中医、用中医，设立了"经典学习奖""最佳读书心得奖""中医特色奖""中医病案奖""中医特色疗法应用奖""中医特色疗法操作能手"等多种奖项，为中医特色形成了良好的激励机制，调动了广大医务人员探索中医特色和优势的积极性，取得了良好的成效。

五　贯彻落实基本医疗保险中医药相关政策，鼓励提供和使用中医药服务

广东省中医院积极参与制订按人数付费的基本医疗服务包范围，将更多常见病、多发病的中医药诊疗服务纳入，充分发挥中医药"简、便、验、廉"的优势及在常见病、多发病治疗中的独特作用。优化医院收入结构，提高中医药服务提供比例，确保医院良性运行并保持中医特色优势。积极开展医养结合基本理论、服务模式、服务评估标准和政策制度设计等方面的研究和实践，组织医疗、康复和护理方面的专家，根据老年人的健康服务需求，研究开发了一系列适宜于居家开展的"中医药健康居家养老服务包"，形成系统化、标准化的居家养老康复护理服务内容、标准和流程，方便老年人足不出户即能解决部分健康保障问题，将医养结合延伸到居家养老，降低老年人发病率、就医率、再次住院率，促进身体健康，提高生活质量，提升幸福获得感。此外，研究成果还将应用于医养结合门诊，并先后在荔湾区、海珠区、天河区开展居家养老服务试点项目，探索形成"医院—社区—居家"医养结合联合体新模式，为老人提供无缝隙健康服务。医养结合门诊收费按医院收费标准执行，也适用于门诊医保政策。

5.1.2　"务虚"：从文化建设到文化管理

医院文化是医院的灵魂，价值观是医院文化的核心。选择和培育正确的价值观是医院文化建设的关键。价值观的选择与价值体系的建立为医院稳把航向，正确处理各种利益矛盾，统一医院上下的思想，为员工确立正确的行为指南奠定了基础。

在医院建设和发展过程中，对医院有价值的理念很多，如"患者意识""质量意识""效益意识"等，这些理念结合起来就成为医院的理念体系。而在这个理念体系中，谁处在核心位置？这个问题是医院文化建设的重要内容。不同医院之间理念的区别，往往表现在理念价值排序上的区别，表现为最高价值的选择与判定各不相同。

经过反复锤炼，广东省中医院精心选择"病人至上，员工为本，真诚关爱"的核心理念，这成为决定各项工作的价值取向，决定了医院在利益冲突时，必须坚持以患者利益为先导，把患者利益放在最重要的位置，也成为医院进行决策、制订战略和政策，以及选择行为方式的指导方针。在如何处理社会效益和经济效益的关系上，医院始终坚持社会效益与经济效益相统一的观点，当两者出现矛盾的时候，强调首先追求社会效益。广东省中医院坚信，在社会主义市场经济条件下，只要对社会作出了贡献，自然会得到社会的回报。

文化建设突出在"建"字上，指医院相关文化理念的形成、认知、认同和传播等过程。文化管理实质上是"用"，是指医院文化理念、行为规范等体系与实践管理的结合，让全体成员共同参与到医院管理中来，使医院上下对医院的使命、愿景、核心价值达成共识，然后通过相关的行为准则，贯彻于医院的战略、人力资源、医疗行为、医患关系等各方面，达到知行合一。

经过多年的实践与不断地总结、改进、提炼、完善，广东省中医院在"务虚"方面，也就是医院价值文化构建方面，取得了令患者与同行都不禁要竖起拇指称赞的成果。具体来说，是实现了从初级的文化建设到成熟的文化管理的转变，这实质上是医院文化完成了从起飞到落地的一个完美过程。文化要落地，要依次进入理念、信念和习惯三种境界：从医院所倡导的理念到全体员工所理解的理念；从员工的"理念"到员工的"信念"；从员工共同的"信念"到员工共同的习惯。还要越过利益、焦虑和效益问题三道坎：因文化建设而引起的利益格局的调整；因习惯改变而引起的心理上的焦虑与生理上的不适；因顾及长远利益必须割舍与价值观冲突的眼前利益。

要让文化理念落地，必须引导员工参与、学习、修炼，激发起他们的情感，通过时间、空间、精神和行为的渗透，使员工明了人生的意义。同时，要把文化整合到制度、战略、组织结构和医疗行为中，全方位地促进医院形成一种文化自觉。而这并非一蹴而就的结果，广东省中医院多年来建立起的知行合一的实践模式，靠的是抓住了文化建设的六个关键：明理、熏陶、干部、制度、激励、人本，从而实现医院文化的落地，使医院倡导的核心价值观成为广大员工内心的导航系统，达到文化管理的境界。

一 明理——晓之以理

改变人的观念的最佳方式是诱导，通过设计或营造出相应的环境，诱导员工作出相应的改变，使员工具有医院所期望的价值理念和行为特点。广东省中医院引导员工从患者、医院、员工利益相统一出发，理解医院所倡导的各种价值理念："患者可以没有广东省中医院，广东省中医院不能没有患者""正是有了患者，医生才有了价值，才有了个人技术水平提高的基础""收一个红包，等于赶走一群患者""开一个大处方，等于失去更多处方""患者选择我们是对我们的信任，我们必须用精益求精的医术、至善至美的服务、诚信可靠的信誉来回报他们"。

（一）从情感入手：感情上接受

如：开展"感恩文化"教育，倡导感恩祖国、感恩父母、感恩患者、医院与员工双向感恩、同事之间相互感恩，引导员工追求：感恩心待人，责任心做事。

（二）从学习入手：工作学习化，学习工作化

广东省中医院注重建立分享文化：定期开展服务点评会、投诉分享会、医疗质量质询会、医疗纠纷听证会、服务典型案例分析会，促进医疗服务经验和教训的分享。组织全年无投诉科室和高满意度科室介绍经验、低满意度科室剖析问题等，促进科室之间的经验交流与共同进步，从中得到价值观的教育。

（三）从典型入手：示范带动，以点带面

价值是文化的灵魂，典型人物是价值观的人格化，是价值观最生动、最真实及最具影响力的体现，是医院文化的最佳代言人。广东省中医院充分发挥典型示范作用，如：充分运用好叶欣烈士这个先进典型，设立"叶欣纪念日"，定期组织"叶欣杯"系列活动，使叶欣精神成为医院精神的代表；树立"全国健康卫士"、国医大师禤国维的"国维精神"；评选"服务之星"和"最佳员工"，把他们的事迹编印成册，用员工身边的人和事来教育员工；发动员工评选"感动省中医院人物"和"我身边的感人故事"，组织"患者心目中的好医生、好护士"大讨论，把发生在员工队伍中的感人故事挖掘出来，让它们承载着医院文化理念不断流传。也因此涌现了百名患者联名写信表彰的好医生彭桂原、广东省道德模范艾宙、中国好人陈秀华等先进人物。

（四）从心理体验入手：在潜移默化中转变

广东省中医院让员工在实践中领悟医院的价值观。如：针对青年人的特点，开展了争创"青年文明号"活动，采用竞标的办法，鼓励科室分析自身差距，开展持续改进活动，创造服务新优势，使年轻人在竞标和创建实践中得到教育。这一活动得到了原国家卫生与计划生育委员会、省卫生计生委以及团省委的高度赞赏，并向全国同行推广。医院还不断丰富文化层次，营造医务人员服务患者的氛围。逐步将文化建设落实到医院内部组织文化，形成了丰富多彩的科室文化，骨伤一科获得了中国企业文化医药卫生委员会的"最有特色医院科室文化奖"。发动群众开展精益医疗实践，通过找出工作中的问题，引入改善工具，推动自主改善，形成精益文化。

二 熏陶——营造氛围

氛围的营造是让员工相信理念的重要推进剂。广东省中医院十分注重医院物理环境的营造，通过建筑物、标识等的设计，将医院文化和中医药优秀文化融入其中，营造静默而强大的文化场。如：广东省中医院大学城医院陈列了众多的创意雕塑，通过雕塑传递着中医文化理念。此外，还特别注重中医药人文环境的营造，通过活动、仪式等，强化价值理念的推广。

三 干部——以身作则

干部文化决定医院文化。干部应该用"言"和"行"推进文化落地。在医院文化形成过程中，医院倡导的核心价值观必须是医院领导发自内心深处渴望追求的境界。只有这样，才能在实践中无论遇到什么样的困难，都持之以恒地坚持与推动。

（一）干部的"人格"示范

广东省中医院要求医务人员做到的，领导干部首先做到，要求党员作表率，领导干部首先要作楷模。在生死考验面前和重大事件中，医院领导带头冲锋在前；在荣誉面前，医院领导把"军功章"让给临床第一线医务人员和集体；在改善工作环境时，首先改善患者和临床第一线的环境，医院领导和职能部门办公条件是最差的；在利益分配中，医院领导与职能部门坚持只拿平均奖；在医院宣传中，把不宣传领导个人作为宣传纪律。

医院提出"倒三角形"的组织结构，强调医院领导、医务人员与患者之间的关系是一个倒三角形，患者在上，然后是临床第一线的医务人员，中层干部在中间，领导在下，领导以及中层干部要为临床第一线提供良好的服务。持续改进机关作风，简化办事流程，实行"首接负责制"，在政策允许的范围内，尽量为员工办好事、办实事。同时，医院更强调务实的工作作风，要求医院领导干部和职能部门的工作作风要务实，在每个办公室都有一个务实工作作风牌：开会不落实等于零；布置工作不督促检查等于零；好思路不行动等于零；抓住不落实的事追究不落实的人等于落实；抓住想要做的事做出预期的成果等于成功。医院提出了"两个一样"：临床第一线投诉行政部门的处理与患者投诉临床第一线的处理一样。这些做法使广大员工体会到医院所倡导的价值观念不是"虚提口号"，而是要身体力行地实践。正是由于管理层的身体力行，医院文化才得以深深植根到组织当中。

（二）一切决定以核心价值观为评判标准

分配报酬所遵循的标准往往被员工认为代表着医院文化的方向，广东省中医院始终坚持遵循价值取向与资源分配相一致的标准。在涉及利益的问题上，医院通过流程安排，有力制衡院领导的权力，用制度办事、管理。对于那些关系到群众切身利益的事，医院规定由职代会独立自主地确定方案，领导班子成员不递条子、不作个人承诺，在经济活动中，强调公正透明、严格按规程办事，一切以医院利益为依归。

（三）在重大决策上体现价值追求

医院的每一次招募、遴选、提升和辞退的决定都是医院向全体员工昭告医院文化的机会。因此，让医院价值观融入医院的人事制度和人力资源管理中十分重要，广东省中医院坚持选用符合医院价值观的员工，选拔坚定信守医院价值观的干部。

四 制度——确定游戏规则

医院文化从理念变为行动，需要有与文化相适应的制度，要充分发挥制度的指引、约束、激励和强制的作用。制度的安排也必须以医院的文化理念为指导，发挥制度的作用，使医院文化从理念变为行动。

（一）把医院倡导的价值观作为制度安排的基点

例如，广东省中医院倡导的是"病人至上，员工为本，真诚关爱"的价值观念，很多员工注意了正常服务，但对投诉的患者缺乏适当的处置，为此，医院把投诉当作是患者送给医院的礼物，建立起了投诉管理制度，对投诉进行分级管理，从而不放过每次投诉得到的经验和教训，做好服务补救，使投诉成为构建新的服务优势的资源。

（二）通过制度的强制促进理念的接受，在执行中理解，理解后成为信念

医院制度的奖与罚和医院文化相一致。当医务人员做出了符合医院文化理念的行为时，就奖励他，从而使更多的人选择同样的行为方式；如果出现了违反医院价值观的行为时，就通过惩戒杜绝或警告类似的行为，从而形成了正负两方面的强化。在关系到患者切身利益的大是大非问题上，如索要红包，收受回扣，医院建立了"天条"，设置起"高压线"，一旦触犯，绝不手软，使闻者足戒！医院构建了"四不贪"的约束机制：通过建设廉政文化，形成不许贪的环境；通过制订严密的内控制度，使想贪的人不能贪；通过落实严格的惩戒制度，使想贪的人不敢贪；通过满足医务人员的需求，形成不想贪的思想。医院围绕行政权力和专业权系统梳理了廉洁风险点99个，形成规范、标准、可视、公开的相关工作流程图，积极实践"四不贪"机制。对于行政权力

的约束，医院形成了"五个阳光工程"的系列约束，让权力在阳光下运行。

（三）制度为医院文化树立边界和指向

制度的制订不仅保证了文化理念的落实，还使文化理念转化成了一个又一个可以评价和考核的具体标准。如：设计分配制度的时候切断与医生开"单"和开"药"的利益关系，剔除"大处方"和"大包围"的原动力；考核开出检查的阳性率，作为科室的目标责任之一，以防止滥检查；通过建立临床路径，探讨和制订最佳的单病种临床解决方案，为患者提供尽可能节约费用的最佳诊疗服务。通过完善建立夯实制度防线，广东省中医院也被患者称为"一片精神的绿洲"。在原国家卫生与计划生育委员会和"人民网"组织的评选活动中，医院被评为"群众满意的医疗卫生机构"；在全省服务行业和卫生系统的社会评价中，医院多次获得综合满意度第一名。

五　激励——激发热情

要让倡导的文化理念从心的一致到行的一致，必须综合运用利益动力、行政动力、制度动力和文化动力，设计强有力的动力系统。首先，设法使一切都与文化理念挂钩。医院的战略目标、发展战略、管理、员工的行为等，应当与医院的使命、愿景、价值观、理念、风格、评价系统和行为规范等文化观念和规则密切地结合起来，使文化成为员工做什么、想什么、怎样想、怎样感觉、怎样评价和怎样行动的标准。其次，激励由主要以业绩为目标向医院倡导的文化观念和规则为目标转移，使激励不仅针对结果，更深入地针对行为、针对产生这种行为的文化。对员工的奖励，不仅仅是业绩，更多是对他们的敬业精神、工作方式、价值观和使命感的奖励。最后，价值观应当成为唯一的对一切进行评价的最高标准。无论才能多么杰出，能力多强，如果与医院文化不和谐，就可能不被重视，甚至要离开。而员工的取舍褒贬也由技能向态度、由态度向信仰递升。医院也相继推出数量标准，再推出质量标准，最后推出文化标准。

六　人本——人性化的管理

医院文化是经营人心的活动，要经营好人心，首先就要做到管理的人性化，人性化就是以人为本。在推动价值观落地的过程中，广东省中医院强调"病人至上，员工为本，真诚关爱"的价值观与"以人为本"的内部管理的统一。强调"没有满意的员工就没有满意的患者"，很早就提出建设"幸福省中医院"。医院特别注重关爱员工，充分理解员工的追求，帮助员工在为患者服务过程中提升自身价值，寻找人生美好境界。

（一）建立激励、公平的分配制度，注重满足医务人员的物质需要

广东省中医院在注重"脑袋"投入的同时，注重"口袋"投入，花大力气改善医务人员的生活待遇，让他们的生活水平能够跟上社会发展的水平，让员工的辛勤劳动得到合理的回报，共享医院发展的红利。

（二）搭建成就事业的舞台，让员工实现最大的人生价值

"对人最大的关心，就是对其成长、成才的关心"，医院把员工的工作责任、学习机会、晋升、成就感等激励因素融入医务人员的工作之中，为他们的成长努力创造条件。医院特别邀请了全国最著名中西医专家来帮助中青年业务骨干成长，为他们成名成家创造条件。同时努力发展医院，扩大规模，为业已成长起来的骨干人才施展才华、实现人生理想搭建平台。

（三）营造和谐的人际关系

广东省中医院制订一系列政策推动老中青、中西医、医护药、上下级和谐相处，营造和谐的人际关系，使大家有一个愉悦工作的人际生态环境，让员工有归属感。

5.1.3　"虚实结合"：机制＋文化

5.1.3.1　文化建设

医院各项目标能否得到实现，很大程度上取决于是否能够把广大员工统一在同一个目标之下，是否认同同一种价值取向。这就需要不断地致力于医院文化建设，用先进的文化感染人、引导人、带动人、教育人。要不断丰富医院文化的内涵，做到与时俱进，当前特别强调要形成一种鼓励创新、敢于竞争的文化氛围。要使得医院能够不断地追求一流，追求卓越，为患者提供更好的、更完美的服务，医院就必须具有强烈的创新意识、竞争意识，从而推动创新管理制度，创新服务方式，创新医疗技术，提高自己的服务能力，更好地满足广大患者日益增涨的服务需求。

广东省中医院长期以来尤其注重文化载体的探索，积极配合医院发展战略，精心策划各种文化活动，使广大员工在活动中得到潜移默化的教育。医院将继续完善评选"服务之星"的工作，以表彰在服务工作中主动意识强，服务好的员工，为广大职工树立标杆；继续发挥工会和共青团的作用，开展形式多样的活动，以活动带动服务，进一步抓好"青年文明号"的创建工作和开好"健康直通车"。职工培训则逐步实现由解决大是大非的全院统一性的培训向更加细致、有针对性、多样性、系统性的职工培训转换，使职工培训规范成为医院长期性、基础性的工作，逐步地建立适应医院发展需要的职工培训体系，实行科学的管理。

医院文化建设的核心内容，始终是"病人至上"价值观的强化和贯彻，以进一步创造医院的服务优势。广东省中医院经过多年的努力，在服务优势的构建上取得了显著的成绩，已经在群众中形成了良好的口碑；但是随着医院间竞争的增加，医院成为全国学习的对象后，一些具体的服务措施不再成为服务秘诀，这种优势便很容易被超越；如何不断创造新的服务优势，塑造独特的服务形象是医院今后工作中的重要课题。

医院的文化建设以建立和统一群体愿景，培育有利于医院发展的氛围，实现医院的持续发展为目标。在过去多年，广东省中医院成功地营造了"以患者为中心"的医院文化，其倡导的价值观成为广大员工的共识和具体行动的指南，对医院的发展起到了极大的作用。但是也要看到，随着事物的发展变化，特别是医院经验在全国推广后，很多医院已经开始赶超。如果不能及时完善和丰富医院文化，并有所突破，就会失掉优势。"一切以患者为中心"是医院文化的核心，围绕这个核心还必须建立起创新意识、竞争意识、团队意识和社会责任意识等一系列理念，使医院所倡导的理念涉及职工行为的方方面面，形成一个系统，更有利于培育医院发展的文化氛围。医院通过各种各样的培训以及丰富多彩的文化活动来体现这些精神，潜移默化为广大员工理解接受并用来指导自己的行为，从而建立起广东省中医院人的使命、哲学、精神、追求和共同的愿景。

为了形成正确的文化氛围，不仅需要有理念的灌输，还需要有体验这些理念的模范人物，起到示范作用、标杆作用。因此，要及时推广体现医院文化的典型事例、模范人物，用职工身边的人、身边的事感染职工、教育职工。所有的医院领导、中层干部都应当成为这样的模范。所有干部要廉洁奉公，以身作则；要有务实的工作作风，深入实际，调查研究；强调"管理就是服务"，要提高办事效率和工作节奏；要加强内部沟通，密切联系群众，充分了解民意。要加强监督，完善干部管理制度，要以标杆的行为方式推动医院的文化建设。

一　从文化建设到文化管理，推动医院核心价值理念的落地

从文化建设到文化管理实质上是医院文化完成起飞与落地的一个完美过程。文化要落地，要依次进入理念、信念和习惯三种境界：从医院所倡导的理念到全体员工所理解的理念；从员工的"理念"到员工的"信念"；从员工共同的"信念"到员工共同的习惯。还要越过利益、焦虑和效益三道坎：因文化建设而引起的利益格局的调整；

因习惯改变而引起的心理上的焦虑与生理上的不适；因顾及长远利益必须割舍与价值观冲突的眼前利益。

要让文化理念落地，必须引导员工参与、学习、修炼，激发起他们的情感，通过时间、空间、精神和行为的渗透，使他们明了人生的意义。同时，要把文化整合到制度、战略、组织结构和医疗行为中，全方位地促进医院员工形成一种文化自觉。

二　医院文化建设不能一蹴而就或一劳永逸，需要反复教育，反复实践

医院认为"行动重复一千次就变成习惯，思想重复一千次就变成信念"。医院所倡导的文化要得到员工的认同，需要反复教育、反复宣传、反复灌输、反复实践和反复推动。为此，广东省中医院建立了长效教育机制。

（一）建立分享制度

每两个月把医务人员在实践医院文化中的典型经验推广出来与大家分享，同时把在文化建设中出现的一些教训作为反面案例，让全院员工剖析。这样就使得这些正反两方面的经验教训成为全院员工的共享资源。

（二）坚持培训制度

新员工进入医院上岗前，都要集中一段时间进行医院文化理念的教育。全院员工每年都要针对性地进行一次培训。与此同时，医院还不断创新培训方式，比如2004年，为使员工对医院文化有更深刻的认识，医院发动全院员工对医院文化进行诠释，在诠释的过程中学习，在学习中加深理解。

（三）树立模范典型

如评选服务之星，医务人员在为患者服务的过程中演绎出许多动人的故事，这些员工都能成为当季度的"服务之星"，用员工身边的人和事来教育员工，感动自己。

医院文化建设的过程，是教育和实践相结合的过程，是知和行相统一的过程，让员工在自觉参与中，去体会医院所提出的价值观，在体会中理解，在理解中内化为自己的习惯，上升为信念。为此医院也不断创新载体，鼓励员工开展各种有益的活动，不断实践价值观。比如，医院发起了全院性的创建"青年文明号"活动，鼓励科室分析自身情况，开展持续改进活动，创造服务新优势。广东省中医院深知"规范只能保证基本服务水平，只有激励才能创造主动精神"。在青年文明号创建活动中，采用竞标的办法，竞争进入创建行列，把竞争机制引入这项活动中，并明确规定科室参与必须认真分析在为患者服务过程中所存在的不足之处，针对性制订创建措施，使主动服务向感动服务转变，提高患者的忠诚度。竞标中，青年人提出了很多各具特色，富有创

意的服务措施，不仅使科室的服务向前迈出了一大步，获得了广大患者的支持，也使广大员工在其中受到了教育，进一步理解了医院文化。这一活动得到了省卫生厅、团省委的高度评价，并专门在医院召开了全省的现场会。

三 通过制度安排，为医院文化形成约束机制，并且确立边界和指向

医院文化从理念变为行动，需要有与文化相适应的制度，充分发挥制度的指引、约束和强制的作用。

（一）把患者的需求作为制度安排的基点

比如广东省中医院倡导的是"病人至上，员工为本，真诚关爱"的价值观念，很多同志注意了正常服务的安排，但对患者提出的抱怨，处理上缺乏正确的认识和适当的反应，影响了患者的满意度。但是不能简单把患者投诉当作是医患冲突来对待，除了个别出于某种目的的恶意投诉外，绝大部分患者投诉是为了医院做得更好，下次再来就不会再有不愉快的经历，因此医院把投诉当作是患者送给他们的礼物来看待，建立起了投诉管理制度，从而及时恰当地处理投诉，使投诉成为构建新的服务优势的资源。

（二）理念的初期接受需要通过制度的强制，在执行中理解，理解后成为信念

医院制度的奖与罚和医院文化相一致。当医务人员做出了符合医院文化理念的行为时，就会对他进行奖励，从而使更多的人选择同样的行为方式；如果出现了违背医院价值观的行为时，就通过惩戒，来杜绝或警告类似的行为，从而形成了一正一反两种约束。通过舆论监督形成不许贪的氛围；通过提高医务人员待遇形成不想贪的思想；通过制订严格的惩戒制度使想贪的人不敢贪；通过严密的内部控制制度，堵塞有可能贪的漏洞，使想贪的人不能贪，从而形成了"四不贪"的约束机制。

（三）制度使医院文化具体化，成为医院文化的边界和指向：制度的制订不仅保证了文化理念的落实，制度还使文化理念转化成了一个又一个可以考核和评价的具体标准

如：设计分配制度的时候切断与医生开"单"和开"药"的利益关系，剔除"大处方"和"大包围"的原动力；考核开出检查的阳性率，作为科室的目标责任之一，以防止滥检查的出现；严格执行物价规定，通过费用查询系统、一日清单、公开价格等方法强化收费的监督管理；通过临床路径的建立，探讨和制订最佳的单病种临床解决方案，为患者提供尽可能合理又尽可能节约费用成本的诊疗服务。

通过这些努力使医院文化转化成为医院绝大多数员工的共识，为医院的发展形成了良好的文化氛围。正确的价值观使广大员工形成了良好的职业道德，他们不仅树立

了正确的义利观，具备良好的行业作风，而且在2003年抗击"非典"的过程中，经受了生与死的考验，医院尽管不断有医务人员在救治"非典"患者的过程中染病倒下，却没有人在抗击一线中退下来，反而有100多人主动报名要求到第一线，还涌现了像叶欣护士长那样的抗击"非典"的烈士。广东省中医院人已经成为一种独特的品牌，给予了员工发自内心的自豪感，也赢得了患者的信赖。

5.1.3.2　机制规范

广东省中医院坚持用制度管权、管事、管人，盯紧"关键少数"和"关键岗位"，构建决策科学、执行坚决、监督有力的权力运行体系，"把权力关进制度的笼子里"，使权力运行得到有效制约和监督，形成"不能贪"的有效机制。

一　科学配置权力，形成制衡局面

广东省中医院严格落实"一岗双责"，细化领导班子成员权责清单，完善党风和行风建设工作责任机制，从制度安排上对权力进行分解制约，有效分解决策权、执行权和监督权，特别是科学配置领导层及其成员的权力，将直接管人、管钱、管物的权力予以分解，严格执行一把手不直接分管人、财、物和末位表态发言等制度，以增强权力的制约。如：药品与设备采购、财务、审计、后勤等关键部门的负责人实行定期轮岗；设备、食堂、药房等部门的采购岗位，原则上两年轮一次岗；人、财、物等重点部门的负责人，原则上连任不超过三届。

二　健全运行程序，保证规范用权

广东省中医院根据行业特点创新性地提出将权力分解为行政权力和专业权力，针对两者特性健全权力运行程序，有效地堵塞漏洞，防范风险，保证权力规范运行。

（一）有效约束行政权力

紧盯"关键少数"，抓好对领导干部的监督。严格执行民主集中制、述职述廉、报告个人有关事项，落实"三重一大"集体讨论决定制度，对人事工作、设备采购、新建和改造基建项目等重大事项决策、重要干部任免、重要项目安排和大额度资金使用，都要认真开展调查研究，经过专题论证，再进行决策，坚决杜绝"一言堂"现象。

在选人用人方面，新招聘干部的候选人通过自荐或民主推荐产生，民主推荐分别由专科（部门）的主治和护理组长以上人员以及本科室全体职工无记名投票推荐，尽可能将合适的人安排到合适的岗位。中层干部进行换届时，通过业绩考核、群众评议、同级评议、主管领导评价等四个方面相结合的方式进行考核，满意度低于70%的干部一律不得连任。

医院所有招标采购活动严格执行医院领导主动回避制度，最大限度地限制领导个人的决定权。近几年，医院每年的设备、耗材采购额4亿元左右，从未发生过院领导指定、暗示供应商或产品的情况，所有采购活动均在阳光下进行，有效防止职务犯罪。

紧抓"关键岗位"，加强对重点领域的监督。医院针对药品、试剂、设备、耗材等物资采购和工程建设等重要事项以及涉及权、钱、人、项目等重点环节进行排查，共梳理出99个廉洁风险点，并针对廉洁风险点建立标准的工作流程图和相应的风险防控措施。对人才招聘、干部任免、物资采购、重大项目决策等工作形成较为完善的内部管理制度，以制度管理规避人为因素。

在人才招聘过程中，广东省中医院既强调专家独立考核，又发动群众民主测评，有效杜绝个人主观意志的影响。每年选留新员工的专科考核，分别要经过专家独立评议、群众评议和大科考核，由主治或护理组长以上人员无记名投票，按招聘人数1∶2进入医院面试环节，最后按招聘人数1∶1进行心理测试与体检，全部合格才能签订就业协议。院领导手里只有一票，对于留谁不留谁没有决定权。

在新药推荐环节，建立起严格的新药审批制度，所有新药推荐，必须组织本专业业务骨干进行无记名投票；在设备耗材购进环节，设备品牌和技术参数由大专科主治以上人员一起论证并无记名投票决定，其中超过100万元的设备还必须经党政联席会议讨论决定，并对中标的规格和品种均作出明确规定；在仓库进货环节，采购与仓管员相互制约、相互监督，他们无权调整品种、规格、品牌、价格、数量，对当月超常进货的品种进行深度分析，对临购药品进行重点监控。

引入"外部监督"，形成第三方监督机制。从2008年起加强与广州市越秀区检察院、荔湾区检察院、珠海属地检察院合作共建，邀请检察院对重大项目的论证、招标等进行现场监督。原则上，购置单价在1 000万元以上的大型医疗设备，都要邀请检察院人员参与过程监督，从而有效预防职务犯罪。

（二）规范运行专业权力

广东省中医院以临床路径为抓手，规范医疗服务行为，有效杜绝大处方、滥检查，控制医疗成本，从而规范专业权力运行。2009年1月，时任卫生部部长陈竺听取了医院关于临床路径的工作汇报之后，批示指出临床路径可以成为公立医院改革的一大"抓手"。在分配制度中，个人分配不与业务收入挂钩，切断开单提成的利益驱动点。在高值耗材管理中，规定高值耗材的采购统一由设备采购员执行，在病历系统增加手术材料订购流程，减少医务人员与供应商直接接触和随意变动，切断这一环节的廉政风险点。对手术室和介入室建立虚拟二级库，进行基数管理，手术室专人管理高值耗材，负责接收、登记和分发，进行库存管理和收费，设备处可通过系统监控二级库存品种和数量变化情况。高值耗材的申请，定期由医教处和设备处组织临床专家进行论证，由中级职称以上专家进行投票，选用前三名的产品。医院坚决执行这些制度和措施，目的是保护医护人员，做到廉洁行医，有效防止专业权力滥用和腐败行为的发生。

广东省中医院尤其注重制度的基础建设，通过制度的约束作用，使医院文化转化为员工的习惯。使医院文化从理念变为行动，需要制度的指引。同时，医院所倡导的理念开始往往并不为许多人所接受。可以通过制度的强制，在执行中理解，理解后成为信念。比如制度中的奖与惩就能起这样的作用。当医务人员作出了符合医院价值观的行为时，就给予奖励，从而使更多的人选择同样的行为方式；如果出现了违反医院价值观的行为，就给予处罚，来杜绝或警告类似的行为，从而形成了一正一反两种强化。

制度对于医院文化理念形成的作用还体现在其刚性上，制度的严格执行和抓制度落实的敢于碰硬，对于树立行为的边界起到了重要的作用。比如对于损害患者利益的问题，如红包问题、滥用检查问题，医院制订制度的"高压线"；在对患者投诉（意见）的处理上，医院规定员工一年中被投诉三次，就要被解聘，通过严格的行政管理手段，使得科室和个人对于医院所倡导的理念有了觉醒。制度使文化理念转化成了一个又一个可以考核和评价的具体行为，从而促进了理念的落实。

5.1.4　机制与文化的力量：疫情中的"广东省中医院"模式

在抗击"非典"的过程中，广东省中医院是广州最早与"非典"病魔交锋的医院之一，也是与"非典"病魔战斗得最久的医院之一。他们克服了重重困难，付出了巨大代价，涌现出了以南丁格尔奖章获得者、全国优秀共产党员、"最美奋斗者""抗非"烈士叶欣为代表的英雄群体。

这一英雄群体所展现的专业精神和仁爱风采，切切实实地体现了广东省中医院所长期倡导的医院文化和价值观的重要意义，体现了广东省中医院人作为医务人员的崇高使命。

5.1.4.1　从个体到群体，"非典"中的"广东省中医院"模式

在玉兰花开的时节，广东省中医院护士长叶欣永远离开了人世，她牺牲在抗击

"非典"的战场上。生前，她留下一句令人难忘的话：这里危险，让我来。面对"非典"患者，她跟随自己的心默默做出了一个让人叹服的选择——包揽急危重"非典"患者的护理工作。心思细腻的她为了帮助同事们增强抵抗力，不管多忙都要坚持每天下班后煲汤，第二天带回医院给他们喝。忙的时候，她甚至"狠心"拒绝家里人的来电。在同事和患者们眼中，她似乎从不知疲倦。在她和同事们的努力下，把一个又一个患者从死神手中夺了回来。但病魔终究没有放过她，在一次次的抢救和护理中，她染上了"非典"。在万物复苏的阳春三月，年仅47岁的叶欣穿着她生前最钟爱的护士服，告别了人间，同时也把"叶欣精神"留在了世间——红十字国际委员会追授叶欣为南丁格尔奖章获得者。叶欣精神在广东省中医院传递，叶欣更成为国人心目中白衣天使的杰出代表。

张忠德是与叶欣同一科室的科主任。每天早上他到达单位的第一件事，就是发药给科室的每一位医务人员，看着他们吃下去，才能放心地走开。每逢科里收治疑似患者，只要他在，都尽量不让更多的人接触，甚至独自去检查。后来他在和叶欣抢救一例因急腹症前来急诊的"非典"患者后，不幸染病倒下。病榻上，他放不下的仍是工作，经常电话、短信询问科室情况。张忠德形容当时感染"非典"的感受是"如同头被压在一盆水中"，但当时医院领导去看望他时，他又佯装没有事的样子，不愿领导和同事为自己担心，他强撑着给时任院长吕玉波发去信息："吕院长，您放心，没事，我挺得住。"

"非典"主要症状为高热及呼吸困难。在收治"非典"患者上，呼吸内科当仁不让，成为抗击"非典"的主战场，打的是阵地战。广东省中医院呼吸科大科主任、青年女科学家林琳仍然记得，2003年1月9日，时任大德路总院呼吸内科主任的她遇到了一位40岁的黄姓患者，该患者由大德路总院急诊科转入呼吸内科，紧接着急诊科又送来一批患者，他们全部都表现为高热不退、头痛、呼吸困难，胸片显示有肺炎的征象，血白细胞升高却不明显。经过详细了解病史，她发现他们都曾在发病前一周接触过这位黄姓患者。她与"非典"面对面搏斗的300个日日夜夜由此拉开了序幕。她离开老人孩子，把家扎在医院，日夜观察患者病情，只为找到治疗"非典"更好的办法。

"非典"肆虐之时，急诊科作为"排雷连"，战斗在"抗非"的最前线。李际强便是当时奋战在最前线的一名急诊医生。为了及时救治一例高度疑似的"非典"患者，他与时任广东省中医院大德路总院急诊科副主任刘涛亲自搀扶患者拍立位X线片，双双染上"非典"。面对铺天盖地的赞扬医生的言辞，他轻描淡写地说："我觉得我们只不过是尽自己的职责而已，其实没什么好赞扬的。"医者仁心，淳朴如此。

在那场没有硝烟的战争中，广东省中医院重症医学科作为救治"非典"重症患者的攻坚阵地，经受了严峻的考验。在医院党委的统一部署下，在时任科主任张敏州的带领下，重症医学科全体医务人员面对"非典"病魔的肆虐，面对死亡的威胁，团结一致，始终坚守自己的工作岗位。颜芳作为当时重症医学科的一名年轻战士，目睹和参与了整个战斗过程，并为此一再推迟婚礼，直到"抗非"取得胜利。"非典"是呼吸道传染疾病，插管成了最危险的工作，负责插管的韩云被称为"离危险最近的人"。为了减少感染，医务人员须佩戴六七层口罩。韩云创新性改进了工作方法，用两块手术巾剪孔套在支纤镜上，以遮挡插管一瞬间飞溅的血痰，有效降低感染风险。当年无论防护物资还是病房设施设备都无法与现在相比，尽管处处小心，但仅ICU就先后有17名医务人员感染"非典"。

时任广东省中医院党委书记、院长吕玉波至今回忆起2003年"抗非"岁月中全院上下每一位医务人员的杰出表现，仍感慨万分。在叶欣护士长不幸病逝后，他曾担心过面对如此凶险的病毒，感染区的医务人员会裹足不前，甚至临阵退缩。令他自豪和感动的是，不仅感染区没有一人退出，其他科室还有超过百人报名要求加入。如此有担当、有使命感的集体及个体，是广东省中医院精神的缩影，是尊重生命、以患者为中心的文化理念照进现实的模样。

5.1.4.2 文化＋制度，"广东省中医院"模式的背后

"无一人置身事外"，是广东省中医院面对突如其来的"非典"疫情时最令人印象深刻的特点。医院在"抗非"中的表现，相比于英雄角色的体现，更突出的是集体灵魂的彰显。这一杰出表现也让广东省中医院自此树立起了响当当的广东中医抗疫品牌。

面对突发疫情，广东省中医院及时抽调了各科室的医生、护士到最危险的ICU和呼吸科工作。大家积极主动地报名参加，最危险的地方就有最勇敢的人。除此之外，"抗非"过程中，医院中层干部亦表现得非常出色，能够及时落实院领导的有关指示和上级部门有关"非典"的防治措施，随叫随到，工作极为到位。后勤人员也做了大量工作，到值班房、隔离病房等去消毒，面临着被感染的危险都义无反顾。

当临床前线的医务人员不分昼夜地艰苦拼搏之时，医院领导也在另一战场上艰苦拼搏，作为强大后盾，使大家能斗志昂扬地投入战斗。每天早上，医院领导带领各职能部门负责人准时出现在"非典"病区的办公室参加交班，听取值班医生的报告，了解患者的转归，掌握非典疫情的变化，与专家讨论最新的治疗方案，及时作出抗击"非典"的最新部署。同时也及时了解科室的需要，鼓舞大家的士气。医院领导层对于医护人员的

关心也落在了实处，30元一粒的"达菲"、质地最好的西洋参、一杯杯冒着热气的西洋参汤、猴头菇汤、土茯苓汤，源源不断地送到大家手中，大量的进口药品、白蛋白和丙种球蛋白等都用上了，使大家更深切地感受到了广东省中医院人的热情和关怀。

从嚣张的病魔手中抢救生命不仅要靠无畏的勇气，更要依靠强大的组织优势，要依靠科学知识和勇于探索的精神。在"非典"疫情严峻复杂的形势面前，广东省中医院切实做到了高度重视、迅速行动、坚决落实，各环节所展现的"广东省中医院"模式的背后，是医院多年来文化建设与制度建设的缩影。

党建工作，在广东省中医院是一项实实在在的、充分落地的、为医院文化建设提供了必不可少支撑作用的核心工作。正如名誉院长吕玉波所说："党建工作是医院的一个非常核心的工作，是摆在第一位的最重要的工作。党建要做起来要争论的事情很多，很多单位是党建是一块、业务工作是一块，党建跟业务好像没有关系，这样是不行的。你天天学党史，是怎么促进学科发展的？怎么促进医务人员更好地为别人服务？如何做好党建工作很重要，党委要做好战略选择，怎么做决策、管大局、把方向，指导一系列问题。我们的发展战略是什么？第一步做什么，第二步做什么？一步两步三步往后跟，谁具体落实？要按照现在的组织结构的设计，调动起一切力量。"

当年抗击"非典"的医务人员之一，如今的中医经典病房负责人颜芳谈道："现在回过头来思考，我觉得在整个医院的大文化背景下面，这样一支有凝聚力的队伍是必然出现的。恰恰就是在我们文化的凝练熏陶的过程中，每一个人都非常自然地、主动地去为科室着想，去让自己追求卓越，每一个人的力量强了，整个团队的力量也就强了。这恰恰就是医院领导层这么多年来对我们的严格要求和培养的目的。日常工作如此，真到了疫情出现，我们的表现也一如既往。'非典'是一个考验，也是一个锻炼，所幸我们出色地完成了任务。"

除了文化建设，广东省中医院这支高度团结、表现果敢、工作有序的专业团队，离不开医院多年来对制度建设的极度严格与自律。一切医院，无论中西，只有切实建立起这样日常有惯性、关键时刻有作为的强大团队，才能为我国应对未来突发重大公共卫生事件作出应有的贡献。

5.2　业务层面：优势聚焦

一个医院的能力体现既落在医院的医疗水平与质量中，也包含着医院科研与对外合作广度这两个医院整体实力提升的关键助力，这些因素共同决定着医院的核心竞争力和发展后劲。医院的业务能力建设就如企业的核心竞争力的构建，需要有所侧重，有所取舍，全面出击的想法既无战略特色，又会导致低水准的管理，同时意味着毫无竞争优势。只有围绕着对优势领域的建设与发展，狠抓基础设施建设、专科技术提高、专业人才培养、临床医学科研等，有重点地倾注努力与心血，才能有效及有效率地增强医院的核心竞争力，使医院的医疗事业得到长足发展。

5.2.1 优势领域的确定

在医院所面对的众多战略抉择中，竞争优势的确定，是最关键的抉择。要做好这一抉择，要求医院必须结合实际，合理定位，科学规划特色医疗的发展方向，按照"有所为，有所不为"的原则，确定出能为创立医院竞争优势及品牌特色起到最好支撑作用的优势专科，从而将其建设与发展融入医院的长远规划中，重点扶植，使其成为医院发展的龙头。

在医院发展过程中，不可避免地要面对市场竞争问题，不同级别的医疗机构其服务对象、服务水平、服务范围是不同的，而其相互重叠的部分就容易出现同质化竞争，此时准确的定位就有利于医院的健康发展。此外，三级医院作为区域的医疗中心，服务了本区域甚至周边区域的广大老百姓，差异化地打造更优势的专科，才能科学地为老百姓解决各类疑难杂症，同时，避免同质竞争与盲目竞争，选择科学正确的医院定位，也能对区域内的卫生机构起到带动与示范的作用。

广东省中医院很早便意识到，三级医院虽具有较大的服务覆盖范围、较强的社会影响力，但不可能什么专科都做最强，因为一家医院的能力有限、精力有限，根据医院历史、人才状况、疾病类型、市场需要、科研力量等，选择性地发展数个特色、优势专科才是科学发展观的体现，才能有效地提高医院的整体实力和品牌影响力。

正如吕玉波院长所说："医疗中心要解决什么问题？就是解决专科急危重复杂疾病的核心，而具体说来，就是要对主攻病种和祖国医学宝库中精华有充分的把握。同时能够跟踪和把握现代医学的最前沿，在行业内处于领头羊的地位，或者处于本专业的第一方阵，是本领域学术的制高点。要达到这样的水平，同时要具有解决重大疑难疾病的临床优势和制订行业标准的能力，具有国内一流的专科学科带头人和有国际竞争力的专科研究方向。否则，跟别人合作交流，人家对你的研究方向不感兴趣，那就没有合作意义。医院要能够培养出高素质的人才和产出高等级的科研成果，并将成果通过转化到临床中应用，集中资源建立有影响力的医疗中心。"

在优势专科的确立与挖掘工作上，广东省中医院最大的心得便是要在研究方向的遴选、凝练、攻坚上下功夫，从而带动整个学科的发展。如何选择优势专科？要注意以下几点：第一，专科实力必须是站在学科的前沿或是具备充分的潜力；第二，所主攻的方向必须是本学科的重大问题，与危害人类的重大疾病相关；第三，该专科的发展必须对学校、医院的发展起到重要的推动作用；第四，必须结合本科室、本学科的基础和现有的条件和水平进行衡量。要明确医院的专科优势，不仅要清楚自己在干什么，也要了解国内外的同行在干什么，怎么干，这样才能更好地结合自身的条件与长处，使自己的专科建设更加突出优势和特色。

5.2.2　优势专科的发展

广东省中医院对优势领域的投入与建设首当其冲的是内涵与质量，起点要高、能力要硬、视野要广，同时要提高覆盖能力及品牌力量，胸怀要宽、服务要大。医院认为内涵和质量是发展的可能性，必须把这样的可能性转变成为社会效益，即要为更广大的老百姓提供健康服务。

例如优势专科的建设，目前，各家医院重点专科建设的考核指标大多都体现了这一精神，如优势专科的患者总量、疾病的疑难程度肯定需要超过医院其他一般专科，外地、外省，甚至外国的患者都得有一定比例。而对于广东省中医院来说，"取得一般医院不能达到的疗效，看一般医院看不了的病，解决一般医院解决不了的问题，出一般医院出不了的成果，培养一般医院成就不了的人才"，是建设高水平专科的目标。经过多年的建设，医院目前拥有国家卫生健康委员会临床重点专科6个，国家中医药管理局临床重点学科10个、重点专科22个，省级重点专科49个。专科建设带动了医院的快速发展，医院连续十余年门诊量居于全国医院之首。在香港艾力彼医院管理研究中心发布的"中国中医医院·竞争力100强"榜单中，广东省中医院连续三年获得榜首。广东省中医院在优势专科建设方面的经验，尤其是如何将优势内涵向外延发展，如何促进优势专科发展的持续动力，都有相当的借鉴意义。

5.2.2.1　中医优势病种培育工程

作为一所中医院，广东省中医院尤其强调集中资源扶持中医优势病种进行长期的高水平的临床研究，建立祖国医学的挖掘整理研究和临床应用研究的转化机制，将病因、病机、辨证治疗、预防保健等各个环节紧密结合起来，不断促进中医药临床疗效的提高。

一 探索中西医融合，提升专科临床综合服务能力

临床综合服务能力是专科建设的核心。要建设高水平中医专科，广东省中医院在充分发挥中医药特色优势基础上，紧跟现代医学发展前沿，探索高层次的中西医融合，提高专科综合服务能力。

（一）发挥中医药特色，形成覆盖病种全周期的诊疗方案

主攻病种是每个专科的重点建设方向，明确主攻病种是专科建设中的首要问题。为形成覆盖专科主攻病种全周期的中医综合诊疗方案，医院从常规方案、急危重症、轻病—慢病管理以及针药联用等方面进行探索。

1. 围绕专科主攻病种，探索形成中医诊疗方案与临床路径

广东省中医院围绕专科主攻病种，深入开展"七个挖掘"，明确中医疗效发挥的最佳切入点和关键环节，从而形成解决这些问题的中医诊疗方案，进一步以临床路径为抓手，将中医诊疗方案转变为临床诊疗日程，规范医疗行为、发挥中医优势。在国家中医药管理局开展的中医诊疗方案与临床路径制订推广工作中，广东省中医院肾病科、妇科等16个专科牵头制订了24个病种中医诊疗方案与临床路径。

2. 创新中医诊疗模式，探索形成病种急危重诊疗方案

广东省中医院组建了"中医经典病房"，通过综合运用名老中医、经典文献和本院临床宝贵经验，与急诊科、重症医学科形成"金三角"合作，探索中医药在治疗急危重疾病领域的临床疗效。自2010年成立以来，该科运用纯中医药治疗各种肺部感染经验得到了国家发展和改革委员会、国家中医药管理局的重视，已被列为全国中医医院建设扶持方向。

3. 推进中医预防保健，探索形成病前状态与慢病管理方案

广东省中医院在全国率先建立了"治未病中心""中医慢病管理中心"，探索中医药在预防保健中的优势，逐步形成了"未病""欲病""慢病"三个层次的中医治未病诊疗管理体系。在不断推动"治未病"服务链延伸的同时，医院鼓励专科加强与"治未病中心""慢病管理中心"的协作，筛选制订了多项特定健康状态调理方案与病种慢病管理方案。

4. 整合中医医疗技术，探索形成"针药联用"治疗方案

广东省中医院在全国率先成立"传统疗法中心"，通过举办"杏林寻宝"活动，系

统挖掘、整理、评价、引进全国各地确有疗效的中医诊疗技术，牵头制订了19项全国技术操作规范。医院鼓励各专科深化与中医特色疗法专业小组协作，共同围绕专科主攻病种制订融合药物和非药物于一体的"针药联用"综合治疗方案。

医院以专科为核心，以病种为纽带，充分整合常规方案、急危重症、轻病—慢病管理，以及针药联用等方面的中医药特色优势，逐步形成"融医疗、康复、养生保健于一体、全链条服务"的覆盖病种全周期的中医综合诊疗方案。

（二）紧跟现代医学前沿，形成中西融合的最佳诊疗方案

中医、西医诊疗技术都处于行业前列，是实现高层次中西融合的前提。广东省中医院在充分发挥中医药特色优势基础上，紧密追踪现代医学前沿，引进先进现代医学技术，以中西医融合指导临床实践，探索形成最佳诊疗方案。

1.追踪现代医学技术，提高专科临床诊疗能力

专科急危重症解决能力是高水平专科临床服务能力的重要体现。医院在鼓励专科探索中医药治疗急危重症的同时，将"引进前沿技术"列入专科建设责任目标，推动各专科紧跟本专科发展前沿，引进现代医学技术提高专科诊疗能力。经过多年的发展，医院专科一批现代医学技术达到了同行领先水平。如肝、胆、胰、外科在全国率先开展腹腔镜胰十二指肠切除及血管重建手术，脑血管病中心开展了全国首例动脉取栓术，检验医学科医学校准实验室三个校准项目顺利通过国际检验医学溯源联合委员会的评审。

2.践行中西医融合，探索形成最佳诊疗方案

医院力求将中医药精华与现代医学前沿进行有机的融合。在脑病中心、心脏中心等重点专科实行中西结合、内外结合、介入与针灸结合、手术与传统疗法结合的诊疗模式，为患者提供最佳的诊疗方案。如心脏中心引进前沿技术，开展一系列最新的心脏外科手术，并充分发挥中医药在围手术期的作用，对有手术禁忌证或身体状况不适宜手术的患者采用中医药治疗，待身体条件允许时进行手术，降低了手术的风险，而术后的中医药治疗可以减少并发症，促进患者尽快康复。

三　创新专科发展模式，助力高水平专科快速发展

新型专科发展模式，将为高水平专科建设注入新动力。在资源优化层面，广东省中医院鼓励专科进行细分与综合，逐步形成专科品牌；在内涵发展层面，医院探索建设研究型专科，推动专科从跟踪型向引领型转变。

（一）推动专科细分与综合，凸显专科发展品牌优势

专科纵向深化与横向整合是专科发展的新趋势。医院推动优势亚专科与病种深化建

设，鼓励优势专科整合资源，提升专科急危重疑难疾病解决能力，逐步形成专科品牌。

1. 细分亚专科，从"纵向"推动专科精深化发展

广东省中医院紧抓亚专科建设这一专科发展的制高点，把在专科全面建设过程中处于行业领先优势的方向作为亚专科，集中资源大力发展优势亚专科。近年来，医院在原有基础上推动了乳腺诊断中心、癫痫中心、心衰中心以及言语吞咽诊疗中心等新一批亚专科的成立。为了进一步深化亚专科建设，医院遴选具备发展潜力的优势亚专科病种进行重点建设，启动了首批15个院内优势病种突破专项，努力将优势病种打造成为医院品牌，成为患者诊疗该病种的首选医院。

2. 整合优势资源，从"横向"推动专科集群化发展

广东省中医院推动不同专科在面对同一个患者时，集思广益，以多专科协作（MDT）共同制订诊疗方案，从"横向"推动专科集群化发展。对于急危重疾病，医院建立"绿色通道"，如组织急诊科、心脏科、重症医学科、检验科、介入室等科室建立"胸痛中心"，为急性心肌梗死患者提供及时的院前急救、院内快速检测与治疗。对于肿瘤等重大疾病，医院以胃肠道肿瘤为试点，组织胃肠外科、消化科、肿瘤科、传统疗法科等专科组建多学科协作团队，整合优势资源，共同为患者提供最佳的综合诊疗服务。对于疑难疾病，医院建立疑难病门诊，组建疑难病专家库，采用预约制为疑难病专科提供全方位诊疗服务。

（二）创建研究型专科，引领专科可持续发展方向

建设研究型专科是建设高水平专科的必由之路，通过依靠临床医学科技创新，使专科能够持续引领本专业学术发展方向，成为科技创新的"孵化基地"。这与医疗改革赋予大型三甲医院的使命不谋而合。

1. 明晰研究型专科建设内涵，清晰建设思路

建设研究型专科，是要把专科建设成为疑难疾病的救治基地、转化医学的核心枢纽、创新人才的培养摇篮。医院需要有清晰的建设思路：在不断强化专科原有优势基础上，通过多专科团队联合攻关，以临床科研一体化为抓手，凝练专科新优势，逐步提升专科急危重疑难病救治能力，使专科成为行业诊疗常规的制订者，引领专科发展方向。

2. 完善研究型专科创建机制，激励建设积极性

制度的形成是推进研究型专科建设的关键。医院以医院评价标准为导向，在资源投入、科研立项、奖励评级、人才培养与选拔等方面向研究型专科倾斜。如修订科室分级管理条例，将制订行业标准能力、行业领先研究方向、研究型人才培养能力等列

为研究型专科（特级科室）评选条件，激励专科积极创建研究型专科。

三　构建完善平台与制度，保障高水平专科建设落地

完善的平台与合理的制度是高水平专科建设的基础。广东省中医院通过搭建科研创新、区域协作等平台，强化对高水平专科建设的支撑；制订合理的制度，加强对高水平专科建设的保障。

（一）搭建科研创新平台，提升专科科研创新能力

科研创新能力是高水平专科核心能力之一，也是建设研究型专科的重要体现。广东省中医院以临床需求为牵引，以课题项目为纽带，构建科技创新联盟，探索医药结合、医工结合、临床与基础结合、传统医药与现代科技结合的科技创新模式。医院搭建了国内一流的科研协作创新支撑平台：免疫、干细胞、内分泌等基础研究平台以及基因组学、蛋白质组学、代谢组学等先进研究平台。如与北京协和医学院组织工程研究中心合作开展干细胞研究，成为全国首批干细胞临床研究机构中唯一一家中医医院；与华大基因共建联合实验室，组建生物信息团队，利用基因组学、肠道菌群等技术手段，开展临床检测、科学研究；与国家蛋白质科学中心共建中医药蛋白质组学研究中心，开展中医体质、证候和中医药作用机制研究。

（二）搭建区域协作平台，拓展专科区域影响力

广东省中医院以"大中医观"为导向，从医院、专科层面搭建协作平台，自2002年开始推动协作医院对口支援工作；鼓励优势专科充分发挥影响力，组建专科医疗联盟，目前共牵头成立了12个岭南专科医疗联盟。为深化区域医疗协作，医院以"四个下沉、五个中心"为抓手，创新区域医疗协作模式，逐步建立了以远程会诊中心、教育培训中心、影像诊断中心、检验检测中心、患者转运中心，推动专科人才、技术、管理、文化下沉到基层，努力为协作机构"引进一项新技术，建设一个重点专科，培养一支人才队伍，解决一个管理难点问题，解决一个急需解决的业务问题"，真心实意促进基层医疗机构发展，逐步形成"榕树效应"，树立了合作共赢的典型模范。

（三）构建合理管理体系，形成专科发展的良好机制

围绕高水平专科建设，医院从规划制度、大科制度、配置制度、绩效制度等方面构建了合理的管理体系。

1.形成定期规划制度，明晰高水平专科建设思路

建设高水平专科，需要高水平的专科规划；制订高水平的规划，需要更新专科发展理念。广东省中医院在制订专科规划时，首先明晰高水平专科的内涵：围绕专科急

危重疑难病，以临床需求为导向，通过多专科联合攻关，全面掌握中医学与现代医学的诊断治疗方法，不断探索制订最佳的诊疗方案，临床疗效处于领先水平，成为专科病种专业诊疗常规的制订者或主要制订者。医院组织专科每三年在充分的文献调研、回顾总结的基础上，正确分析研判专科发展趋势，客观评估专科建设基础，明确专科的优势与突破点，明确专科建设的"线路图"与"时间表"，通过专科论证，制订科学合理的发展规划。

2. 形成大专科管理制度，整合优势资源推进建设

广东省中医院打破既往的临床科室组织架构，组建以专科为基础的临床体系，为专科的发展注入新的活力。如脑病专科、心脏专科等率先创立了中西结合、内外结合的现代中医临床专科的建设模式，不同科室的交叉融合碰撞，对促进专科整体的发展以及学术思想的更新，起到了积极的作用。同时医院业务用房的使用优先配备重点专科，尤其是解决急危重疑难病能力强的专科。

3. 形成设备优先配置制度，构建专科先进诊疗平台

综合服务能力是高水平专科的核心能力，它的提高离不开先进诊疗设备的支撑。围绕专科规划，广东省中医院每年组织专科进行设备购置论证，尤其对影响急危重疑难病诊治能力提高的专科设备予以优先购置。

4. 形成完善专科绩效评价制度，有效激励专科建设

完善的激励制度，有助于促使专科负责人把更多的注意力投向长远的专科发展、特色形成、能力提高以及人才队伍的构建上。广东省中医院建立了以学术水平、业务能力为主的专科科室分级评价体系，按照学术水平、业务能力高低，把专科科室分为特级、A级、B级、C级等四个级别，形成不同的分配方式，在量效相同的情况下，不同级别科室之间形成收入差距，有效地激发各专科建设的积极性。

5.2.2.2 创建研究型专科

正如前文所提到，创建研究型专科，是广东省中医院在建设优势专科的过程中最为注重的，要实现这一标准，转变观念是前提。研究型专科的建设，第一，要聚焦于新理念，推动树立与"研究型"相适应的新的观念。一是在发展方式上，要从着力于"规模扩展"向"内涵提升"上转变。从单纯依靠"物质投入"向依靠提高"科技创新贡献率"转变。要向内涵建设去着力，向科技创新去着力。对此，吕玉波院长深以为然："很多同志说，我这个学科规模不够，床位不多，我怎么去发展研究型学科。我就很简单问一个问题，麻省总医院全部床位才970张，霍普金斯医院也是差不多，也就

是1 000张床位左右，麻省总医院是五个世界级医疗研究中心。所以不在于规模的扩大，而在于内涵的提升。"第二，是推动临床从"应用常规"向"制订常规"转变。研究型专科不仅要成为最先进医学知识流动和传播的枢纽，更应成为新的治疗方案、医疗常规、医疗技术和医学知识的摇篮。第三，是推动临床诊治重点从"一般疾病"向"疑难病症"转变。要从常规收治普通患者到着重选择收治高危疑难患者转变，探索优化治疗方案。对于一所中医院来说特别是力争在临床运用中医药诊治高危疑难病症上有重大突破。而广东省中医院本身就是这样去自我要求的，医院的经典病房位于芳村，且规定这个病房只能接收危重患者。第四，要推动临床诊疗模式从"单一诊治"向"综合诊治"转变。要不断研究探索疾病综合治疗模式，中西结合、针药联用、内外兼施，形成综合治疗方案，力争为每个患者制订出合理的个体化治疗方案。 第五，是推动科研完成路径从"个体研究"向"团队攻关"转变。打破单兵作战的"小作坊"科研模式。要树立协同创新的意识，整合包括临床医生、名医工作室、方法学团队、基础医学、药学等领域，组成具有活力的创新人才团队联合攻关，持续作战，实现由"小科研"向"大科研"，由"小打小闹"向取得"重大突破"转变。第六，是推动科技创新方向从"跟踪模仿"向"自主创新"转变。要围绕一个重大研究方向，凝练科学问题，开展自主创新研究，推出能引领本专科、代表本领域一流水平，走向世界的标志性、自主创新性成果。第七，是推动从"关注数量"向"追求精品"转变。由关注论文、课题、成果的数量，向关注对临床的意义、价值、社会经济效益转变。第八，是推动从"自我满足"向"再立新功"转变。不能满足于已有成绩，要有干事争先的热情，以高度的历史责任感、宽广的胸怀和长远的战略眼光，带领学科持续发展，走向本领域的顶峰。

创建研究型专科，科学规划是基础。只有确立好发展的顶层设计，明确愿景目标、发展定位，才能得出科学的、正确的努力方向，明晰方法步骤、建设路径，完成宏伟蓝图。这里面要明晰的有小专科和大专科的关系，各亚专科的规划，大专科的整体布局。同时，要坚持临床、科研、教学并举，坚持阶段性规划与长远规划相结合，坚持总体战略规划与专题项目规划相结合。而这些，在广东省中医院的总结中就是"坚持锁定一流标准，高起点谋划，高标准落实"。在制订规划时，医院坚持把握现代医学学科交叉融合与深化细化的两大趋势，集群化和精细化并举。多年前，医院就开始强调精细化，设置亚专科或亚专科专业组。亚专科或亚专科专业组的建立，是专业技术向精深发展的必由之路，是形成特色优势的有效途径。同时，有利于培养和储备一批高水平的人才。术业有专攻，细化的各个亚专科都将朝着更加高、精、尖的方向发展，加快实现人无我有，人有我精，人精我新的学科建设格局。而精细化的同时，也要考虑资源的集群化，即整合资源。实施集群化时，找准整合切入点是建设优势专科群的关键。在整合的过程中，广东省中医院以重点优势专科为领头的专科群，围绕发展重点，在涉及原有格局的打破、利益关系的调整时，直面问题，解决问题。

创建研究型专科，选准方向是核心。临床学科要凝练好学科方向，形成学术优势。要知己之长，扬己之长。认真分析原有的研究基础、实力和优势，综合考虑学科的潜在优势和有特色的研究领域，集中方向。必须有所为，有所不为。懂得取舍，选准方向，做深做细做强。要具有全局性和主导性，选定的方向要有较高的学术价值或有利于社会进步、经济发展，对于中医院来说要对中医药技术提升、临床疗效提高有较大的意义。要具有前瞻性、战略性和基础性，留有足够的空间不断深化和拓展。朝着一个方向坚持做下去，形成深入的研究，取得重大的突破。广东省中医院专科建设尤其强调的是主攻病种，应以本专业的中医优势病种、重大疑难疾病、多发病、常见病作为主攻病种。作为主攻病种的研究，医院强调一定要对病种的古文献、全国名中医经验、民间特色治疗方法、本专科多年实践的体会、对现代研究前沿有充分的把握。要及时持续深化创新，着力破解临床难题，不断推出疗效显著、安全可靠的"一招解""一式灵"的新技术新方法。要全面掌握现代医学的诊断治疗方法，不断探索更优化的治疗方案，治疗效果在本专业处于领头羊的位置，是治疗常规的制订者，或者是主要制订者。

创建研究型专科，人才团队是关键。研究型专科要倾注更多精力，紧紧抓住培养、吸引、用好人才三个环节，投入更多资源，培育出临床与科研兼优的研究型人才，培养造就一批名家、名师、名医队伍，建成高水平的人才团队，为专科发展提供坚实的人才保证。广东省中医院要求各个专科人才队伍建设计划要与专科规划同步进行，特别针对中青年业务骨干，结合人才特点，合理确定人才培育方向和内容。医院注重科研思维能力和学术素养的培养，有针对性地制订培养计划，对培养对象分清优势劣势，找准目标差距，采取培养措施。成就出既有深厚的中西医基础知识，过硬的临床操作技能，又具有创新思维和创新能力的研究型人才。同时，医院亦强调构建研究型人才方阵。人才队伍结构要科学合理，梯队要不断优化，专科带头人领衔作用突出，团队成员各有突出特点。

创建研究型专科，临床需求是导向。研究型专科要贯彻"以医疗为基础，以科研为主导"的建设思路，使临床与科研交融。在这方面，广东省中医院强调：一是，要把科研工作寓于临床实践中，科研课题的提出来源于临床，科研水平的评价来自于临床，科研成果的转化应用于临床。二是自觉把临床工作植根于科学研究之中，充分利用医院病例多、病种复杂的优势，将诊疗过程当作积累科研资料，形成科研思路，提出科研课题，获得科研成果的过程。三是建立祖国医学伟大宝库的挖掘整理研究和临床应用研究的转化机制，将病因病机、辨证治疗、预防保健等各个环节紧密结合起来，不断促进中医药临床疗效的提高。这是医院科研与临床交融的三个内涵。

创建研究型专科，协同创新是捷径。在学科专科发展中，自我发展和借力发展是促进研究型专科建设发展的两种重要方式。广东省中医院的经验是：以临床需求为牵引，以课题项目为纽带，建立灵活高效的国际间、院际间、科际间、院所间、院企间强强联合的新机制，达到"优势互补、合作共赢"。医院在与省内、省外，以及国外医院、医疗机构、高校联合或结盟时，皆是充分考虑自身的学科、专科发展规划，每个联合点的思路都很明确，构建科技创新联盟，探索医药结合、医工结合、临床与基础结合、传统医药与现代科技结合的科技创新模式，形成以大科研、大团队、大协作为标志的联合团队。

5.2.2.3　专科带头人的管理与培养

吕玉波院长曾在全院大会中聊道："大量的临床实践是我们宝贵的资源，不要浪费，要在其中探索规律，成为你们的'财富'。仅仅会埋头临床的医生只是一个'工匠'，我们希望每一位医生不要当工匠，而要当医学家。"

建设高水平专科，关键在于拥有一批高素质的专科人才。广东省中医院在培育高素质专科人才，夯实高水平专科建设方面，心得颇多。

■ 一　着力于专科带头人管理与培养

专科带头人的学术水平代表了专科的学术水平。在专科带头人任用方面，广东省中医院打破"论资排辈"和"重学历轻能力"的旧习，公开选拔并大胆起用综合素质好、专科技术精、有发展前途的优秀人才。目标立足于促进学科整体水平的提高，培养临床能力过硬，具备基本的人文科学精神、敏捷的科学思维和坚实的综合科研能力，同时具备团队协作精神和管理运筹能力，带动学科整体水平提高的学术带头人和学科带头人。医院建立了专科学术带头人制度，一方面充分发挥退休老专家的作用，邀请其担任学术带头人，为专科发展保驾护航；另一方面本着"不求所有，但求所用"的原则，聘请国内一流专家担任专科学术带头人，使专科发展始终能够站在学术发展的前沿。在专科带头人培养方面，医院注重加强专科带头人在吸收和运用知识、转化和应用知识、研究与开发知识等方面能力的培养与提升，鼓励专科带头人"走出去"，与同行领先专科交流，汲取先进管理经验，获得专科前沿资讯。

二 着力于专科团队的培养

广东省中医院以专科发展主攻方向为引导，着力于培养专科骨干和青年人才，为他们创造条件和机遇，使他们的个人成长与专科发展、医院发展相统一，逐步打造一支合理的专科人才梯队。一方面，医院通过实施以"厚基础、宽知识、强能力、深钻研"为指导原则的继续教育培训计划，实行24小时住院医师制、总住院制、轮训制和跟师制，使年轻医师形成合理的知识结构，提高动手的能力，打牢成长的基础；另一方面，对于中级以上职称人员，要求他们在打牢基础的前提下，选好自己的主攻方向，在某一个领域深入钻研下去，成为这个领域内的佼佼者。

三 着力于优秀中医人才培养

广东省中医院针对不同年龄结构和知识结构采用不同的培养方法，实施"育人工程"。针对有培养前途的青年"苗子"，实施"朝阳计划"培养；针对具有成为中医名家素质的中青年人才，实施"拔尖人才"培养。根据个人特长及主攻方向，进行科研型和临床型的分型，实施个性化培养，为他们选择导师，投入启动经费和生活补助，提供到国内外全脱产学习的机会。医院在全国率先开展的"名医工程"，广邀全国名家，传薪岭南，在全国名老中医的关怀和支持下，医院通过多年的探索和实践，已成为业内公认的"育人的沃土""人才汇聚的洼地"。

5.2.3 科研发展的投入

开篇故事

科研的三个方向

20世纪90年代，国家中医药管理局启动医院等级评审时，广东省中医院因科研薄弱而失分，给了医院一记重锤。

怎么抓科研？医院首先培养人才：让有潜力的年轻人到国内知名医院深造，还主动破除门户之见；吸收五湖四海的人才，明确每年的招聘必须有30%的员工来自非广州中医药大学；借着"非全日制研究生"试点招生的东风，让医院的"本科变硕士，硕士变博士"……如今，广东省中医院不少科主任还是当年参加进修的"种子选手"。人才布局有了，如何将科研意识变成"指挥棒"？吕玉波想到一个法子：

将科主任位置和科研成绩挂钩，促使科主任狠抓科研。"那时刚开始做，我们更看重的是有无做科研，结果倒是其次。"吕玉波说。而且，做科研也要从医院的实际情况出发，有所为有所不为。实际上，广东省中医院最大的优势是病例多，可提供样本支撑。然而空有病例不行，还得有研究的方法。

20世纪80年代，赖世隆从国外学成归来，开始担任广州中医药大学临床药理研究所的负责人，试图将临床流行病学/DME的方法运用于中医药领域。这一种方法以临床流行病学为基础，吸收了运筹学、社会学、心理学等有关学科的研究成果，用于指导对人群健康状况的分析和疾病防治规律的探讨。尽管今天，临床流行病学/DME方法在世界范围内广受认可，但在当时，没有多少人知道，赖世隆的呼吁也没什么回应。在赖世隆的指导下，广东省中医院制订了中医证候、临床疗效评价和围手术期等三个重点研究方向。

一直以来，中医依靠望、闻、问、切行走天下。辨证是中医学所独特的认识疾病、诊断治疗的途径和方法。证候是疾病产生和发展的综合表现，能够不同程度地揭示病因、病位、病势等病机内容。中医证候由于缺少科学机制被人长期诟病，对中医证候进行研究能让中医走得更远。临床疗效评价的研究也至关重要，现有的生物医学模式难以评价中医药的临床疗效和优势，具有研究的必要性。围手术期的关注重点则不在论证，而是探讨围手术期中医药作用机制及药效依据。直到今天，这三个方向依旧是中医界常常讨论的三大关键问题。在广东省中医院，这三支研究团队齐头并进，在多个国内国际期刊发表高质量的论文。其中有一个项目运用了循证医学、社会学、数学等学科方法，探索如何在临床路径中融合中医药的关键技术，推动了临床路径全国推广应用和医改进程，促进医疗质量持续改进和费用合理化。

2023年度广东省中医院在中国医学科学院发布的全国医院科技量值排名第46位，并且连续5年位列全国中医医院科技量值第一。医院连续10年获得全国中医医院竞争力排行榜榜首，作为全国唯一一家中医医院连续两年入选研究型医院。

早在2005年，广东省中医院就发现这样一个问题：医院在学科建设、专科建设以及人才培养上所花的精力是最多的，但很多同志以为医院花在基建上、行风建设上、医院文化建设上的精力更多。广东省中医院的基本建设、行风建设、医院文化建设在全国很有名，成为很多医院争相模仿的样板，但在学科建设、专科建设上就没有这种影响力，为什么？这一现象促使医院对科研的投入与发展进行深思：也许医院需要在这方面找到更为准确的工作思路，使得如此巨大的精力和投入，能取得更为可观的成效。

而经过多年的持续探索与反思，医院发现，在科研发展中，发展规划、主攻方向和人才队伍是至关重要的三个要素。这三个要素相互联系，又相互支撑。发展规划决定了主攻方向，而要在主攻方向上取得成果，要靠人才队伍。

一　科学的发展规划

推动科技创新在现代医院建设中的重要作用和目的在于以科技创新为临床服务，推动和支撑临床疗效的持续提升。广东省中医院以提高临床疗效为导向，着力开展覆盖"临床—基础—成果转化"的系列研究，实施高水平的临床研究，获取高级别的临床证据；以中药新药研发、标准制修订和诊疗方案优化为主要方向，开展成果转化研究；通过协同创新和国际合作，引进现代前沿技术，深入探索中医药物质基础和作用机制，促进中医药为国际认同并寻求理论突破。

其中的关键是临床与科研的有机融合。把临床工作当作科学研究来做，把科研工作作为临床工作的一部分。科研工作的出发点和落脚点都要服务于临床，实现临床与科研在更广范围、更高层次、更深程度上的有机融合。而如何在科研发展的行动规划中体现与落实这一理念呢？需要医院自上而下贯彻"以医疗为基础，以科研为主导"的建设思路，自上而下地实现临床与科研从观念到行动的交融。这个交融，一是把科研工作寓于临床实践中，科研课题的提出来源于临床，科研水平的评价来自于临床，科研成果的转化应用于临床；二是自觉把临床工作植根于科学研究之中，充分利用医院病例多、病种复杂的优势，将诊疗过程当作积累科研资料，形成科研思路，提出科研课题，获得科研成果的过程；三是建立祖国医学伟大宝库的挖掘整理研究和临床应用研究的转化机制，将病因病机、辨证治疗、预防保健等各个环节紧密结合起来，不断促进中医药临床疗效的提高。

具体地，广东省中医院提出与践行了一套构建医院科技创新体系的方法。

（一）汇聚创新资源，为创新提供有利的条件

先进的技术平台是开展科技创新必不可少的重要资源。广东省中医院依托重大项目建设，以临床疗效提高为导向，根据医院临床学科的研究需求和医院的发展方向，针对"临床—基础—成果转化"全过程的技术需要，持续加大投入，引进国际先进技术和方法，打造了一系列与国际接轨的技术平台，为中医药科技创新提供支撑。

1. 临床研究平台

开展高水平的临床研究，获取疗效提高的高级别证据，是研究型医院的重点研究内容。高水平临床研究的实施，必须具备符合国际规范的临床研究平台，为临床学科提供专业的技术支撑。广东省中医院根据中医药的特点，融合国际临床研究技术规范，建立了从学术流派与名医学术思想及经验传承、方案设计、实施、质量控制和数据分析全过程的技术平台，为取得高级别证据创造条件。

为解决临床人员医疗任务繁重、无暇开展科研的实际问题，广东省中医院积极探索临床科研一体化的研究模式，加强信息化顶层设计，与IBM公司等机构合作，打造有利于临床医生在完成日常医疗任务的同时，完成临床科研信息的采集、整理、分析的信息系统，为实现研究型医院的临床与科研齐头并进提供基础。

2. 基础研究平台

为深入探索中医药科学内涵，广东省中医院整合利用实验室资源，瞄准国际前沿先进技术，建设多学科融合的基础研究平台，进一步阐明中医药物质基础和作用机制。建立了中医药生物资源中心、多学科融合的基础实验中心、再生医学与转化医学中心、华大基因联合实验室等基础研究平台。

3. 成果转化平台

广东省中医院以成果转化平台加速研究成果应用推广，探索符合中医药特点的转化医学。以新药研发和标准化作为主要的转化平台，促进临床基础较好的方药及方案转化为中药新药或规范方案，推动研究成果向临床应用转化。为此所建立的成果转化平台包括中药新药研发平台、中医药标准化研究平台、中医及中西医诊疗方案规范化研究平台等。

（二）完善创新机制，为创新注入内在的动力

1. 团队PI为核心的科研体制改革

广东省中医院建立以科研创新团队PI制为核心的系列科研运行机制，形成既有动力又有压力的科研氛围。

依托原有临床学科、研究室和实验室，医院建立科研创新团队，团队实行负责人PI制，给予专职科研人员编制，配置相关研究场地和设备。团队主攻方向需符合医院和各学科/专科的主攻方向，也可以由高水平的科研人员自选研究方向设置。医院通过"自愿报名、竞争遴选"确定PI，通过"双向选择、任务导向"组建团队，形成"成果导向、目标管理"的管理模式，推动"绩效挂钩、优绩优酬"的薪酬制度改革。改革团队薪酬分配方法，科研业绩与奖金分配挂钩，优绩优酬，业绩决定科研团队的发展及相关待遇。医院实行ABC分级管理，以定量和定性的方法、兼顾基本运行条件和标志性成果进行考核，评定为A级和B级团队薪酬和PI待遇相应提高。组建第一个建设周期（3年）按C级团队管理，从第二个建设周期开始根据考核结果分ABC三级管理。连续两个周期评为C级团队及未达到基本运行条件的团队需解散。

为切实保障团队的创新活力，学科为科研团队制订并实施研究助理制度，以医院统一管理、短期服务团队、编制流动灵活为特点，通过研究助理为团队专职科研人员分担事务性工作，并有效节约人力资源。

2. 医院科学研究专项组织模式与管理改革

广东省中医院以项目组织模式和成果评价深化科研体制改革，为创新注入活力。由医院设立科研基金，围绕医院重点发展方向，组织项目面向全院申报，建立项目建议征集制度，加强顶层设计，推动科研立项改革从被动应标到主动参与，举院体制与自由竞争相结合，一方面凝练主攻方向，以重点项目培育大成果，力争突破临床瓶颈与关键科学问题；另一方面鼓励原始创新，以青年项目支持自由探索。

3. 科研绩效评价体系改革

医院制订科研绩效评价新标准，设立创新杯奖励制度，从论文数量、课题数量，政府和学会评选成果评价为主转向成果产出，同行认可，社会效益、经济效益为主的评价体系。

4. 重大项目质量监控改革

为进一步推动成果产出，医院在原有课题检查和绩效评价基础上，实施重大项目质量监控改革。针对国家级重点项目、医院科研专项、国际合作专项和协同创新专项，组织临床研究方法学专业人员，定期督促检查课题实施质量，协助解决技术问题，协调实施中的困难，促进课题如期完成并产出预期成果。

（三）塑造创新文化，为创新营造成功的土壤

多年来，广东省中医院着力塑造创新文化，为构建科技创新体系提供文化土壤。营造"创新驱动发展"的文化氛围，沿着"首要是观念创新，主体是战略创新，关键是制度创新，要领是系统创新"的思路，坚持"尊重个性、弘扬特点、激励探索、提倡冒尖、鼓励领先、宽容失败"的原则，围绕着资源、机制、环境和文化等要素，建立和不断完善医院的创新体系。

创新出自超凡脱俗的气质，离经叛道的勇气，标新立异的思维，锲而不舍的执着，这需要与之相适应的创新文化环境。为此，医院提倡摒弃急功近利的浮躁心态，树立锲而不舍的拼搏精神；摒弃技不如人的自卑心态，树立敢于超越的自尊自信；摒弃亦步亦趋的依附心态，树立敢于创新的自主精神。

■二　集中与稳定的主攻方向

在医院实际工作中，对于一个专科，综合服务能力是非常重要的，患者来就诊可能是因为各种各样的疾病，因此医院必须具备一定的综合服务能力，能够解决患者方方面面的问题；但在打下了一定的基础后，医院医疗质量高水准的重要体现是在一个学科中能具有几个有特色的，尤其是疑难病种。由此可见，在高水平的科研建设中，必须贯彻"有所为，有所不为"的方针，抓住主攻方向，集中主要资源力求有所突破。医院的资源与研究人员的经历都是有限的，广东省中医院在多年的医院战略管理实践中，对于"集中精力干大事"这一朴素的方法论有着无数切身的体会，也因此早早便明确了，在科研发展中，抓住主攻方向，坚持长期努力，才能有所成就的观念。

医院在研究方向的遴选、凝练、攻坚上都下足功夫。如何选择主攻方向？第一，主攻方向必须是站在学科的前沿；第二，主攻方向必须是本学科的重大问题；第三，主攻方向必须与危害人类的重大疾病相关；第四，主攻方向必须跟学校、医院的学科、专科发展联系在一起；第五，主攻方向必须结合本科室本学科的基础和现有的条件和水平。明确主攻方向时，不仅要清楚自己在干什么，也要了解国内外的同行在干什么，怎么干。这样才能更好地结合自己的条件与优势，使自己的学科建设更加突出优势和特色。以此为出发点，医院在主攻方向的遴选和凝练后，一旦确定，就不遗余力地下功夫培养它们，加大力度围绕这些主攻方向去进行科研建设。

对于科研中的"有所为，有所不为"，广东省中医院的实际行动包括：选准方向，做深做细做强；懂得取舍，要具有全局性和主导性；明确标准，选定的方向要有较高的学术价值或对社会进步、经济发展、中医药技术提升、临床疗效提高有较大的意义。尤其是作为一所中医院，医院要在科研工作中体现对中医药技术的提升，临床疗效的提升，中医药的学术进步，要对中医药事业的发展具有前瞻性、战略性和基础性。此外，科研的主攻方向要留有足够的空间，可供不断地深化和拓展。正如吕玉波所说："围绕着我们的主攻方向，不是做个三五年，而是要不断地做深做强，我们有些院士就带着一个课题就成了院士，这一辈子就做了这件事。我们有些同志选的主攻方向就做了一个周期，一个周期完了，又有了一个新的方向，永远都做不深，这也是医院不能取得重大成果的教训之一。"

明确主攻方向后，培养就是关键。在培养主攻方向时，广东省中医院的经验谈是：必须以争取重大项目来带动。重大项目很多，有国家层面的，也有省市的，医院必须及时把握有关信息，紧紧抓住及有效利用这些信息，争取列入。这一点谈起来容易，但在实践过程中需要敏锐的眼光与不懈的行动，一旦错过重要机遇，没有争取到关键性的项目，医院就无法带动自身科研水平的提高。同时，在面对科研成果时，医院提出，必须走出误区，成果不仅仅是拿多少奖和拿什么奖，除此之外还应包括：专著、人才、高水平的论文、在国际有影响的杂志上发表的论文，以及国内外同行的认可程度、有效的专科制剂及其市场转化、社会效益和经济效益等。只有放开思路，多层面多角度地去积累科研成果，才能最终开发出能够显示医院学科水平的闪光点。

三 从个体到团队的人才队伍建设

对"人"的关注，是广东省中医院长期以来对内与对外都取得良好口碑与认同感的重要原因。而在科研人才的培养上，更是如此。对于医务人员来说，为什么要强调科研？医院认为有内外两个原因：对内，一个医生要成长要提高，科研工作是内在要求，通过科研培养良好的临床思维和主动学习精神，临床水平才能跟踪上去；对外，目前整个社会评价中，科研是一项重要指标，如果没有科研，医务人员的职称评聘有问题，带领与成就高水平的队伍有问题，尤其如果希望成为"名医"，就必须拿出科研成果来证明你的能力。

从人才自身的需求出发，医院倾注了极大的精力。医院要求各个专科，人才队伍建设计划要与专（学）科规划同步进行，特别针对中青年业务骨干，结合人才特点，合理确定人才培养方向和内容。到了中级及以上，每个人都应该有自己的合理方向，注重科研思维能力和学术素养的培养，有针对性地制订培养计划，对培养对象分清优势劣势，找准目标差距，采取培养措施，成就出既有深厚的中西医基础知识，过硬的临床操作技能，又具有创新思维和创新能力的研究型人才。在人才的培养上，医院冲破"论资排辈"，启动"凝聚人心工程""人才工程"，推动老中青，中西医和谐共处，建立主任导师制，让他们在业务和学术建设上继续发挥骨干作用。医院实施青年拔尖人才管理条例、继续教育制度、名医工程、"朝阳计划"、师承计划，为年轻人的成长与成才创造条件、搭建舞台，为了吸引全国最优秀的人才来医院，建立起"不求所有，但求所用"的灵活机制，科研人才上实行"因人设事"。

优秀的人才个体的培养，离不开集体的力量，也离不开先行者的带动。医院对于人才培养最高的目标是培养"医学家"，即临床与科研的复合型人才。而"医学家"所具备的特质，除了高超的医术外，更应有对本学科、对医疗事业的责任与担当。在具备一定的科研水平后，作为先行者（通常是科主任），这些优秀的人才有责任谋划自己科室的人才队伍建设：有的人需要在中医方面钻研，成为一个高水平的中医药人才；有的人需要在现代医学方面更进一步，成为现代医学的高水平人才；有的人却应该在科学研究，特别是临床研究的方法学上下苦功，成为这方面的佼佼者；有的人还可以在教学上下功夫，成为一个高水平的老师。大家的基点都比较高，达到一定水平后，科主任就应该针对每个人的特长设计好每个人的发展方向，而一个科室，这一群人才各有学科所需要的人才特长，组成了学科的合理人才结构，学科的发展就有了希望。这种人才的分类管理意识十分重要，人的精力是有限的，方方面面都是一流是极难实现的，重要的是学科带头人、科主任手下的人才队伍在打牢基础之后，让他们各有发展方向，使大家各有千秋、百花齐放。

> "随着研究领域的深入，很多问题依靠孤军奋战是解决不了的，所以作为一个学术骨干一定要突破小农经济的意识，一定要有一种广兼容、大学科的概念，一定要有宽广的胸怀。不要老是把注意力集中在自己那一亩三分田上，要把视野放得更开，把所有的力量都团结在一起。"
>
> ——吕玉波

从个体的多样化培养，到团体的队伍建设，是每一所医院在推动科研人才队伍建设时必经的道路。而广东省中医院在此过程中，逐渐形成了科研完成路径应从"个体研究"向"团队攻关"转变的理念。早期，医院科研实力薄弱，很大的原因在于人才培养观念跟不上，科研作战方式为单兵作战的"小作坊"科研模式。经过多年的实践，尤其是不停探索在大课题如何体现医院的价值和作用，广东省中医院逐步树立了协同创新的意识，整合包括临床医生、名医工作室、方法学团队、基础医学、药学等领域，组成具有活力的创新人才团队联合攻关，持续作战，实现由"小科研"向"大科研"，由"小打小闹"向取得"重大突破"的转变。在此过程中，医院时刻注意发挥集团式的规模效应，使得科研发展有力量走得更快，走得更远。也因此使得医院多年来在构建研究型人才方阵上取得了不错的成绩，人才队伍结构逐渐科学合理，梯队不断优化，专（学）科带头人领衔作用突出，团队成员各有突出特点，具有很强的创新活力，形成全国一流的临床服务和科研能力。

具体地，在科研团队管理上，医院实行PI制，以主攻方向的研究成果和取得经费为主要指标，对创新团队进行遴选和考核，创新团队的运行机制灵活而富有压力，有成果有经费，团队就能运行，否则就自行解散或重组。这种方式使所有的科研人员感到既是压力更是动力，从而更加专注于科学研究和早出成果。而医院的科研奖励政策，包括了中标奖，包括了所有科研课题根据它们级别不同所采取的津贴制度，还有科室的分级管理，根据不同科室学术水平的高低、业务能力的强弱进行科室分级管理，鼓励科室学术和业务创新。

5.3　患者层面：需求导向

顾客的细分对企业来说是常见且关键的一个理念，其分类依据主要有两点：顾客特征与顾客反应。由于不同顾客的需求、欲望及购买行为是多元的，所以对顾客需求的满足也应呈现差异。任何一个企业不能单凭一己之力满足整个市场的所有需求，因此，分辨出企业能有效为之服务的最适当的细分市场，以有限的资源获取最有效的市场竞争力，是进行顾客细分最重要的意义。

顾客细分既是对顾客关系管理的重要依据，也是其重要的管理工具。而医院的"顾客"即患者，广东省中医院作为一所公立医院，早在20世纪90年代便开始对不同患者群体进行细分，进而影响医院的行为模式，这在全国公立医院中是难得的，也是极为先进的。

经过多年的经验积累与不断的总结更新，广东省中医院对其现代化中医院所服务对象的认知日益拓宽，既遵循了传统医学原理，又具备了相当程度与时俱进的中医特色化治疗与服务，并且从基础设施、文化理念、服务意识等方面予以配合和强化，对不同服务群体进行持续的"深耕细作"的改进和完善。而其中，对中医治疗急危重症群体的长期钻研以及对治未病中心的长期建设是最佳的例子。

5.3.1　聚焦急危重症患者群体，"中医不是慢郎中"

2015年，广东省中医院第三次党代会决定启动战略转型，提出要着力于从"规模扩展"向"内涵提升"转变，带领医院走内涵发展之路，做"专科发展的引领者，解决疑难病问题的会诊中心，救治急危重患者的坚强后盾"。而医院的"十三五"行动计划也提出：以"提高解决急危重复杂疑难疾病的能力和水平，把优势病种建设成区域患者就诊目的地"为着力点，打造诊治能力全面、优势病种诊治水平突出、重点病种疗效领先、多学科协同发展、具有突出综合服务水平和区域影响力的中医医院品牌。这不仅是对未来一段时间内发展方向的期许，更是对医院过去相当长的一段时间医疗质量、医疗服务建设的总结与提炼。

很长一段时间以来，广东省中医院试图突破传统中医院的治疗"瓶颈"，建设属于现代化中医院的医疗竞争力，避免急危重症患者人群对于中医院的"选择性忽略"或是"不看好"，对此医院着力于对急危重症和疑难病种的攻克。同时，随着医改的持续推进，医院面临新的挑战和发展机遇，按照分级诊疗的要求，三级医院主要提供急危重症和疑难复杂疾病的诊疗服务。从医疗改革和自身发展出发，广东省中医院加强了特色科室的建设，致力于促进中医思维与临床相结合，着力探索中医药在应对急、危、重、疑难、复杂病患者的临床优势，通过对中西医结合抢救临床路径的确立和实施，提高中医药在急危重症治疗方面的贡献率，扩大中医药在急危重症中的应用范围；以证候研究、临床疗效评价、围手术期研究三大主攻方向为载体，围绕重大疾病的研究，建设重点研究室。例如，建设中医经典病房，扩大中医药治疗急危重症的效应；建立中医疑难杂病门诊，为患者提供一站式中医诊疗服务；开展多学科协作诊疗，提供最佳的中西医诊疗服务，等等。2017年11月，广东省中医院入选国家发展和改革委员会、国家中医药管理局中医药传承创新工程——重点中医医院建设项目，而中医经典病房在急危重症领域的探索也随之影响全国。国家发展改革委社会司、国家中医药管理局规划司在广州举办了中医药传承创新工程启动暨培训班，会上推广了医院中医经典科通过中医药治疗急危重症的经验《建中医经典示范区，显急危重症中医之疗效》，传承创新发挥中医药特色优势的"广东经验"，尤其是中医经典科以综合疗法治疗急危重症患者的做法受到了高度的评价。

同时，针对需要进行手术的患者，广东省中医院以中西医结合的理念开创与完善了术前术后的综合医疗服务。如心脏中心引进前沿技术，开展一系列最新的心脏外科手术，并充分发挥中医药在围手术期的作用，对有手术禁忌证或身体状况不适宜手术的患者采用中医药治疗，待身体条件允许时进行手术，降低了手术的风险，而术后的中医药治疗可以减少并发症，促进患者尽快康复。同样地，医院在乳腺病、妇科、骨科等多个领域开辟了中西医融合的围手术期医疗服务。

多年来在急危重症上的持续努力，是广东省中医院对"中医不是慢郎中"这句话的身体力行，首先，在大量临床实践中解决了急危重患者的抗生素滥用、副作用等具体问题，也出现了大量中医药为主治疗急危重和疑难病症的典型案例；其次，这些实践的效应从患者群体中开始发酵，冲破了特定群体对中医的认知和偏见，打破中医"只能养生保健"的刻板印象；最后，为广东省中医院建立起了现代化中医院应对与服务急危重病症群体的专业形象和良好口碑。

中医药事业与现代医学、现代科技的有机结合，是广东省中医院长期探索的课题，而探索的成果体现在对急危重群体的服务上，又是很好的发挥与佐证。利用中医药为患者解决问题，尤其是为急危重症患者解决问题，是广东省中医院在中医药事业追求之路上的重大成就。

5.3.2 服务未病群体，拓宽中医药健康事业

随着社会经济的发展，人们的就医需求日益多样化，传统的各医院普遍实行的根据医学病种划分科室进行服务，以及日复一日为患者提供相同的、标准化的服务措施的方式逐渐显现出一定的局限性。在新环境下，有时患者的需求并不能完全按病种或学科专业来划分，而是具有一定的特殊性。因此，广东省中医院在深入总结所遇患者的跨学科和跨专业需求、特殊就医需求等情况的基础上，在原有的专科维度外增加了特殊患者维度的需求满足，对这些需求予以分类、研究，完善医院在满足患者个性化需求上的独特优势。

一个典型案例，便是医院积极探索中医药在预防保健方面的优势，在全国率先建立了"治未病中心""中医慢病管理中心"，逐步形成了"未病""已病""慢病"三个层次的中医健康管理体系。医院引进或研发了健康评估的新方法、新技术，完善中医健康状态多维辨识体系。例如，医院针对慢性病患者群体，试点开展了具有中医特色的慢性病管理模式，初步建立起了糖尿病、高血压、慢性肾病、慢性阻塞性肺病、类风湿病、子宫内膜异位症等疾病的规范化、标准化慢病管理方案。医院在不断推动"治未病"服务链延伸的同时，鼓励专科加强与"治未病中心""慢病管理中心"的协作，筛选制订了多项特定健康状态调理方案与病种慢病管理方案。

与此同时，广东省中医院积极推进中医治未病区域化及云化发展，研究探索多租户、分级服务等医院治未病云化创新服务模式，依托医院治未病信息云平台，实现集预防、医疗、保健、健康教育、康复、计划生育技术指导六位于一体的中医健康管理创新服务体系，重点实现中医健康信息采集、信息评估分类、管理监测、系统档案管理、辅助决策支持等，推动区域内公众的健康水平，实现以人的健康为中心，连续不断、周而复始、螺旋上升的全人、全程、全方位的健康管理服务。

此外，对于近年来由于社会经济发展、环境变化、心理原因等各种因素造成的特殊的、复杂的患者或亚健康就医人群，如城市病患者，医院除了满足其一般意义上的解除疾病痛苦、康复的需求外，还在心理层面上帮助其消除焦虑，通过对医疗服务过程的愉悦程度、沟通有效性、就医效率等方面的提高与完善，满足患者更深层次、更多维度的需求。

通过对标准化服务与个性化服务的不断深入划分、改进与完善，广东省中医院日益突出其"健康全周期服务者"的角色，即坚持以人民为中心，坚定贯彻预防为主方针，坚持防治结合、联防联控、群防群控，努力为人民群众提供全生命周期的卫生与健康服务。

5.4　服务层面：多维拓展

早在2003年，广东省中医院就在工作重点中提出了对分院的发展要既发挥"规模力"，又加强服务力。把医院不仅"做大"更要"做强"，是医院在激烈竞争的市场条件下提高抗御风险的能力，也是医院整合各种资源使其产生规模效益的基础。

多年来，随着医院各分院、各门诊的不断发展与进化，如何在新形势下，在管理、技术、人才、效益等各个方面迎来新的生机，是摆在广东省中医院面前的一道新课题。为此，医院给出了一个回答：拓展服务层面，整合文化，整合服务，整合物流和资金，整合技术、科研、教学力量，充分发挥医院在医疗、科研、教学、经济诸方面的整体效益，以求进一步做强。

5.4.1　区域联动：开放合作

面对新的环境，如何产生创新的思维，在广东省中医院的领导层看来，就是要打破"安于现状"，不满足于医院现有的成绩，肯吃苦，肯尝试，实现自我突破；要杜绝"自娱自乐"，这也是中医发展过程中容易出现的弊端，要避免自说自话，以数据说话，懂得合作与协作的重要性；要戒掉"萧规曹随"，事物是发展的，不与时俱进，必然落伍；要警惕"急功近利"，有大局观，有长期奋战的决心与定力，一步一个脚印地创新。

近年来，广东省中医院建设贵州、海南、珠海三个国家区域医疗中心，携手香港、澳门共建粤港澳大湾区中医药高地，开门办院联合攻关中医药科学研究难题，都是医院以开放眼光、现代科技之刀雕刻中医药之美的全新探索。

5.4.1.1　加强合作，拓宽格局

创新的方向有时会制约创新的发展，因此，在创新的道路上，开阔的眼界尤为重

要。许多医院过去的创新是以职称课题、职称文章为主，追求学术技术为多，缺乏对临床疗效的提高、对行业和社会经济发展的贡献。对此，广东省中医院近年来不断加强与社会资本、医疗机构的沟通与切磋，从市场价值、市场贡献去考虑创新与合作。

随着改革开放的进一步深入，医疗改革的不断深化，以及社会的发展，医院所处的内外环境都将发生深刻的变化。在推进新医改中，公立医院如何打破市场逐利倾向，回归公益性，一直是一道全国性的难题。而广东省中医院对这道难题的回答中，包括了"合作"二字。一枝独秀不是春，大树扶小树，一起巩固水土，改善行业生态，营造大中医氛围，才能枝繁叶茂，基业长青。医院认为："不仅自己要建设全国一流的专科群，同时要发挥龙头作用，帮助各区域的中医院发展专科。只有每个中医院强大了，中医药行业才是真正的强大。这是我们的责任和义务。"

从关注自身发展到树立大行业观，从自身中医优势的形成到大中医观的转变，从帮扶到真心实意促进基层发展，广东省中医院的做法取得了良好的社会效益，赢得了政府、社会对中医院的认同，加深了公众对中医药的认同，推动了中医药事业向前发展。

一　发挥"榕树效应"，探索推进医联体模式多样化

（一）建设协作医院，以技术协作推动区域医疗水平的提高

广东省中医院自2002开始便与各级医院广泛开展协作医院工作，以技术与专科协作为主。以县级医院为主，包含三级甲等中医院和社区医院，辐射省内以及海南、广西、四川、重庆、河南等省市地区。医院在协作医院开展分片分科协作，专人负责，定期开展学术交流和临床协作活动，积极推广中医诊疗技术、适宜技术和特色疗法以及专科先进医疗技术，并定期派驻业务技术骨干挂职，通过一系列的措施，有力提升了基层医疗机构的综合服务能力，让当地群众享受到优质中医药服务。

（二）政府托管模式，发挥三甲医院的品牌效应

为充分利用"广东省中医院"的品牌效应和管理、技术以及大型设备、人才优势，医院与各级政府合作，托管当地中医院，全权管理与建设，提高当地医疗技术水平和综合服务能力。2002年，医院与珠海市政府签订协议，原珠海市中医院全权由医院进行管理建设。经过十多年的建设，广东省中医院珠海医院现有病床400张，新住院大楼启用后，床位将增至800张，年诊疗近80万人次，出院1.6万人次，住院手术6 000例，服务能力在珠海市居于前列。同年，广州市慈善医院建成并委托医院建设，成为广东省中医院芳村医院。该院床位数从原来的200张增加至500张，设备总值达到1.146亿元，是芳村区域目前规模最大、综合服务能力最强的三级医院，影响力辐射至广州市

各区以及珠江三角洲甚至省内外其他地区，在广人群众中树立了良好的口碑。慈善医院的品牌价值不断加强，已经成为国内知名的慈善服务医院。

（三）共建互联网医联体，提升"互联网＋中医"健康医疗服务

为进一步推进医联体建设，充分利用"互联网＋"的优势为中医医联体服务，从而更加便捷地实现多点执业、远程医疗，包括影像、检查检验、电子病历与健康档案等的互联共享，2017年5月广东省中医院与深圳宝安中医院（集团）、广州微医互联网医院合作共建广中医联体，利用微医互联网医院平台，发挥医院优质医疗资源及学科人才资源作用，全面提升"互联网＋中医"医联体建设水平和综合服务能力，实现医疗资源上下贯通，提升中医医疗服务体系的整体效能，更好实施分级诊疗，满足广大人民群众的健康需求。

（四）加强与社会资本合作，形成多元办医格局的区域联动

随着医疗改革的发展，多元办医成为医疗格局的新局面。为进一步探索公立医院如何与社会资本合作，推动医疗市场的综合技术能力和服务水平的提高，2010年7月，广东省中医院正式托管东莞康华医院，以管理输出为主，双方广泛开展技术人员对口培训，实施临床路径管理，推动了康华医院的综合服务水平的快速提升。2013年，康华医院通过三甲验收，成为全国首家民营三级甲等综合性医院。该院整形外科获评全国唯一"整形外科国家级重点专科"；心血管内科、普通外科、医学影像科获评"广东省临床重点专科"。2013年，医院又与广东珠江投资集团签订合作办医协议，仍以管理与技术输出为主，共同建设社区中医诊所以及集医疗、养生、养老于一体的民营中医综合医院；2014年，与和睦家医疗集团合作，共同在广州琶洲兴建高端妇产科医院。在与社会资本结合的过程中，广东省中医院着力形成六种知识资本模式：健康养生保健服务包、规范化管理机制、协同创新平台、名专家工作室团队、综合一体化诊疗方案以及医养结合技术，以技术输出和管理输出为主，共同形成多元办医格局的区域联动。

（五）推动建设社区医联体，促进区域联动分级诊疗

为促进构建"基层首诊、双向转诊、急慢分治、上下联动"的分级诊疗格局，广东省中医院积极加强与广州所有区级中医院以及社区卫生服务中心的联系。目前，与越秀区15家、海珠区18家、荔湾区9家社区卫生服务中心签署了合作协议，共同开展人才培养、技术培训以及分级诊疗。2015年，借助建设"广州·伯明翰全科医生服务培训示范基地"的契机，医院与广州市越秀区光塔街社区卫生服务中心、荔湾区华林社区卫生服务中心开展深度合作，探索医联体合作各项具体措施，建立完善了"双向转诊"工作流程和管理方案，并指定专人负责；定期派经验丰富的专家到社区查房，跟踪下转到社区的患者，指导社区医生和护士跟进后续的治疗；派专家作为上级指导老师加入家庭医生签约的团队里，对居民健康提供建议；针对社区医生开展区域影像阅片协作；开展短期进修或跟师学习；协助重点开展疑难危重症查房工作。同时，医院与越秀区卫计局合作根据社区基层医疗机构人才情况，共同开展对社区医生的临床培训。一是开展临床检验检查基础培训；二是开展以病种为单位的系列专科诊疗技术培训；三是开展中医适宜技术培训；四是针对西医人员开展"西学中"的课程培训等。

（六）构建专科医疗联盟，提高区域专科整体水平

为推动专科水平的提高，医院鼓励专科积极构建专科医疗联盟的方式，支持协作医院和合作医院的专科发展，推广专科以病种为单位的优化诊疗方案、中医药特色疗法与适宜技术、中医治未病方案和优秀院内专科制剂的共享，加强专科急危重疑难病例的双向转诊和会诊。2016年12月，医院牵头66家医疗机构成立了妇科医疗联盟，通过医疗联盟联合各医疗机构相同专科技术力量，形成区域内若干特色专科中心，提升解决专科重大疾病的救治能力，形成补位发展模式。2017年开始，医院又牵头相继成立了岭南骨科医疗联盟、岭南中医急诊医疗联盟、岭南脑病科医疗联盟、岭南中西医心血管医疗联盟、华南中西医普外科医疗联盟等13个专科医疗联盟，在行业内形成了巨大反响。对于医疗联盟的建立，广东省中医院的计划是在未来将联盟医院的专科打造成本区域内中医技术领先、现代医学先进、业务影响广泛的专科，并协助联盟医院达到国家级或省级中医临床重点专科单位水平，还在联盟医院内建立名医工作室，推广优势病种的优化诊疗方案，并培养德才兼备的学术经验传承人。

5.4.1.2 以协作医院为载体，建立专科基础，培养人才队伍

以协助医院为载体，凝聚发展的力量，成为地区专科的坚强核心，是广东省中医院近年来对外合作的重要目标。

广东省建设中医药强省战略明确提出"要把广东省中医院建设成为全国现代化综合性中医院的典范"，并要求广东省中医院发挥名院的"榕树效应"。因此，医院立足于全局去思考医院发展的战略，坚持"大中医行业观"，以专科协作为主体、以技术协作为重点、以人才协作为突破口、以管理培训为载体、以文化理念为导向，持续推进区域医疗协作。并根据协作医院的需求和医院实际情况，建立不同层次的合作关系：紧密型合作，通过安排专科技术骨干到协作医院挂职副院长进行重点帮扶，以医院管理文化、人力资源、专科技术等多种形式投入到协作医院开展密切交流与合作；半紧

密型合作，通过多个专科的深入协作，开展互动、合作、交流，提升协作医院专科医疗技术水平和专业管理能力，同时提供个性化帮扶；松散型合作，通过医院签订合作协议，建立技术支持、人员培训、双向转诊等制度，促使医疗机构之间的业务协作、分级诊疗。一系列的措施，力求在协作医院实现"六个一"：引进一项新技术，推广一项中医特色疗法，建设一个重点专科，培养一支人才队伍，解决一个管理难点问题，提升一项业务管理能力。真心实意促进基层医疗机构发展，逐步形成"榕树效应"，树立了合作共赢的典型模范。

一　以专科协作为主体，夯实协作医院发展的基础

广东省中医院在协作医院中开展分片分科协作，通过建章立制，促进各专科协作任务落到实处。支持和鼓励协作医院立足自身解决临床问题，要求各专科根据协作医院的要求，实行定期坐诊、定期查房、定期培训、随时会诊。医院还建立了协作医院绿色通道制度，实行优先转诊。以学术为纽带，加强专科联盟的凝聚力；举办高级别的专科学术会议，邀请联盟医院参加各类现代医学技术及中医药学习班、继续教育培训项目。医院要求各专科积极参与协作医院的学科发展论证，根据他们的战略发展需求，重点进行帮扶，促进其重点优势专科的形成。

二　以技术协作为重点，推动协作医院综合服务能力提升

为加强对协作医院的技术协作，广东省中医院实行了技术骨干协作医院挂职制度。精选思想好、业务强的骨干到协作医院轮流挂职，指导临床，提高协作医院技术水平。医院派出骨干到协作医院挂职，挂职时间一般为半年到1年，挂职期间所有待遇均由医院负责。挂职骨干切实帮助了协作医院解决急危重症患者的诊治问题，切实提升了整体临床技术水平，得到了协作医院的一致肯定和好评。

医院全面加强中医特色疗法及适宜技术在基层医院及基层单位的推广，先后在从化、增城、阳江等地开展中医适宜技术培训班，通过专家组集中对基层医生开展继续教育学习班的模式，给基层协作医院带去了实实在在的中医适宜技术。发挥中医特色与优势，医院在基层医疗机构推广专科诊疗方案、治未病和慢病管理模式。在专科常见病、多发病的中医诊疗方案、中医适宜技术中，筛选适宜基层医疗机构开展的诊疗项目，指导实施推广；指导基层医疗机构治未病专科的建设，推广国家治未病协作组方案；构建专科疾病综合防控网络，示范推广适宜有效的防治技术和措施；扩大专科慢病管理辐射范围，将优势病种标准化方案的服务包进行推广。

三 以人才协作为突破口，推动协作医院人才水平提高

广东省中医院与协作医院合作，特别强调人才培养，把对技术人员的培训作为工作的重点，培训内容侧重于系统提高协作医院相关医护人员的诊疗水平。医院免费接收协作医院的人员进修学习，自开展协作医院工作以来已为超过1 000名医护人员进修提供各种便利条件，包括随时进修，安排住宿等；免费接收协作医院人员参加医院举办的各类学习班、学术会议、各类继续教育项目、名医讲堂等。同时，医院在协作医院推行了"师带徒"制度，在院内高级职称人员中选取一批临床经验丰富的医师，在协作医院进行"师带徒"，协作医院选派当地住院或主治医师进行跟师，培养了学术经验继承人。通过建立"名医工作室"，充分发挥"传、帮、带、教"的作用，使名医工作室成为人才培养的实践示范基地，推进了协作医院和合作医院的人才队伍建设。

四 以管理培训为载体，推动协作医院文化理念形成

广东省中医院通过管理理念创新、管理模式输入、管理方式变革、管理文化形成，促使基层医院从管理要发展，从管理要效益。部分医院从院长、书记，到职能干部和科室主任分批来医院进修，学习医院的管理经验和文化，如：广西中医药大学第一附属医院、揭阳市中医院、惠东博罗县中医院、深圳宝安中医院等。2009年起，医院组织了广东省中医院协作医院管理培训班，相互认同的医院文化和管理理念能更好地促进医院之间的相互协作。

5.4.2 医疗延伸：关注治未病

2004年，广东省中医院的名中医邓铁涛曾在《中医与未来医学》一文中提到："中医有句格言——上工治未病。这是一个重要的指导思想，它包括未病先防，已病早治。重点在于防病。西方医学也很重视预防，讲卫生。但两者比较，西医是较为消极的，中医是较为积极的。西医的预防讲究外部的防御，如绝对无菌、消毒，而中医比较重视发挥人的能动作用，发挥人的抵抗作用。"

多年后，在当今社会压力、环境污染、不良生活方式等因素带动疾病谱改变的背景下，现有卫生服务体系和医疗保障体系面临着巨大压力和严峻考验，引发了人们对于医学目的和医疗服务功能的重新思考，也促进了医学趋势由指向疾病转变为指向人的健康，从只关心疾病转变为注重人的健康。

世界卫生组织提出的健康医学概念也明确指出医学的目的不仅仅是治疗疾病，更重要的是预防疾病，与中医"上工治未病"的医学理念不谋而合。广东省中医院认为，探索"治未病"实践模式，充分发挥中医治未病的优势，建设有中医特色的预防保健服务体系，增强全民健康保障意识和能力，减少疾病发生是缓和医疗供求矛盾、缓解医疗保障压力的"治本之策"。因此，全国首个"治未病中心"应运而生，广东省中医院以"治未病"思想为核心理念，以"政府引导，市场主导"为机制，以传统医学为基础，结合现代医学，融合现代科技，通过实施"中医治未病健康工程"，探索实践"治未病"思想的有效途径和模式，将"治未病"从理论转化为实践，提高疾病预防、养生保健能力。同时，医院希望探索构建中医特色预防保健服务体系，为民众提供最佳的预防保健服务；认真总结试点工作经验，为"治未病"实践模式的推广奠定基础，为政府主管部门的相关决策提供依据和参考。

5.4.2.1 全国首家治未病中心的筹划及建立

2007年3月29日，为了贯彻落实吴仪副总理关于中医药工作的多次重要讲话，以及国家中医药管理局《关于进一步保持和发挥中医药特色优势的意见》的有关文件精神，广东省中医院在全国率先成立了"治未病中心"，在社会上引起了极大反响。同年6月24日，全国中医"治未病"试点工作会议在穗召开，医院被确立为全国中医"治未病"试点单位。

一 "治未病中心"成立前的建设

（一）"治未病中心"组成部分之一——体检中心的建设

广东省中医院体检中心成形于1997年二沙岛医院成立之时，仅有的两位医师和一位护士负责本专业的体检，其余的体检内容要分散安排到门诊各科室进行检查。2001年正式成为一个独立的"一站式"体检区域，内设有抽血处、内、妇、眼、耳鼻喉等专科的体检，同时设有B超室，心电图室，胸透室及各科检查室等为一体的多功能体检大厅，体检面积近400平方米，体检区完全与住院、门诊病区隔离，避免了参加健康体检人员与病患接触，极大地减少了健康人与病患接触的可能。为满足不断增长的客户的需要，医院成立了大德路体检中心，服务规模不断扩大，使医院体检总面积增至约1 000平方米。

（二）"治未病中心"组成部分之二——传统疗法中心的建设

广东省中医院"传统疗法中心"于2005年10月15日成立于芳村医院，同年12月

25日在总院开设第二个"传统疗法"特色门诊。2008年1月14日在二沙岛医院开设第三个"传统疗法"特色门诊，2008年10月位于大学城医院的第四个特色"传统疗法"门诊开科。传统疗法中心是集医教研、康复和保健于一体，汇集了全国名老中医、各派名家和民间的多种传统外治疗法以及国家局百项诊疗技术和推广项目、具有独特临床疗效和中医特色的诊疗中心，是医院引进、消化、吸收、应用和推广各种特色疗法的集散地。

二 "治未病中心"成立

2007年3月29日，广东省中医院"治未病中心"成立，成为全国首家治未病中心，时任卫生部副部长、国家中医药管理局局长王国强和时任广东省副省长雷于蓝亲临揭牌仪式。"治未病中心"的成立是在整合原"体检中心""传统疗法中心"的基础上，为充分体现中医对人体健康状态评估的作用，成立了"体质辨识中心"，使体检中心成为融中、西医体系为一体的健康评估中心。同时，开设"健康调养咨询门诊"，实施一对一的健康干预指导，并设立健康监测，开展健康功能测评。至此，"治未病中心"具有完整的架构，形成"健康评估""健康调养咨询""传统治疗"三大板块，开始了集"未病先防、既病防变、瘥后防复"于一体的"治未病"服务链，开始了为民众提供最佳的预防保健服务为目标的建设，探索构建中医特色预防保健服务体系。

三 建设与发展

"治未病中心"成立后，得到各级领导的大力支持，时任卫生部部长陈竺、时任副部长兼国家中医药管理局局长王国强、时任广东省卫生厅副厅长兼广东省中医药局局长彭炜等各级领导先后到"治未病中心"视察及指导工作。"治未病中心"自筹备至成立后，得到医院聘请的邓铁涛、颜德馨、吉良辰、朱良春、樊正伦等全国名老中医，以及俞梦孙院士、王琦教授等在体质辨识与养生干预等方面的直接学术指导。在医院领导的大力支持和专科的支撑与配合下，"治未病"专科建设得到快速发展，并通过与北京昆仑炎黄企业的合作，构建"治未病"服务链及健康管理体系，使治未病服务平台建设日趋完善。2007年11月29日，在"中医中药中国行"广东行暨中医"治未病"健康工程启动仪式后，吴仪副总理授予医院为广东省中医"治未病"健康工程示范单位。2008年1月21日，国家中医药管理局正式发文，确定广东省中医院"治未病中心"为全国第一批治未病预防保健服务试点单位。

目前广东省中医院"治未病中心"由体质辨识中心、健康调养咨询门诊、传统疗法中心三大板块组成，包含大德路总院及二沙岛医院、芳村医院、大学城医院共7个临床科室，总占地面积近3 000平方米。设备投入总值达400多万元，主要相关仪器设备有电子扫描功能检测系统、超倍生物显微系统检测系统、红外热像扫描系统、中医经络检测仪、虹膜全息检测仪、脉图诊断仪、睡眠监测系统、健康档案管理系统、亚健康状态辨识管理系统。

"治未病中心"成立后，由广东省中医院牵头成立"广东省中医药学会中医养生康复专业委员会"，负责人为"治未病"学科带头人杨志敏教授，同时任职中华中医药学会养生康复专业委员会副主任委员，并在多个学术团体有重要任职。

而在院内，"治未病中心"成立后，医院成立了以院长为主要负责人的治未病工作领导小组，明确了相关部门的工作职责，并开展了如下工作。

（一）明确服务人群，确立了"治未病"在预防保健及医疗服务体系中的地位

治未病中心的服务定位是关注健康的各类人群。中医"治未病"工作的核心在于把"治已病之人"前移到"治未病之人"，从以"患者"为中心转向以"健康"为中心。主要包括：未病先防——未病养生，防病于先；既病防变——已病早治，防其传变；瘥后防复——瘥后调摄，防其复发。为此，医院把"治未病"中心服务对象明晰区分为六大类：一是关注健康的人群；二是体质偏颇，有疾病易患倾向者；三是自觉症状明显，但理化指标无异常者；四是理化检查指标处于临界值，但尚未达到疾病诊断标准者；五是大病或手术之后的康复者；六是慢性非感染性疾病需减缓发展，预防并发症者。前四类人群体现"未病先防"，后两类人群分别体现"既病防变"及"瘥后防复"，与专科治疗有一定的交叉性但侧重点不同，目前以前四类"未病先防"人群为重点服务对象，初步构建具有中医特色的预防保健体系的服务框架，从而使"治未病"中心的服务明确地与其他医疗服务区分开来，确立了"治未病"中心在医院医疗工作中的地位与位置。

（二）整合资源，构建中医"治未病中心"

在上述工作的基础上，广东省中医院对现有资源进行了有效整合，探索形成了包括体质辨识中心、健康调养咨询门诊和传统疗法中心三部分组成的"治未病中心"，努力打造以中医体质学为基础，集"未病先防、既病防变、瘥后防复"于一体的"治未病"服务链。

1.建立体质辨识中心，探索有中医特色的体检新模式

医院通过文献复习，并在邓铁涛等全国名老中医和专家的指导下，依据岭南地区人群特点，将人体基本体质分为"平和质、阳虚质、阴虚质、气虚质、痰湿质、湿热

质、气郁质、血瘀质、特禀质"等九种，并建立"中医体质辨识量表"运用到体检工作中，结合心理评估、亚健康状态评估和现代医学体检的各种检查手段对受检人群的健康状况进行个性化评估，确定体质类型，分析易患疾病倾向，提出相应的健康调养原则。同时，通过体检筛选出"未患者群""已患者群"，为进一步调整体质、预防易患疾病、改善亚健康状态打下基础。

医院初步建立了中医健康管理档案软件，对辨识的各项结果进行详细记录和统计分析，为进一步开展中医"治未病"研究提供依据。医院针对一些单位及社区开展了辨识体检工作，完成体质辨识1万多例，通过统计分析，初步提示了亚健康状态和不同体质类型的人群分布特征，为制订针对不同人群的有针对性的健康教育、健康干预方案提供了依据。

2. 建立健康调养咨询门诊，提高预防疾病的综合能力

针对人群中体质偏颇者，医院根据体质分型、健康状态、易患疾病等，为其制订详细的个体化健康调养方案，包括起居调养、药膳食疗、情志调节、动静养生和经络俞穴按摩保健等提供指导，同时根据咨询者具体情况合理选用药物干预和中医非药物疗法，从而达到"未病先防"、维护健康的目的。例如针对体质辨识为湿热质的人群，医院会为其提供一份个性化的健康调养咨询报告并告知其应注意的有关内容，包括易患病种倾向，如高脂血症、高尿酸血症等，影响健康的不利因素，如吸烟、饮酒、熬夜、辛辣肥甘饮食等。指导其在调养情志方面尽量安神定志，以舒缓情志，学会适合自己的情志疏导宣泄方法，保持情志舒畅调达；指导其应注意的饮食宜忌和起居调养、运动保健的注意事项，如运动出汗后不喝太多的冷饮；同时，指导其日常自我保健方法，如按摩曲池、太冲、丰隆等穴以促进机体自我调整能力；为其选择合理的药物、非药物干预方案，如有针对性的中药汤剂、中成药，以及在专科医生指导下的针刺、砭石、拔罐等。

对于"未病"人群中有较为明显的疾病易患倾向者，比如检测指标处于临界值或稍异常但没有明显自觉症状者，以及"已病"人群与"病后"康复人群，医院强调专科介入，充分利用专科医生的专业知识和手段，预防、减缓甚至阻断疾病发生、发展、恶化的自然进程，降低重大疾病的发病率、复发率和并发症发病率。

健康调养咨询门诊开业以来，取得了良好的调养效果，吸引了大批国内外关注健康的人士前来咨询和调养，门诊量呈逐月增加趋势。

3. 完善传统疗法中心，发挥非药物治疗在"治未病"中的作用

传统疗法中心是在全面挖掘整理引进中医药行之有效的特色疗法基础上建立起来，

具有浓厚中医特色的诊疗中心。医院在此基础上，依据各类人群的不同特征以及各种特色疗法的不同优势，以体质分类理论为指导，制订出具有中医特色的非药物疗法和中药外治法为主的中医干预治疗和健康调养方案，采用如体针、腹针疗法、平衡针、艾灸、雷火灸、天灸、平衡火罐、中药熏蒸、砭石热敷、音乐疗法等技术，达到增强体质、防病抗衰的目的。

（三）争取多种合作，丰富服务模式

广东省中医院"治未病"中心与炎黄东方（北京）健康科技有限公司合作，探索实践KY3H模式，目前已基本理顺服务流程；与草本泉源专业养生机构等合作，开发系列养生茶饮，探索产、学、研紧密结合之路；多种合作形式为"未病"人群提供了全方位服务，也有利于提高服务质量、拓展服务范围及深化服务功能。

（四）"治未病"工作走向社区，服务到家

根据时任王国强部长在广州第一次试点工作会议的讲话精神，按照广东省中医药局的要求，建立有中国特色的预防保健服务体系，必须让治未病服务走向社区，走入家庭。为此，广东省中医院积极开展了以下工作。

1. 建立协作医院网络

充分运用医院与市、县、镇医院、卫生保健站、社区医疗中心等的合作，通过培养基层相关人才、支持开展相关业务，构建中医"治未病"工作网络，将社区和单位的医疗点变成中医"治未病"的拓展与研究基地。

2. 社区建设

将中医治未病理念真正推广至社区，走进家庭，让普通老百姓受益，是发挥预防保健服务体系作用的关键环节之一。因此，医院启动多个社区建设项目。合作内容包括双方全面开展中医"治未病"合作和帮扶；充分利用社区卫生服务中心建立的全区常住居民中医健康档案，进行人群分类，提供针对性健康干预；联合开展中医药技术及人员培训；开展中医药干预在社区"治未病"的科研和效果评价，共同申报相关课题；共建社区人群健康档案信息资源库等。

（五）以信息化促进健康建档与追踪随访工作

广东省中医院在治未病中心建设与发展的过程中，深知治未病的实践少不了日常生活的补充。短暂的门诊服务远不能保证治未病工作的完全落实开展，为了更好地服务群众，更好地追踪随访，医院自主研发的健康管理电子系统不断得到更新换代。从2008年的"中医健康管理系统"取得软件著作权专利，到2011年的"膏方管理系统"和2015年的"中医生活方式评估系统"的面世，再到2021年"中医治未病临床科研一体化平台"顺利验收，医院的治未病信息化建设不断取得突破，初步构建起"互联网＋健康管理"的立体模式，创新打造了"健康评估—健康指导—健康干预—追踪随访"的治未病服务链，搭建了贯穿人类生命全周期的现代化中医健康服务平台。

（六）多途径开展全方位宣传工作，增强公众健康意识和自我保健能力

为了普及健康生活理念，推广中医养生保健"治未病"知识和方法手段，增强公众健康意识和自我保健能力，广东省中医院与媒体紧密合作，充分利用报纸、电台、电视等多种手段，通过开辟专栏、录制专题节目等多种形式，广泛传播中医养生保健知识。与中央电视台"中华医药"栏目合作制作并面向海内外播出了8集"治未病"系列科普专题片"教你如何不生病"，引起很大社会反响，许多海内外人士纷纷来电或专程来穗咨询；与亚洲电视合作拍摄中医药科普系列专题片《方草寻源》，已播出两个系列20集，收视率屡创新高，获得广泛好评。医院广场开展的示范带教"八段锦"养生操活动，每天吸引多名群众前来学习、体验，成为推广中医运动养生方法的有效途径。此外，医院先后印制了近30种宣传资料，多次举办院内、院外义诊咨询活动，深入社区、老年大学、机关单位开办健康系列讲座，以多种健康教育形式，深入民众，提供健康知识，增强其预防保健意识与预防疾病的能力，均收到了良好效果。

（七）积极开展科研，探索"治未病"有效途径

医院借助科技部"十一五"支撑计划课题的支持，开展亚健康中医体质辨识研究，逐步建立中医体质辨识的规范和辨识测量工具，为构建中医健康评估体系奠定基础；开展名老中医养生保健经验的挖掘研究，为形成有效的养生保健和健康调养方案提供支撑；开展亚健康失眠状态干预方案的研究，为临床提供安全、有效的干预方案，并为其他健康调养方案的研究积累经验。此外，医院分别与香港科技大学及澳门科技大学初步达成合作意向，开展亚健康基础研究；与香港医管局洽谈，开展亚健康流行病学调查与治未病干预研究，为中医特色预防保健服务体系提供更多的健康评估、健康监测和健康调养的手段和方法。

（八）持续关注人才培养

中医预防保健"治未病"人才的培养，是构建中医"治未病"专业队伍，提高中医预防保健服务能力的重要保证。广东省中医院在整合团队力量的基础上，制订针对性的培养计划，面向协作网络医院、合作社区以及本中心工作人员，组织中医体质辨识、健康监测、健康调养等系列培训，提高整体技术水平，并针对引进的新设备、新技术组织专项技术培训，培养技术骨干。

（九）勇揽繁荣行业之责

广东省中医院治未病中心深知，各级领导倾注了大量心血帮助中心苗壮成长，期望中心成为行业标杆，带领行业发展，为健康中国建设作贡献。于是，中心也义无反顾揽起帮助行业发展的大任。广东省中医院治未病中心2012年受托起草全国首个可执行的治未病科室建设指南帮助行业顺利起步，2021年修订中医医院中医治未病科室建设指南，制订省级中医治未病中心管理办法及建设标准，2022年制订省级中医药老年健康（服务）中心建设标准；组织全国同行围绕健康分类评估、干预和治未病管理等多方面开展标准制订工作，促进治未病行业的标准化建设；2015年，广东省中医院治未病中心成为广东省中医治未病指导中心，指导全省治未病工作的开展，大力推进全省中医治未病预防保健服务体系的建设，2020年广东省中医院治未病中心成为广东省中医治未病服务质量控制中心，从分级管理方案、绩效评价、标准制订等方面推动了全省"治未病"服务机构的规范化建设与发展；为进一步促进行业发展，中心还牵头成立了多个学会和联盟，搭建多个"治未病"产、学、研应用结合的平台。

5.4.2.2　建立治未病中心的意义与前景

在医疗供求矛盾突出的现阶段，广东省中医院"治未病中心"的成立与发展，对发挥中医"治未病"的优势，建设中医特色预防保健服务体系具有重要的现实意义，主要体现在：①有利于满足人民群众的健康需求，重大疑难疾病治疗的困境更需要医疗重心前移；②有利于社会资源投入卫生领域，有利于卫生资源的合理运用，加快我国卫生事业的发展，缓解看病难等问题；③及早干预亚健康状态，降低发病率，提高生活质量，有利于减轻政府、单位和个人的负担，形成可持续发展的公共健康保障模式；④有利于健康文化体系的形成、推广和传播，有利于对传统医学里"治未病"的知识整理挖掘；⑤有利于开创更加广阔的医药卫生保健市场，为医药保健市场开辟了新的领域；⑥有利于建立以市场需求为导向的产学研互动体系，推动成果转化为生产力，推动形成有市场意识的科学家，推动医院功能的拓展。

广东省中医院之所以积极地推进"治未病中心"这一工作，主要是基于医院的战略判断，即对以下几个方面的深刻认识：一是从社会责任角度来说，对疾病早期干预有望取得较好的效果，可以减轻政府的卫生资源投入，减轻个人的医疗负担，有利于广大人民群众的健康。二是从中医院突出特色优势角度来说，"治未病"本身就是中医特色优势，医院把它变成可操作的模式，会更加有利于发挥中医特色和优势。三是从医院自身发展角度来说，医院感到积极地由疾病治疗转向疾病预防符合当前医疗卫生的发展趋势，应该抓住机遇，顺势而上，发展自己。四是从市场角度来说，亚健康人群有比较高的发生率，开展相关工作，有利于拓展医院的功能，更好地对人群进行健康保障。医院的功能不仅是治疗，治疗之前的预防和治疗之后的康复医院都应该参与，实际上是针对人体健康维持的全过程，医院都成为主体，这也为医院打开了更广阔的市场空间。五是从加速研发、加速成果转化角度来说，有利于扩大医院的社会效益和经济效益。过去，医院也有许多成果，但相当部分的成果却没有变成有利于推动社会发展的要素，而这一成果从一开始便是以实践为基础、符合群众需求、能够很快应用到保障人民群众的健康上。

5.4.3 技术升级："互联网＋医疗"模式

作为我国年服务患者人数最多、规模最大、实力最强的中医医院，广东省中医院这样一家"巨无霸"医院，只有通过信息化的管理，才能高效地为患者服务。广东省中医院的信息化建设最大的特点是起步早，1991年就开始做财务管理，2004年实施门诊电子病历HIS系统，成为全国第一批实施该系统的医院。

随着"互联网＋"技术与平台日新月异的发展，广东省中医院在利用信息技术改善与创新就医模式方面进行了大量的探索，以期将信息技术有效地融入医院流程的改造与新型业务的拓展中。同时，在医院业务向区域化发展、科研任务向多中心协作和深度数据利用发展的背景下，充分考虑未来业务发展趋势和不断演进的需求的基础上，医院制订了信息化建设的未来发展总体规划：用3～5年的时间，通过引进先进的信息技术整合医院的各种卫生信息资源，依据各个系统的不同特点，通过建设"一个中心，三大基础设施、三个信息平台，九大业务服务系统"，从而建立一系列数字化医院综合信息系统，其中包括采用开放标准、国际领先技术、在未来两年内重点建设的临床科研信息整合平台、总分院临床信息共享平台、区域协作网络、科研数据仓库及分析平台、面向中医的知识管理系统、临床质量监控决策支持系统等重点项目，最终实现医疗卫生信息实时共享和充分利用，医院信息化水平达到同行业的先进水平，为医院创造一个良好的、满足临床、科研、教学、管理的信息化环境。为实现这一规划，医院党委将信息化建设确立为"一把手"工程，由分管副院长主持相应工作，依据先进项目管理模式组织系统建设，组织机构健全，管理职责明确，无论在人力、物力和经费上都给予了充分保障，确保医院信息化建设能够顺利实施。此外，医院在中医专科临床科研、老中医知识传承、专科疾病科研信息采集等领域的多项课题上得到了国家级、部委级、地区级专项科研经费支持，为信息化建设提供了资金保障。

5.4.3.1 信息化与数字化建设：起步早，要求高

广东省中医院的信息化与数字化建设一直秉承"以医院业务发展引导系统建设规划，以信息技术创新支撑临床与科研业务创新"的建设思路。

1994年，医院首先实现了以计价收费一条龙业务为驱动的医院管理信息系统，并在1999年开始陆续部署了住院电子病历信息系统，2003年部署了门诊信息系统及其他应用系统。经过多年的发展，医院在临床、教学、科研、人事、财务、设备等医院核心业务和管理流程，均可实现医院业务运行中各阶段中数据的采集、存贮、处理、提取、传输、汇总和加工，全面地实现了医院医疗、教学、科研业务与人、财、物综合管理数字化。如今，信息化的建设成果在优化医院业务流程、加强医疗质量控制、提高医院管理水平和增强医院决策科学化等方面发挥着重要作用。

为优化医院业务流程，广东省中医院在原有的挂号、计价、药房、医生工作站等涉及诊疗流程的基础系统上进行了不断升级完善，实现了各系统间数据的实时交换，保证患者的建卡、挂号、候诊、诊疗、治疗检验检查以及收费和取药的整个诊疗过程高速稳定地运行。为进一步加快患者的诊疗过程，医院建立了相应的自助查询和业务办理系统，如患者咨询服务信息系统、化验单自助查询打印系统，大大缓解了患者的等待时间。为解决患者挂号难的问题，医院建立了相应的数据接口，实现了挂号的网上预约、电话预约，在大大方便患者的同时提高医院的社会效益和经济效益。在以患者为中心的指导理念下，医院还建立了相应的医患信息交流平台，随时与患者进行沟通、答疑，有效提高了医院的服务水平。

为提高医院管理水平、增强医院决策科学化，广东省中医院建立了院内信息交流平台、视频会议系统、医院管理信息系统。院内信息交流平台和视频会议系统的上线，大大加速了院内和各分院、分门诊间信息的快速、无纸化传递，提高了各分院、各部门的工作效率。医院管理系统的建立从人、财、物三条管理主线对全院的信息资源进行全面的数字化，为医院管理提供了强有力的决策支持工具，提高医院的整体经营效益，让患者得到更加先进、便捷、人性化的医疗服务，全面提高了医院服务水平、技术水平及管理水平。

在上述系统已完善的基础上，医院还与IBM合作，在临床信息语义化技术和HL 7 CDA、IHE等标准化信息模型的基础上，借助于数据仓库和数据挖掘技术建立面向临床、科研、教学的电子病历系统病历和临床科研数据整合与分析平台，建立深度利用临床数据支撑科研任务、强化医疗质量监控、提高医疗安全、帮助临床医学领

域的知识管理与知识发现，以及实现多维度（症、方、效）多层次（临床、教学、研究）的有中医特色的、标准的、区域化的病历数据采集、存储和分析系统和辅助决策支持系统。

5.4.3.2 信息公开、共享与安全

一 信息公开

网络时代，医院的每一个信息公开渠道都是一次在患者与广大民众眼中建立医院形象的契机，因此，广东省中医院对于信息公开与信息交流工作的应对尤为积极，也十分严谨。在医院网站建设方面，广东省中医院始终坚持以患者为中心的服务理念，不断在功能性上对网站进行完善。近年来共建设网站10余个，对外提供公共信息服务，及时发布医院最新的信息，同时还设置专题，向患者提供有中医特色保健宣传服务。

为进一步提高患者的满意度，解决患者的问题，网站专设了患者问答专栏，安排相应人员对问题进行分类整理，并组织各科室专家进行回答，最后将这些患者的疑难问题以及各个科室专家的回答进行分类整理，建立相应的"患者疑难问题咨询库"，为有效地指导患者就诊提供了良好的"搭桥"功能，大大加强医患互动。

为了进一步扩大中医在国内和国外的影响，让更多的患者和医护人员加强对中医的认识，医院还为相应的特色专科开辟了独立的网站，如中国腹针网、海外中医药师注册网站等，向全国和海外中医临床科研人员和患者提供专业的公共信息服务。

在医院内部，为加快医院的信息发布，医院建立了院内内部信息交流平台。开辟院务公开等板块，大大提高了医院信息的发布效率，并为科室提供了信息交互的平台。

二 信息共享

广东省中医院与多个医保中心实现医院HIS系统与医保信息系统的无缝连接，实时上传、下载患者的基本信息、费用信息、结算信息、待遇信息、医保政策信息等，包括广州医保、番禺医保、东莞医保、广铁集团驻穗职工医保、广东省公医办、广州市公医办等；在与上级部门信息共享方面，医院已实现与卫生部信息网络直报功能，通过网络及时直报医院的基本情况、人力资源情况、设备情况等；与中国疾病预防控制中心实现"中国疾病预防控制信息系统"的信息上报功能；与广东省卫生厅、广州市卫生局实现"统计病案信息管理系统"的上报功能；与国家中医药管理局实现信息共享，包括中国医院医疗质量监测中心的"医院基本情况管理"的信息共享、"农村

中医药工作监测及社区卫生服务监测项目管理系统"的信息共享、与上海监测中心的"中医医院医疗监测系统"的信息共享等；在银行付费系统方面，医院已与多家银行实现网络互联，方便患者刷卡消费；在医院的四间三甲医院、三间门诊间实现网络互联，各院间实时信息共享、实时数据交换，大大方便了患者的就诊，为医生的诊治提供及时、全面的诊断依据。

此外，早在2007年起，广东省中医院便在数字化建设规划中提到，升级改造各分院、分门诊信息系统，以先进的服务体系结构，建立区域协作性临床医疗信息平台。信息化建设的最终目标，是为医院集团内、外业务协作，为集团内业务流程优化，为医教研信息一体化整合，为中医学科的研究发展提供全面的技术支持。

三　信息安全

广东省中医院对信息安全十分重视，"我们的信息化内控体系是排在全国前列的。"傅昊阳处长非常自信地说，"医院一直以来对信息安全的必要投入一路'绿灯'，每年的投入非常大，包括资金、人力、管理成本等。我的工作时间有1/4也是放在安全方面上。"

信息安全要做好，说起来容易，做起来难。广东省中医院与其他医院特别不同的地方是所有涉及医院信息安全的工作，由医院自己管理，不外包他人。如果涉及外包，也只是帮医院做巡检工作，例如漏洞的扫描、压力的测试以及风险评估。

随着信息系统规模的扩大及应用的深入，医院的网络安全体系从初期由单一设备所搭建的简易安全架构，发展到一整套以人为本、遵循国内外相关信息安全标准与最佳实践过程、适合组织自身需求的多层次全方位安全体系。而其信息安全管理组织体制发展为由院信息安全领导小组领导、各个信息安全管理部门责任落实的一个多级联动相互协作的管理体系。

经过多年的探索实践，医院形成了完善的信息安全制度：准入制度、机房安全管理制度、网络安全和保密制度、意外故障处理制度、安全事件报告制度、备份和恢复制度、应急处置预案等。医院为各个等级的故障制订了相应的总体应急预案并安排故障应急演习，加强医院各相关部门应对故障的能力。此外，医院所有中心机房都配有通信级别的UPS系统，并设有自动气体消防系统。机房配备三路供电，具有良好的防雷、漏电和过载保护措施。机房的供电、温湿度和设备情况有专用的机房监控系统实时监控。核心机房24小时专人值班。

5.4.3.3　紧抓顶层设计，推动管理和服务水平提升

一　顶层设计、高屋建瓴，明确医院信息化发展之路

多年来，广东省中医院的信息化建设紧紧围绕"安全、效率、服务"的发展方针，始终坚持信息化建设为临床、科研、教学、管理服务的方向，组织国内外顶级信息化专家协助医院进行了医院信息化顶层设计，发挥顶层设计战略驱动和战略导向作用。不断完善和整合以电子病历为核心、以临床应用为基础的信息网络及系统技术体系建设，推进全院信息化的进程。在深度推进医院信息化的基础上，充分借鉴和参考HIMSS7和原国家卫生和计划生育委员会电子病历系统功能与分级评价标准7级对于智慧医院信息化方面的要求，通过智能工具应用、跨部门跨院区信息共享、跨平台业务协同、大数据深度挖掘共同参与，全面提升医院的信息服务能力，在大数据与智慧医疗的背景下，构建一个基于大数据、物联网和移动互联网的区域化智慧型医院管理体系。

二　整合数据，提高医教研管理能力

广东省中医院通过信息化建设，对传统医院管理模式进行了重新规划、定位、标准化和规范化，推动医院的科学化、精细化和高效化管理。

（一）医疗质量管理

广东省中医院积极推动以闭环管理为抓手的医疗质量管理体系建设，通过合理用药系统、处方点评系统、手术麻醉系统、重症监护系统、疾病诊断相关系统、单病种管理系统、临床路径管理系统、医院感染管理系统等覆盖全业务流程信息系统，实现相应流程的信息化管理，避免闭环管理环节中信息缺失，实现医嘱执行、输液管理、给药流程等医疗服务环节的事前、事中质量监控、不良事件提醒与干预。在各业务系统建设前提下，通过数据集成平台建设为核心，将不同系统内部的医疗质量信息进行集成、共享、关联，并进行进一步挖掘与分析，打造医疗质量闭环管理全流程。破解传统医疗质量管理中信息与业务管理流程及应用脱节、信息孤岛问题。

（二）教学、科研管理

教学、科研工作是医院发展的重要环节之一。为进一步提高医院教学、科研管理水平，广东省中医院推动建设了教学考试管理系统以及科研管理系统。

医院教学考试管理系统针对医院的临床教学、技能培训等业务，为教学管理人员、临床老师、实习医生、学生等人员提供了一整套医院教学管理解决方案。系统以教学

质量控制为核心，以人才培养为目标，涵盖教学计划、实施执行、督导考核等教学管理业务范围，达到维持教学秩序、简化教学管理工作量、提高教学质量的目的。

随着医院科研项目不断增多，科研成果不断涌现，医院内部各类科研业务复杂度日益增大，各类经费管理、项目管理以及科研评估要求越来越精细。医院建设科研管理系统针对科研项目和科研病历数据等内容管理，实现科研数据的标准化、规范化统一采集、统一存储、统一分析和共享应用，并对科研数据质量进行全过程监控，为医院科研人员开展科研活动提供方便快捷的服务，为科研管理人员开展工作提供极大的便利。

5.4.3.4 整合孤岛数据，打造医院数据资源管理体系

一   建设中西医术语标准体系，打造医院数据整合平台

医学术语标准体系是数据共享、分析和利用的基石。现代医学虽然在西方国家已经有了很多标准，并且美国也研制了医学系统术语集（SNOMED），但是SNOMED在我国尚未得到推广应用，SNOMED也无中医药相关术语。广东省中医院与中国中医科学院合作，建立中西医术语标准体系，为中医医院数据的整合、分析和利用打下良好基础。

广东省中医院通过数据中心的建设，实现了各系统间数据的融合，建设了以医院数据资源为核心，覆盖区域内其他医疗机构并延伸到家庭和个人的智慧医院数据生态圈，形成医院数据资源的多元化采集、主题化汇聚和知识化分析的大数据能力，盘活医院数据资源宝藏，推动医院数据资源的优化配置和合理利用，实现医院数据资源的利用效益最大化、催生新的医院创新发展增长点。

二   用数据说话，为医院运营决策提供精准依据

广东省中医院建立了用数据说话、用数据决策、用数据管理、用数据创新的机制。利用医院运营决策支持平台，将医院现有数据进行有效整合，快速生成相关决策分析指标，并进行趋势预测，为医院管理层的决策提供数据支撑。目前医院运营决策支持平台可为院领导提供等级医院评审相关指标、HQMS评价指标以及医院综合运营分析指标等，并提供多种分析和预测，为医院精准决策提供数据支撑。

三   善用大数据，推动中医药临床和科研创新

目前全球人工智能技术在医疗领域的领航者是IBM WATSON。广东省中医院与

IBM合作，探索人工智能技术的深入应用，以医院数据中心为基础，构建涉及院前智能导医、院中智能诊疗、院后智能随访的个体化智能开放平台及应用。

广东省中医院建立了临床科研一体化系统，实现科研项目的个性化设计、数据的精准采集和语义化检索。依托科研数据中心，对海量数据进行结构化和标准化处理，提供科研数据的自助分析平台，利用大数据技术快速完成数据的分析，为中医临床科研提供强有力的信息化支撑。

5.4.3.5 聚焦特色优势，以信息化推动中医药传承与创新

广东省中医院以"彰显中医药特色，推动中医药传承与创新"为核心目标，统筹规划，分步实施，重点突破，稳步推进，不断深入推进中医药知识管理与学术传承平台的建设，创新中医药知识管理与经验传承模式，形成了以中医文化传承为核心，中医知识库为支撑的中医临床知识处理与应用技术体系，开拓了一条基于知识管理和挖掘应用的中医临床创新发展之路。

一 医院知识库及知识管理平台建设

广东省中医院充分利用机器学习、云计算、大数据及"互联网＋"等先进IT技术，从古籍文献、现代文献、电子病历、诊疗活动、名老中医医案等多种数据来源中汇集并整理形成医院高质量的中医药知识库、诊疗项目知识库、专家经验知识库等多类知识库，沉淀医院知识，推动中医知识和经验的共享、利用、传承和扩散；在医院整体信息平台基础上，整合医院医疗、科研、教学、护理、文化、管理等多领域学科的知识，实现集虚拟学院、知识地图、隐性知识显性化、知识共享、临床决策、智能考核、成才评价等功能为一体的中医知识管理特色平台，实现终身学习、全程成才的良好体系。

二 中医治未病（健康管理）区域化、云化

广东省中医院积极推进中医治未病区域化及云化发展，研究探索多租户、分级服务等医院治未病云化创新服务模式，依托医院治未病信息云平台，实现集预防、医疗、保健、健康教育、康复、计划生育技术指导六位于一体的中医健康管理创新服务体系，重点实现中医健康信息采集、中医健康信息评估分类、中医健康管理监测、中医健康管理系统档案管理、中医健康管理辅助决策支持等关键应用，推动区域内公众的健康水平，实现以人的健康为中心，连续不断、周而复始、螺旋上升的全人全程全方位的健康管理服务。

三 中医慢病管理平台智能化、云化

广东省中医院持续推进中医慢病管理平台的智能化与云化，通过互联网、物联网、终端设备等技术，研究探索医院—社区—家庭的医疗服务新模式，不断提高医疗健康服务的可及性及便捷性。基于医院中医慢病管理云平台，提供多维度全方位医疗健康服务的同时，汇集海量临床、科研及移动医疗信息形成医疗健康大数据，通过数据整合与分析，为慢病管理的创新应用提供数据保障。

四 名老中医经验传承

广东省中医院建设了名老中医经验传承系统平台，实现对名老中医临床诊疗数据、医案、论文和著作等文献信息进行采集、整理、处理、分析和利用，运用数据挖掘等信息技术，开展名老中医学术思想、临床经验和辨证论治方法的总结研究，发掘名老中医的诊疗经验，继承其学术思想。

5.4.3.6　关注患者需求，以信息化改造就医全流程

近年来，随着移动互联网技术的不断发展与精进，广东省中医院开发了移动互联网医疗服务应用——广东省中医院健康助手App，为广大病患提供更加方便快捷的就医通道。医院运用移动互联网技术以及支付宝、微信、移动App等移动平台，建立了包括自助建卡、预约挂号、在线支付、检验检查结果查询、满意度评价等全流程患者服务，使患者可以在线自助完成除就医外的主体医院流程，最大程度上为患者简化就医流程，为实现高效、便捷、优质、低费用的医疗服务创造环境。同时，在医院内完善智能交互，优化就医环境，通过专用固定终端以及移动终端为患者提供医院范围内的智能导航，包括车位、地图导航、科室分布导航等，营造有序就医环境。

在医院的众多信息化建设项目中，"智慧药房"的建立尤其引人注目。广东省中医院每天都会开出十多吨中药饮片，患者排队拿药、回家煲药，甚为麻烦。为此，2015年6月15日，广东省中医院联手康美药业建设的"智慧药房"正式运行。"中央药库"位于广州番禺，通过互联网与医院门诊系统对接，实时接收医院发来的电子处方后，由专业药师完成调剂、煎煮、分包，然后交由快递送货上门。"智慧药房"为患者省去了排队缴费、排队拿药和煎药三个环节的麻烦，同时缓解了医院门诊压力。

目前，"智慧药房"在广州市内可实现上午处方当日送达，下午处方次日内送达，且免收快递费用。"智慧药房"兼有中西药加工和配送功能，接单室、调剂间、浸泡

室、煎药间、包装室、物流区等一应俱全，工人们"流水线"作业，有条不紊。目前，药房已引入500～600种中药饮片、近1 000种西药，除了针剂、血液制品和毒麻药品外，几乎覆盖了所有日常用药品类，服务覆盖广州、深圳、佛山、清远等地。

对"智慧药房"的日常运作，广东省中医院进行了全方位的质控管理，全过程采取信息化条码智能管理，一旦电子处方开出，就会生成唯一条形码，实时记录，随时追溯。"智慧药房"不光是个药房，也不仅仅做配送，而是在"互联网＋医疗"框架下的系统再造和流程创新。依托"智慧药房"，广东省中医院搭建了预约、挂号、候诊、缴费、中药代煎、配送、查看检验结果等门诊服务全流程的线上服务体系。

流程创新工具的另一个典型案例，是医院推出的方便精准挂号的预诊断系统，让患者能精准挂到适合的医疗团队及专家。若团队觉得此病是一般常见病、多发病，则年轻医生就能解决；若是疑难病，尽管患者挂的是年轻医生的号，但仍能通过信息系统来转到专家的手里，从而逐步实现患者与最适合的医务人员的匹配。

时任医院信息处处长傅昊阳说道："接下来我很期待更多的信息技术的全新应用出现在广东省中医院的流程服务中，例如，可否通过信息技术，使得患者一旦挂号成功，其手机系统里就可马上显示从家到广东省中医院有多少种交通方式，多少条路线，实现GPS指导；抵达医院后，患者如不清楚相关科室在哪里，则手机可以显示其所在的位置，以及到达该科室的线路，乃至诊疗后到不同科室检查的线路，取得检验结果的方式，都可以一一实现导航。这些都是我们要努力的方向，要做而且希望能够尽快做好，为患者提供更加良好的服务。"

5.4.3.7　信息资源共享，以信息化推动区域医联体建设

广东省中医院通过建设远程会诊中心、教育培训中心、影像诊断中心、检验检测中心、患者转运中心等"五个中心"远程医疗协作网，做到远近分治，各有侧重，推进"区域协同医疗"发展，实现患者有序地双向转诊。通过建立长效机制，打造区域性医疗卫生协作信息平台，推进区域资源共享，优化与协作医院合作模式，形成更加紧密的医联体体制，实现优质医疗资源的共建共享。

一　远程会诊中心

借助远程会诊平台，为协作医院或合作医院提供包括远程疑难危急重症会诊、远程专科（影像、心电、病理等）诊断、远程监护、远程手术示教指导、远程教育、视频会议、远程数字资源共享、双向转诊、远程预约等，全面提高协作医院或合作医院

的诊疗水平。目前，完成了远程会诊系统的论证招标，购置了相应软硬件设备，实现了各院区（含珠海）的远程会诊联网。

二　教育培训中心

以医院继续教育体系为基础，整合各专科教育资源，采取院内院外相结合，线上线下相结合的模式，为协作医院或合作医院提供定制化教育培训。目前以线下培训为主，并对相关培训课程进行拍摄及PPT模式转换为网络课程，谋划借助互联网平台推进教育培训中心的线上建设。

三　影像诊断中心

以医院影像专科运作平台为基础，通过网络专线连接基层医疗机构，实现基层社区拍片，传输影像和心电图像，医院影像专科专业组集中诊断出报告的医学影像诊断流程，形成以广东省中医院为核心，覆盖全省、全市多家医院的省级影像诊断中心。

四　检验检测中心

通过引进第三方医学检验，开展人才、业务、学术上的交流合作，共同面向基层医疗机构提供一体化检验服务，实现线下就近采集样本，物流取样至线下实验室，检验报告通过网络传输，形成区域性检验诊断平台，与专科开展合作研发新项目。目前，已与第三方医学检验机构（金域）签订了战略合作协议，在人才培养、业务建设、学术交流等开展深入合作。

五　患者转运中心

通过加强救护车辆和设备的配备，成立转运医疗队，梳理完善医院绿色通道，保证协作医院或合作医院的危重患者得到及时的转运和救治，建立分级诊疗下的患者转运中心。目前，已成立了以急诊科为主的转运医疗队，制订转运中心的运行机制，梳理完善了医院6个绿色通道。

5.5　应急层面：危机管理（以新冠疫情为例）

通常来说，大至国家部门，小至单个医疗卫生组织，面对突发公共卫生事件时的应急工作，需要充分尊重科学依据，同时在日常行动中重视开展防范和处理突发公共卫生事件的科研和培训，以为关键时刻的应对水平打下知识与人才基础，并且各有关部门要有通力协作的默契、资源顺畅共享的模式，这些都离不开平日的积累和对危机处理能力的极度重视。

从"非典"到新冠，广东省中医院所体现出来的过硬的应对与处理能力，是医院长期以来在应急层面的实践、总结、反思与进取的成果体现。超前的认知、扎实的能力、无私的心态和严格的规范，是广东省中医院多年来为医院上下这支医护人员团队所武装的应对公共卫生事件的盔甲，也使得这支队伍在一次次的危机中经受住了检验，愈战愈勇。

5.5.1　危机预防：公共卫生事件的预防与预警

医疗组织对突发公共事件的预防与预警，首先是取决于其对事件的认知与解读，其次是对相关认知和应对方式的日常知识积累及人员培训，而在这两个方面，广东省中医院都依靠丰富的战斗经验和极强的总结能力，累积与形成了牢固的隐性知识体系。

5.5.1.1　认知的形成：从"非典"到新冠的"灵敏嗅觉"

2019年年末，武汉市华南海鲜市场出现不明原因病毒的新闻在网络上传播。距离武汉一千公里之外的广东省中医院已经"嗅"到"来者不善"的气息。经历2003年"非典"疫情考验的广东省中医院本能地对这一新闻关注起来。可"武汉离广州上千公里，如果现在在医院启动传染病应急防控工作会不会有点小题大做"，时任医院院长陈达灿内心在进行着激烈斗争。疫情发生初期，信息有限，没有人能准确预判流行性传染病的发展趋势和传播程度。什么时候启动应急机制，这对于医院管理者和决策者是一项不小的考验。

长期从事呼吸与危重症临床诊疗、参加过抗击"非典""甲流"等多次流行性传染病防治工作的时任医院副院长张忠德提出，"现在的交通发达程度与'非典'时已经完全不一样了，人际和城市之间交往太密切。武汉和广州往来非常频繁，我们必须提高警惕。对付流行性传染病，一定要早做准备。"

2020年元旦，广东省中医院在大学城医院发热门诊率先启动医院传染病应急防控工作。在发热门诊腾出足够的空间，准备好防护用品，并立即开始对重点科室医护人员进行院感培训，适时演练。

20天后，武汉疫情的暴发和各地出现的病例证明了医院早做准备的重要性。1月21日，在上级的统一部署下，广东省中医院开始全面启动新型冠状病毒感染的疫情防治工作，成立新型冠状病毒感染应急防控工作领导小组及专家小组，并在大学城医院开辟隔离病区集中收治疑似病例，组建应急医疗队轮流值班防控院内交叉感染。"战斗"的集结号吹响了。全院300名医务人员主动报名参加应急医疗队，最终由42名医务人员组成的应急医疗队迅速组建完毕。

在这次援鄂的广东省中医院人中，张忠德、邹旭、黄东晖等人都是屡次上战场的"老将"。在广东省中医院接管的病区里，医生与患者交流"治病心得"成为支撑许多患者扛过难关、与死神搏斗的有力"武器"。

敢于第一时间"亮剑"新冠疫情，广东省中医院人与流行性传染病的战斗要从17年前的"非典"遭遇战说起。

2003年1月7日，家住广州市天河区的黄先生因高热不退到广东省中医院治疗，常规的西药抗病毒和中药疏风清热宣肺都没有疗效，而急诊科接诊黄先生的医护人员出现了与患者相同的症状。专家们才意识到，这个病有传染性。紧急召集中西医专家会诊后，大家认清了疾病的病因病机。在大胆采用中药蒿芩清胆汤合并三仁汤后，黄先生的症状出现了向好的趋势。后来，"非典"出现流行性传染，不同患者的发病表现有差异。广东省中医院汇集全国中医大家的意见，针对不同症状因人施方。在与"非典"抗争的100天里，广东省中医院共收治112例患者，其中105例患者恢复健康。

在"非典"患者的救治过程中，中西医之间联通的大门打开了。"中医和西医可以并行不悖，中医药在危急重症治疗和传染病方面有优势。"邹旭医生说，中医药可以明显改善发热头痛、疲乏倦怠等症状，加速炎症吸收，减少后遗症，避免肝损害和心脏损害以及消化道出血，减少全身并发症。

抗击"非典"之战积累了广东省中医院人与急性传染病战斗的信心，在此后面对禽流感、"甲流"、登革热等恶性传染病中，广东省中医院人更是几经历练。正是这一次又一次的历练，使得医院在面对多年后的新冠疫情时，能第一时间"嗅"到危机，并大胆采取行动。面对公共卫生事件的暴发，防患于未然的能力来源于充足的知识和果断的心态，这便是广东省中医院"灵敏嗅觉"背后的底气。

5.5.1.2　能力的构建："平战结合"

张忠德说，从2003年"非典"，到2005年禽流感，到2009年"甲流"，到现在的新冠疫情，未来新的突发公共卫生事件会层出不穷，如何应对？从遭遇战，到有序组织，到平稳应对，他认为"平战结合"非常重要。"就是平时训练战时启动，在面对新发突发传染病时，中医药可以发挥自己的独特优势和作用。"

张忠德认为，中医药应该融入公共卫生应急管理体系，建立并完善中西医并重参与传染病防控体系。"'平战结合'要落到实处，平时在哪些科室做好训练，临战的时候要怎么派人，这些都需要提前做好方案，用制度予以保障。"有了阵地和机制后，人才队伍要继续加强。张忠德说："我们应该致力于培养中医功底深厚、现代医学跟踪得上、急重症救治能力强的临床人才队伍，要推动中医药守正创新发展。"

对于疫情来讲，中医药有一整套的思维和应变历史，从伤寒论到温病，中医与各种各样的疫情打交道的历史非常悠久，且在这个过程中凝聚了大量的宝贵经验，广东省中医院此前获得了全国第一个重症中医的研究室，国家重点实验室，该实验室专注于对湿症的研究，而新冠在中医来讲实际上就是湿邪。围绕着这个重点实验室的建设，医院将很多关于疫情的研究，结合岭南地域特点，为将来应对类似问题，提供诸多有意义的探索与思考，并能产生非常高质量的成果。"因为到目前为止可以看到，中国应对整个新冠疫情是以中医为主的，成了一个非常典型的标志，这在历史上是没有过的，接下来面对更多疫情的研究，能不能把几千年的中医经验充分挖掘出来，和临床的疫情发生紧密结合起来，产生更高质量的成果，这就是新冠疫情为广东省中医院带来的机会，也是对于整个国家和民族一个非常大的贡献。"医院认为，作为龙头型的综合性中医院，要在中西医的重点领域去做足够的科研与人才投入，努力成为标准制订者和急危重症及传染性疾病救治的突出生力军，这种"平战结合"的认知和行动，不仅来源于作为医疗组织的社会责任感，更来源于作为中医医院的事业追求。

目前，广东省中医院对于未来应对突发公共卫生事件的能力基础建设，除了围绕实验室与科研工作的知识积累与人才培养，面对未来可能不断出现的新的疫情，医院提出在广州市南沙区建立一个以中医院为核心的中西结合应对疫情的医院，一个突发、新发传染病的应急中心。"我们建立这样一家医院来解决相关问题，是基于预计未来会面对各类不同的疫情的发生，想将对疫情的应对变为常态化的应对。当疫情发生的时候，以中医为主导的应急医院就显得尤为珍贵且重要。"

无论是医院长期以来对疫病的研究与参与救助，还是实验室的建设与研究，乃至新的中医主导的传染病医院的建设，一个很大的动机便是：中医药不能没有阵地。目前我国的现实情况是，我们既没有中医、中西医结合的传染病基地，各地中医药部门、大型中医药临床和科研机构也没有按照传染病要求建立起自己的阵地，更不用说中医药的P3实验室。"所以，接下来我们非常期待能够建立起更成熟的应对新发、突发传染病的临床救治基地、实验室、人才应急队伍等，并建立相应机制。"

在广东省中医院应对公共卫生事件的预防与预警能力的构建过程中，最重要的心态之一便是"中医人不要故步自封"。医院清醒地认识到，在历史上的任何一个阶段，中医药都吸收了当时最先进的文明成果和科技成就。因此，在当代，要办好中医院，要让中医药充分参与到当代公共卫生事件的应对与处理中，就一定要把当代文明成果、先进科技应用到中医诊疗中。"一定要有综合救治能力、现代诊疗手段，同时发挥中医药特色精髓，双管齐下，在每一次战役中展现当代中医药人的面貌。"

5.5.2 危机应对：公共卫生事件的反应机制

面对新冠疫情的来势汹汹，以及疫情常态化期间的新情境、新问题，广东省中医院的表现体现了一以贯之的反应迅速、行动有序，这样的表现背后，除了长期以来的经验积累与能力构建，更直接的主导因素，是对公共卫生事件反应机制的规范化处理和行动力落实。

5.5.2.1 新冠当前的应急表现

新型冠状病毒感染以迅雷不及掩耳之势在全国各地蔓延，疫情传染性之大、传播速度之快，对医院防控工作是一种巨大的考验。面对新冠疫情的突然来袭，广东省中医院反应迅速，不仅第一时间召集成立了应急医疗队，在援鄂作战的过程中表现杰出，而在后方的广州大本营，"广东省中医院人"这支专业的队伍也表现出了精准作战、行动有素的优秀作风。作为疫情当前的哨点医院，广东省中医院五个院区全部开设"发热门诊"，24小时建成隔离病区，42名院内应急医疗队队员火速集结，60小时建成符合标准的新型冠状病毒核酸检测实验室，与病毒竞速，抢夺诊断先机，加快隔离病区病床周转……

其中，除了广州各院区，外地分院也高度重视、毫不懈怠。珠海医院根据上级部署，迅速全面响应，成立了专项工作组和专家组，及时制订各项应急措施和工作方案，完善专门的发热门诊流程，强化发热门诊预检分诊，同时组织医护、医技及行政总值班、后勤等人员进行专项培训，要求掌握基本防控方案，熟悉救治流程，密切关注疫情动态，切实做好个人卫生防护工作，全院进入应急状态。广大医护人员放弃休假、坚守岗位、随时待命，根据上级和医院统一安排，全力做好疫情防控和应急救治工作，为市民的生命健康保驾护航。

一 发热门诊守好第一道战壕

发热门诊是医院做好疫情防控工作的第一道战壕，在新冠疫情暴发前，医院领导已提前全面做好防控工作部署，组织医务处、医院感染管理办公室、护理部及急诊科等多个相关科室，制订收治新冠病毒感染疑似病例的应急预案，扩充发热门诊人员队伍，并第一时间对发热门诊进行全面升级改造，牢牢筑起了医院抗"疫"战的第一道防线。

为防止与普通急诊门诊发生交叉感染，在有限的资源下，急诊科仅用了半天时间，便将大德路总院急诊病房改建为发热门诊隔离区。在发热门诊里，设置了患者和医护人员的专用通道，在入口处、地板上贴有不同颜色的标识，严格按照防护标准将医护人员生活区和患者诊疗区分离。同时，为了降低发热患者拿取报告而发生暴露的风险，经与相关部门协调后，特地在发热门诊区域安装胶片打印机。

发热门诊隔离区主要用于收治需进一步排查的新冠病毒感染疑似患者。这项工作对所有进入发热门诊隔离区的工作人员（包括清洁工）有极高的防控要求，发热门诊的医护人员参加了多个场次的防控知识培训及现场演练，最后通过考核才在发热门诊上岗。

医院通过不断完善优化诊治防控流程、扩充发热门诊救治队伍，筑牢了疫情防控第一线。提出"不漏报一个患者，不错报一个患者，不感染一个医务人员"的工作目标。

二 设备管理处粮草先行，时刻待命

战"疫"凶险，战情严峻，遇上春节假期，医疗物资越来越紧缺。为确保战"疫"一线粮草充足，广东省中医院的设备管理团队放弃休假、主动请缨、夜以继日地为一线白衣战士和全院员工提供各类防疫物资。

面对严峻形势，医院对防护物资保障工作做了指导设计，组建了物资保障工作小组。工程师们坚守岗位、高效工作，整个春节假期没有休息一天，用最快的速度摸清"家底"，对每天进出仓物资实行动态管理，合理发放、及时预警；努力争取政府支持、多方协调生产和供货企业、积极争取国内外爱心捐赠，尽最大努力筹措货源，保障医院防护物资供应。

此外，打赢疫情这场战役的"子弹"——药品物资的充分保障也至关重要。疫情初起时，医院药学部凭着专业的敏感性，未雨绸缪，在医院的统一部署下，药学部科室人员迅速展开对抵御病毒相关药品、物资等货源的采购，迅速投身到抗击疫情的战斗中，从药品采购、药品仓库、药房、计价收费处到临床药学，全线建立了新冠疫情抗击的药学壁垒。"我们要发扬好当年应对"非典"的精神，打好这场战役，让一线战士无后顾之忧。"这是曾经参加过2003年抗击"非典"战役的医护人员们的经验谈，正是经历过"非典"一役，才更懂得打有准备之仗的重要性。

三　影像科随时跟进，严阵以待

经历过"非典"一役，广东省中医院对于疫情的诊断和判定有了初步的经验和准备，深刻理解调动各科室共同参与病情诊断的重要性。此次抗击新型冠状病毒感染，影像学检查是重要的诊断依据。医院早早做好了预期准备：影像科对每个疑似患者都要进行胸部影像学检查，以便及早作出诊断，并随时监视疾病的动态变化，让疫情第一时间得以控制。而影像医学部主任刘波，曾亲历过2003年"非典"战役，在新冠疫情开始之初，就意识到这很可能会是一场硬仗，早早要求一线同志戴好口罩，及时对胸片室和CT机房间消毒，防止次生传染，并时刻关注最新动态，亲自跟进科室员工防护用品库存和使用情况，确保一线医生基本防护用品得到保障，时刻以最佳状态待命，随时跟进疫情发展。

四　食堂精心准备，暖心服务

为保障一线医务人员的营养和健康，打好抗疫持久战，广东省中医院食堂工作人员竭尽所能地提供全方位及个性化服务，确保一线医务人员的餐饮质量和营养搭配。

一系列暖心服务陆续推出：大学城医院食堂为隔离病区工作人员采用保温餐车送餐，以保证每一份饭菜送达时的温度；食堂每天早上贴心地为一线医务人员送上暖暖的红糖红枣姜茶，以抵御寒气侵袭；在春节假期大学城原材料紧缺的情况下，采购员大清早跑遍广州市各大超市抢购新鲜果蔬肉类、各类包装点心和面包，只为了让一线医务人员吃得好、吃得新鲜；为了保证有丰富的菜式品种和搭配选择，大学城食堂主管每天咨询医疗组工作人员的意见，及时变换菜式、更新菜谱，食堂每天提供煲仔饭、粥、粉、面、老火汤和药膳炖汤等选择，早餐提供粥、炒粉面、包子、点心、鸡蛋、牛奶等，大大丰富了员工的订餐选择，更好地满足了员工的营养与口味需求。

除了丰富的一日三餐，食堂还专门安排员工为夜班人员配送夜宵。为服务有食物过敏、慢性胆囊炎等特殊体质的一线医务人员，食堂专门为他们提供个性化服务。此外，各食堂还增设蔬菜、肉类、熟食等售卖区，方便职工购买，减少职工前往市场、超市等人员密集处带来的风险，满足职工回家就能"开饭"的需求。为增强一线医务人员的体质，预防新冠病毒感染，大德路总院及大学城医院食堂根据医院专家处方，每天为一线医务人员精心准备凉茶。

五　做好对外防疫宣传工作

广东省中医院长期以来在老百姓群体中的好口碑，离不开对外宣传这一"桥梁"性的工作。疫情期间，医院微信公众号再次展现出了科普中医药知识、为民众健康生活保驾护航的作用。

疫情期间，乃至疫情常态化时期的宣传工作中，医院从上到下各部门、各医护人员通力合作，汇聚成了不同的涉及疫情应对方案的板块、主题的呈现，从疫情期间的健康提示小知识，到居家隔离等各类注意事项，再到具体的中医药预防方子，各科室从不同的角度给出了预防方案和就诊建议，包括因疫情关系将对日常就诊或复诊生活产生影响的各类急慢性疾病的患者们应该如何进行就医及日常健康护理，都作了相应的说明和建议。同时，医院夜以继日组织医护人员进行线上义诊，接受民众的求诊和咨询。

在这样特殊的时期，广东省中医院打开大门，架起桥梁，以信息化渠道与老百姓进行尽可能充分的沟通，从心理关照到身体健康，方方面面地关注与回应民众的需求和困惑。在千头万绪的抗疫工作中要兼顾好这部分工作实属不易，而医院的表现也不负老百姓的期望，真正做到了"以患者为中心"，先一步忧患者所忧。医院在抗疫宣传工作的突出表现，也进一步证实了作为一个杰出的医疗组织群体，在疫情面前，没有任何一颗"螺丝钉"是松散的。

5.5.2.2　应急背后的反应机制

经历了从"非典"到新冠的应急行动，广东省中医院应对突发公共卫生事件的反应早已形成机制化的理念和行为规则，从对疫病的一般性规律的科学认知、对机制化的集体重视，再到对即时机制制订的严谨与灵活掌控、对规则落实的无微不至，都有了成熟的知识、经验与准则。

此次疫情中，发热门诊的有序与高效运转，背后是极尽严格、条理清晰的防控工作规定及要求——发热患者分诊流程、发热患者诊疗规范、高度疑似患者转诊流程、隔离区标识指引等；物资供应顺畅的背后，除了想尽办法"开源"，更要"节流"——为了减少不合理使用和异常消耗，设备管理处根据医务处制订的分类分级防护指引，制订精细化管理措施，明确申领要求、严格规范使用，努力做到"物尽其用"；医药供应充足、准确的背后，是医院药学部经过充分的资料收集，模拟出的完善清单及与供应商的紧密联系，是仓库组根据重点关注药品目录进行清点，实时查漏补缺的细致工作，是药房每天监测防控药品消耗情况并上报的即时响应……这一切管理措施的得当，形成了上下一心、通力协作的抗疫表现。

从此次新冠疫情的应急表现审视广东省中医院的反应机制，可看出医院应对突发公共事件的系统性工作流程及细节落实到位。首先是在疫情初现端倪时，医院考虑当前及未来疫情发展态势及医院实际情况，启动《广东省中医院突发公共卫生事件应急处置预案》，迅速制订的《广东省中医院（广州中医药大学第二附属医院）新型冠状病毒感染疫情防控工作方案》（以下简称《方案》），作为整体性应对方案，这一文件的及时与全面体现了整个组织的反应力与综合能力。《方案》的内容包含整体工作原则，各部门分工与职责，从学生群体到医护群体的分级防护要求，如何建立联防联控机制，如何加强各类保障工作，等等。一个反应迅速、思考周到的整体工作方案，是面对突发公共卫生事件时至关重要的第一炮。

在整体方案之下，是对疫情防控工作事无巨细的各项行动准则的要求制订。反应机制中的严谨和灵活，在这些细致的准则与落实的过程中得到了更直观的体现。随着疫情的出现和蔓延，我国卫生健康委员会出台了相应的预防、控制措施，并随着对疾病认知的深入和诊疗经验的积累，形成了相应的诊疗方案并持续进行修订。广东省中医院在此基础上，制订了《新型冠状病毒感染的诊治与管理》，对于诊断标准、隔离措施、防护措施、病例的发现与上报流程、标本的采集与运送流程等都做了详细的要求。其中，对新冠病例的诊断与诊治还进一步做了更为细致的诊治指引，从病例接收到最终救治的全周期，都进行了一步骤一说明的详细罗列，以让每一科室、每一医护人员都有则可依。

面对公共卫生事件，院内感染的杜绝是重中之重，"需提高到院长级别的重视"，而广东省中医院长期以来也是如此认知与行事的，从此次应对新冠疫情所制订的《广东省中医院新型冠状病毒医院感染预防与控制技术指南》（以下简称《指南》）可见一斑。《指南》中对于防止院内交叉感染的各类措施进行了归类，并对各措施类别进行了关键控制点和行动说明的详细描述，其中包括接触防护与飞沫防护、空气防护、患者安置与管理、各类卫生事项、防护用品的规范使用、环境和设备消杀、医疗废物的处理等各类工作场景的工作准则与注意事项。严防死守来自事无巨细，广东省中医院的严谨与严格作风在"院感"工作中体现得淋漓尽致。

响应迅速、作风严谨、机制科学、行动到位，以新冠抗疫为例的这样一系列反应机制的呈现，是广东省中医院对于医疗组织如何应对突发性公共卫生事件，如何进行危机管理所交出的值得借鉴的答卷。

5.6 教学层面：立德树人

广东省中医院作为广州中医药大学的第二临床医学院，立德树人，教书育人，为中医药事业培养高端人才，毫无疑问是其基本任务之一。同时，教学相长，教学工作的开展也有利于提高医院的医疗人才队伍素质。医院在医、教、研全面发展的问题上，有着深刻的认知与坚定的行动规划：在认知上，突破唯医疗观，认识到教学科研工作对未来医院发展的巨大影响力，将长远寓于当下，将潜力融于发展；在行动上，始终不放弃推动教学水平与科研能力的提高，逐步向建设研究教育型医院迈进。

教学工作的重点归根结底是要调动两个积极性：学生学习的积极性和教师教书育人的积极性。广东省中医院正是围绕着这两个重点，通过各方面的教学改革，重点培养对中医药事业有传承担当、有责任心的"知识、能力、素质"高出一筹的中医药教学人才，同时为成就未来中医药事业高水平发展的后续人才队伍提供良好的教育平台。长期以来，医院具体的教学改革举措包括书院制改革，学分制管理，各类特色班级的创办，高水平中医药人才和中西医结合人才的培养模式探索，等等。

5.6.1 医教协同：深化教学改革

在广州中医药大学的支持和指导下，广东省中医院在医教协同的道路上作出了一系列主动性、前瞻性的改革与探索。医院主动适应我国医学教育改革，沉着应对规培与学历教育结合改革带来的挑战，坚持为中医药事业培养"高出一格"的人才这一目标，深化教学改革，创新院校学术流派的师承教育，优化人才培养模式，理顺医院与学校在人才培养中的关系，也由此让医院与学校相互发挥出了最大的"协同效应"。

面对日新月异的医疗发展环境以及中医药事业在新时代所肩负的人类健康使命，广东省中医院在教学改革方面的作为体现在医院全方位、高质量地开展教学建设、提升教学质量的决心，更体现在医院持续凝练办学专业特色，同时以长远目光培养中医药人才的综合素质和创新创业能力的各项措施中，这也与医院所提出的培养"知识、能力、素质"高出一筹的中医药人才的理念充分契合，为中医药事业的高水平人才教育与培养作了极佳的示范。

一　构建"协同式"人才培养模式

在人才培养模式上，广东省中医院充分利用学校、临床医学院的教学资源和办学优势，抓住本硕博连读九年制教育开展的时机，更新观念，解放思想，以培养"大师级"的中医人才为目标，以"基础与临床协同""理论与实践协同""专业教育与人文教育协同""院校教育与师承教育协同""国内与国外协同"五个协同为立足点，着力构建九年制"拔尖创新型"人才培养模式，同时，根据培养层次的不同需求，结合区域特色、学院特色、学科特色，改革教学方法、考试方式，大力推进"拔尖、创新型"人才培养模式的创新，以期成为引领全国中医药新型长学制教育的践行者，更为全国中医领军式人物培养后备人才。

二　推进"以能力培养为核心"的教育教学改革

在教育与教学方式上，广东省中医院紧跟第三代医学教育改革要求，以小班制模式、PBL教学模式、"三明治"教学模式、"翻转课堂"教学模式、"以能力考核"为导向评价模式、应用型"数字化"教材建设六大项目为抓手，着力构建"以岗位胜任力培养"为目标的医学教育改革体系，全面体现"授人以渔"，全面提升教育水平。

为适应当前医学教育改革的新形势，医院围绕"调整与创新同步"开展各项教学工作，循序渐进地使培养要求与改革相契合。

广东省中医院开办了各类教改实验班，其中"经典班"以"重经典、强临床"为核心，"国维班"以"拔尖、创新"为核心，"岭南班"则以"地域医学"为核心。在此基础上，因材施教，完善"学分制"，促进教学相长。例如国维班，立足"理论与实践紧密结合""中西医并重"，推进"临床课程一体化改革"，将真实医疗情景融入课堂教学，推动"课堂讲授—床边教学—临床见习—自由讨论"等多种教学方式融为一体，结合现代疾病谱和发展前沿，创新性设计适合一体化教学的课程体系，着力培养知识、能力、职业价值与态度并重的医学人才。而岭南班特色课程的改革则是立足于"岭南中医流派传承"，遵循岭南班"院校—师承—地域医学"教育相结合的模式，以基础课程—桥梁课程—临床课程三阶段为切入点，结合医院的中医流派传承工作，将岭南中医药特色、中医技法融入其中，构建"特色鲜明、紧密结合临床实际"的课程体系，并建设岭南中医特色教材。

广东省中医院多年来致力于推进PBL教学模式，以PBL教学团队建设为抓手，加强团队内导师培训，吸取分学科试点开展的成功经验，探索创新性开展多学科交叉PBL教学独立课程，并将PBL的教学思路融入教材编写，凸显特色教材个性，促使系列教材的推出，将以"训练学生临床思维"为目的，编写"学科前沿与中医学精髓相融合"为特征的中西医结合PBL系列特色教材，从而由师资、课程、教材等多层面全面推动PBL教学改革的深入。在PBL教学模式的基础上，医院还试点推行了"三明治"教学模式和微格教学法等。

广东省中医院在鼓励各级精品课程转型升级的基础上，顺应国内外大学全新教育模式的转变，推进"慕课""微课"新型网络在线课程建设在医院的启动，以医院特色优势学科、专科为对象，以"名科""名师"打造"名课"，扩大辐射范围，提升医院"名院"在其他业界的影响力。

在积累了多年教学改革经验、科学研究成果的基础上，广东省中医院将这些经验与成果融入中西医结合系列教材的修订中，创新教材编写理念、形式，丰富教材内容，建立灵活的主编选拔机制和高效的编写质控流程，产出了高水平、具有推广使用价值的中西医结合系列教材。而在精品课程建设上，医院以机制引领建设，加大医院所拥有的校级、省级精品课程的示范作用，建立有效的杠杆激励机制促进各教研室依托校、省二级质量工程项目，对医院的特色优势专科或条件成熟的课程采取针对性、分层次的培育。

三 探索学位培养与规范化培训有效结合的新模式

广东省中医院在最初面对规范化培训与学位培养结合后的冲突问题时，便采取了一贯积极应对问题、不拘一格探索的风格。首先理顺其间的冲突环节，并由此结合医院实际，出台了解决各个关键问题的相关制度，以确保研究生培养的效果与质量。在逐步解决这些冲突问题的过程中，医院也日渐探索出了适合自身实际的研究生学位培养新模式。

具体地，医院在明确"四证合一"研究生教育改革新形势下培养目标定位的基础上，分析专业学位硕士研究生培养与住院医师规范化培训结合之后临床轮训、科学研究、跟师学习等方面出现的冲突问题，逐个寻找解决问题的突破口，建立灵活的、长效的，对同行有示范、借鉴、推广意义的专业学位研究生培养新模式，从而达到了学位教育与规范化培训的双重目标。

5.6.2　多维教育：延伸教学内涵

中医药人才的培养与普通医疗人才培养相比，有着更丰富的内涵与使命，广东省中医院在很早以前就意识到这一点，也早早地将思政、人文、地域特色、职业使命等教学内涵注入中医药人才的教育与培养中。

一　创新思政教育模式，探索建立书院制

广东省中医院借鉴中国书院文化建设经验，探索实施书院导师制，为书院学生配备人生导师，并以学生素质教育活动为核心，在活动中凝练出书院特色，构建学生素质教育的思政教育新模式。医院将班级党团建设延伸到学生宿舍区，充分发挥宿舍区思想文化交流的阵地作用，聚集具有相同爱好、共同理想、不同年级的学生，通过非形式教育，加强学生思想道德和理想信念教育，开展学术及文化活动，实现学生文理渗透、专业互补、个性拓展，鼓励不同背景的学生互相学习交流，满足学生的个性化发展需要，最终促进学生的全面发展。

在信息化时代背景下，医院近年来持续深化书院制内涵建设。一是不断完善书院导师机制，建立优质导师资源库，创新流派跟师活动机制，借助互联网平台，建立师生互动机制，加强跟师过程管理。二是运用"互联网＋"强化学生管理，利用网络虚拟班级功能，建立云党支部，提高党支部组织力，强化学生思想政治建设，同时利用书院服务号，搭建跟师活动社区，加强学生跟师学习的组织管理。

二　丰富励志教育活动，促进人文培养

以社会需求与学生成才需求为导向，广东省中医院出台了励志班创新方案，以进一步加强学生综合素质教育。医院以"励志"教育为抓手，坚持组织学生晨练、励志读书、社会服务、暑期拓展训练、感恩教育等活动，在锻炼身体、增强体质、磨炼意志的同时，养成良好的学习和生活习惯，优化知识结构，促进学生有意识地自我成长、成才，带动学生综合素质的总体提升。同时，医院加大读经典活动力度，通过各类主题活动、表彰会，挖掘并树立典型，发挥优秀励志学员的引领示范作用，在活动中牢固学生中医专业思想，培养具有健康体魄、坚强意志、热爱中医的优秀中医人才。例如，医院推出了"大德之路""求是讲堂""文化之旅"等素质教育活动，通过邀请老一辈医院管理者和新一代医院佼佼者讲述医院发展史、个人成才史，激发学生成长成才的愿望。

2014年，广东省中医院《以励志为主线的医学生综合素质教育的研究与实践》获广东省教育教学成果奖（高等教育）培育项目省级二等奖；2015年，《医学生"感恩—励志—责任"教育模式实践》获省级学校德育创新项目立项，同时列入2015年度广东省高等学校思想政治教育课题。

三 加强院校教育与师承教育的结合，提高学生专业素养

优秀的中医药人才的培养，离不开中华文化中传统的师承教育的助力，广东省中医院在现代院校教育的框架内，力争突破学分制，让学生提早进入临床、在流派名医工作室跟师、学习中医特色疗法技术、参与科研团队等，通过跟师与实践学习经典，做传统文化与优秀学术经验的双重传承人，做理论与实践"双强"的中医能手，以及"德才双馨"的优秀中医人。

5.6.3 高出一格：师资队伍与学生素质两手抓

教学相长，一支高素质的师资队伍是培养优秀人才的主力军，而一群具备实践与交流能力的优质学生队伍则反过来可促进医院现有精英人才的成长与进步。因此，为实现"高出一格"的人才培养目标，广东省中医院树立了师资队伍与学生队伍素质两手抓、两位一体的培养意识。

一 立德树人，打造精英师资队伍

一直以来，广东省中医院在师资培训力度上从不松懈，主动适应中医药发展对人才多样化的要求，继续探索"精英型"中医人才的培养之路。医院持续拓展教师培训形式和途径，营造浓厚的教学研讨交流的氛围，侧重提高中青年教师的教学水平和各级教学名师的培育。医院在开展系列教师教学基本功培训的基础上，还派遣骨干教师参加高层次教学论坛，拓宽教师视野，提升教学能力，同时，借助各类教学竞赛，展现医院教师风采。

为充分调动教师积极性，医院以建设既有压力又有动力的师资培育机制为核心，制订完善的师资培育计划，调整师资培育激励机制，通过调整课酬分配方案、主讲老师遴选，加大"青年教师教学能力提升计划"的推进力度；充分发挥现有院内外优秀教师的带头和辐射作用，依托"杏林讲学教授"项目，推进新老教师的"传、帮、带"

工程；建立各级"教学名师""教学团队"的培育、考核、激励机制，拓展各层次师资的培训提升渠道，提升教师队伍的整体水平，优化师资队伍内部结构。

二　注重实践，培育优质后备人才

为培育具有广东省中医院特色的优秀中医药后备人才，医院从不同方面入手将实践能力超前置入人才培养的各个环节中，以打造全方位"高出一格"的优秀后备军。

医院逐步推进"早临床、多临床、反复临床"实践教学体系，把工作重点落到结合医院实际，全面梳理整个实践教学体系中存在的问题，建立阶梯式的实践目标，优化方案，并将各实践环节落到实处、细化规范，责任到人，考核到位。基础与临床相结合的综合性课程的设计和实施一直是医学教育课程改革中的难点，其中课程实施的硬件载体，综合实验平台的建设是其基础条件建设。医院依托广东省研修院建设了"临床模拟实验室"，满足各层次学生技能强化培训的需求；"十三五"期间，依托学校、学院二级联动，医院建设国内领先的"骨科教学综合实验中心"，将其打造成为国家级实验教学示范中心，以推进医院本科、研究生教育再上新台阶。

在实践教育中，除了临床能力，医院更是下大决心、加大力度提高学生的创新创业能力。广东省中医院不断加大科研实践平台、各级实验室对学生的开放力度，科学构建项目孵化机制，鼓励、支持学生早进名医及流派工作室、早进课题、早进实验室、早进团队学习，以参与科研提高学生实践和创新能力，并设立科研、创业指导老师库，争取高质量课题成果，促进课题成果转化。同时，医院开设了《创新创业》课程，并持续提高《就业指导》《职业生涯规划》课程的教学水平，开展个性化辅导与咨询，推动学生更好就业创业，并以"三下乡"等第二课堂活动为载体，不断增强学生实践能力，培养富有创新精神、勇于投身实践的创新型人才。

除了个人实践能力的培养外，学生团队工作能力的培训也是重点之一。医院根据辅导员工作性质和自身专长组建项目团队，贯彻"辅导员与学生共同成长"的理念，为学生在思想引领、就业指导、心理咨询、科研创新、素质拓展等方面提供深度辅导，提升学生在集体中成长、将个人工作质量融入集体目标的能力。同时，医院推行老师主导、学生自主管理的社团建设机制，发挥学生的自主管理能力，激发学生的创新活力，促进学生自主学习、自主成长的意识。

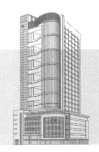

第6章
发现：关键逻辑

做最有价值的工作

医院涵盖了多个行业的业务流程，各种业务流程相互交集，流程的设计非常复杂，而每个患者的需求又不同，流程难以标准化，所以对医院流程管理设计提出了非常高的要求。

而且对于大多数医院而言，流程设计大都首先基于各科室的业务需要，而非患者的就医体验。而如今，许多医院越来越重视患者的就诊体验，在优化服务流程方面，做了很多有意义的探索，比如，通过微信、自助机交挂号费，减少患者轮候的时间；实现了一站式就诊，减少了患者的走动；打印用药指引给患者……

这些以患者价值为核心的改善，就是精益管理的精髓；努力让患者满意，也是医院工作人员最有价值的工作。

精益管理和医院早年的改革探索也是一脉相承的。

当计算机还是新鲜事物时，医院定了规矩，员工3个月内必须学会操作，提前学会得到表扬，逾期未学会就要调离岗位。计算机系统的引进，也大大提高了药房的效率。

后来的精益管理则远不止硬件优化，而是一项系统工程。广东省中医院大学城医院药剂科主任楼步青说，药房会设立一个内部差错本，每个月进行一次差错汇总和点评，通过差错分析进一步优化工作。

除了提高效率，避免浪费也是精益管理追求的目标。广东省中医院药学部主任董玉珍制订新规定，明确不造成药品浪费或者浪费的数量在允许范围内的给予奖励，否则给予惩罚。奖惩分明后，中药浪费从最初每天浪费四筐到后来不到一筐，效果明显。

再后来，新的改革又在药房展开。2015年6月开始，广东省中医院率先推出智慧药房服务，为有配送需求的患者进行服务，完成处方的调配、中药的煎煮、中成药的配送，把以前的麻烦直接简化成"收快递"一样便捷。

精益管理的目的是让患者满意。倘若患者不满意，反过来，也会成为进一步优化工作的压力。比如，广东省中医院大德路总院耳鼻喉科的工作优化，就源于患者的"不满意"。耳鼻喉科护士长彭素清接到患者投诉后，决定选择精益管理对耳鼻内镜的预约检查流程进行优化，希望减少患者的询问、折返，提高患者满意度。一个精益小组由此产生。他们通过调查问卷、实地调研，终于找出了原因：门诊医生对预约检查解释不到位、预约检查地点和排队指引不清晰；等候检查环境嘈杂、混乱等。

找到问题的症结，工作思路就明晰了。精益小组对症下药，给出了几个措施，如制订耳鼻内镜预约检查指引、可视指引牌和可视墙面指引标识、把患者排队等候的位置外移至治疗室外等。

时任广东省中医院党委书记翟理祥觉得，精益管理不仅仅要落实在某个精益项目上，更重要的是通过项目的开展，培养精益思维，让精益改善成为贯穿各个科室的自觉行动，把问题解决好，把服务水平提到更高的层次。

广东省中医院，就是在这样一个个的实践案例中，通过"优势构建—持续传承—机制保障"的关键逻辑，践行其战略的实施和创新。

6.1　核心专长的构建逻辑

构建医院的核心能力，需要判断与决定哪些因素可以作为医院巩固和发挥竞争优势的支撑，选择最能与竞争对手区别开来的主攻方向。在医院核心能力建设的过程中，资源、能力、战略选择、价值链设计、绩效/竞争优势等要素及其相互作用所提供的有效支撑，是建立核心竞争力的内在机制。如图6-1所示，这个模型是以内部环境的视角认识核心竞争力与战略的关系。

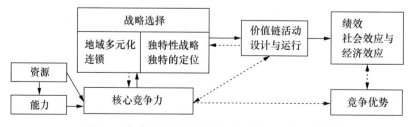

图6-1　广东省中医院核心竞争力建立的概念示意图

核心能力产生于利用资源、能力的组合，并且是具有价值的、稀缺的、难以替代的、难以模仿的。资源和精力的有效配置和动态转换是构建多种关键和可保持竞争优势组合的主要方式。我们可以利用价值链模型来分析组织完成各个价值活动的能力，而连接和整合不同的价值活动的能力——整合的能力，是产生核心竞争力的基础。在广东省中医

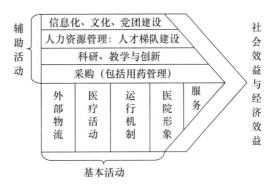

图6-2　广东省中医院的价值链活动示意图

院的案例中，根据图6-2提出的医院价值链模型，我们认为在广东省中医院的核心竞争力的逻辑关系里，最为重要的关系就是战略、核心竞争力与价值链设计与运行的关系。

在广东省中医院的价值链活动中，支持性的价值活动与管理活动的设计有效支撑了医院的战略设计与"定位"，为医院将技能、资源和机制有机融合，形成核心专长，做了很好的基础铺垫。例如，广东省中医院所提出的"中西医融合，构建完美医学"的定位，就需要众多主要的价值活动设计，如中医特色与专科建设、人才培养、服务活动等，也需要有效的运行机制、管理机制和文化建设等的支撑，这些价值活动的设计与有效运行，不断构建和强化了与之匹配的核心专长。当前我们将广东省中医院的核心专长总结为六个：基于"中医特色和优势"的医疗能力、基于"完美医学"提供最佳治疗方案的医疗能力、"以人为本"的团队建设能力、以患者为中心的综合服务能力、契合战略的综合管理能力以及独特的医院文化建设能力。

6.2　愿景机制：初心永葆

对中医特色的探索和优势构建，对"以患者为中心"的人本导向，是广东省中医院的"初心"所在。而医院所要构建的核心专长，无一不围绕这两点展开。初心永葆，是医院在构建和发挥核心专长的过程中最关键、持久、有效的动力。

6.2.1　坚持"中医特色和优势"

办好中医院必须具备中医药优势，靠中医特色发展医院。一方面，中医院集中了

中医药的人才资源，办好中医院必须有效地运用这一资源；另一方面，患者选择中医院是因为他们需要中医药，因此，中医特色是中医院在竞争中站得住脚的优势所在。广东省中医院从战略的高度，正确认识到中医特色和优势在中医院建设与发展过程中的关键作用，在医院发展过程中，一直把形成中医特色和优势，提高中医临床疗效作为医院建设和发展的主旋律。

6.2.1.1　现代医学技术助力中医特色与优势

"坚持中医院姓中"，并非意味着中医院就不能发展现代医学技术。国医大师任继学曾对中医院应具备的能力总结过四个字——"留人治病"，即把人的生命留下来，才能治病。随着急危重症患者越来越多，广东省中医院逐渐形成共识："作为一家医院，面对患者，首先就要保证患者的生命和安全。作为诊断治疗手段，从医学伦理学的角度来讲，哪种手段对患者最有利、最符合患者价值，就用哪种手段。"

在这种共识下，引入现代医学设备技术，不是削弱中医药特色，相反是为了更好地提高中医药临床疗效，在更高的技术平台施展中医药特色优势。就此，广东省中医院开始探索一条新的路子，在坚持发挥中医药特色优势的同时，努力形成与三级甲等医院相适应的综合服务能力。医院开始引进追踪最前沿的现代医学技术。

多年来，医院每引入一项现代医学前沿技术，都会论证中医药特色的切入点和中医药优势的发挥点；每开设一个专科、一个亚专科、一个专病，也要论证中医药特色优势的发挥方向。事实证明，广东省中医院提出"中医水平站在前沿，现代医学跟踪得上"的"双剑合璧"战略，不仅没有使医院西化，反而使医院的中医药特色优势更为突出，还促进了中医学的理论创新发展，呈现了中西医贯通融合的趋势。

6.2.1.2　在专科建设中锻造中医特色与优势

早在20世纪80年代，广东省中医院只有简单的内科、外科、妇科、肛肠科、骨伤科等科室时，医院便意识到，不抓专科建设，就无法提水平、上台阶，专科不分化，就无法做深、做强、做大。在此认知基础上，医院提出要发展中医药特色与优势的专科。例如，脑卒中（即中医所说的中风），患者具有发病率、致残率、致死率高的特点，是中西医共同关注的重大疾病。经过分析，医院认为中医药在治疗这类疾病方面具有独特优势，于是决定建立相应专科。

此后漫长的专科发展道路上，广东省中医院始终坚持在发展具有中医药特色优势专科的同时，把救治急危重症患者的综合服务能力提升到重要位置。急诊、ICU、心血管、脑血管、呼吸科、外科等，这些与急危重症患者生命息息相关的专科率先建立并强大起来。检验、影像、病理、麻醉这些基础支撑专科也得到强化。对于中医药特色优势明显的专科，在巩固、发展、提高中医药临床疗效的基础上，鼓励引进最先进的现代医学技术，达到中西交融，为患者提供最佳的诊疗方案。

医院认为，既要清楚现代医学的优势，更要清楚中医治疗每一个病种的优势。"中医药特色优势，可能体现在治疗某些疾病的某一个环节，某一个阶段，某一个侧面。要'一个病一个病''一个证一个证'地开展研究，找准中医药特色优势发挥的切入点。通过科学严谨的方法形成一系列充分发挥中医药特色优势的诊疗方案。"这成了广东省中医院专科建设的指引。这是一个需要持久努力的系统工程。医院每年组织专科学科论证，明确每个专科的主攻病种，每个病种发挥中医药特色优势的切入点。医院组织各专科围绕自身主攻病种汇集历代中医著述的观点方法，集中全国名老中医的经验，结合自己的临床实践，形成方案，不断优化。长此以往，科室的中医药特色与优势日益突出，临床疗效也明显提升。

在医院专科发展过程中，中医与西医的融合，不仅仅中医加西医的双用，准确来说是在不同的专科领域中，高水平的交融过程中，中西医相互促进，相互启发、相互补充，使得医院的中医特色得到更深、更广的巩固和发挥。它不仅可以促进中医理论的发展与再认识，而且能让中医临床实践的开展进入全新领域，并在发挥中医药特色与优势的同时，突破某些既定的治疗规范，创造更优的临床疗效。

6.2.2 以"完美医学"为导向的技术创新

"中医水平站在前沿，现代医学跟踪得上，管理能力匹配到位"，为患者提供最佳的诊疗方案，是广东省中医院追求的目标。为此，广东省中医院对于提高医院的医疗技术水平进行了科学的谋划。

医院强调坚持"五大原则"，不断完善规划方案，切实增强规划执行力，以科学规划指导建设，引领发展。这五个原则是：坚持中医水平站在前沿，现代医学跟踪得上；坚持临床、科研、教学并举；坚持总体战略规划与专题项目规划，阶段性规划与长远规划相结合；坚持专科建设规划与人才队伍建设规划同步进行；坚持锁定一流标准，高起点谋划，高标准落实。

在这些原则的基础之上，医院不断以科技创新推动医疗技术的提高，贯彻"以医疗为基础，以科研为主导"的建设思路，使临床与科研交融。把科研工作寓于临床实践中，科研课题的提出来源于临床，科研水平的评价来自临床，科研成果的转化应用于临床。自觉把临床工作植根于科学研究之中，充分利用医院病例多、病种复杂的优势，将诊疗过程当作积累科研资料，形成科研思路，提出科学问题，获得科研成果的过程。

例如，在高水平专科的建设上，医院认为"自我发展和借力发展是促进高水平专科建设发展的两种重要方式。以临床需求为牵引，以课题项目为纽带，构建科技创新联盟，探索医药结合、医工结合、临床与基础结合、传统医药与现代科技结合的科技创新模式，建立灵活高效的协作新机制，达到'优势互补、合作共赢'。"协同创新为医院带来了快速发展。医院与北京协和医学院组织工程研究中心合作开展干细胞研究，成为全国首批干细胞临床研究机构中唯一一家中医医院；与华大基因共建联合实验室，组建生物信息团队，利用基因组学、肠道菌群等技术手段，开展中医药研究；与国家蛋白质科学中心共建中医药蛋白质组学研究中心，开展中医体质、证候和中医药作用机制研究；与上海生物工程中心合作，建成全国中医药第一个生物资源库……

正是由于广东省中医院坚信，最佳的诊疗方案应该是汇聚人类文明所有有用的成果，所以，医院上下除了对病种的古文献、全国名中医经验、民间特色治疗方法、本专科多年实践体会外，还要对现代研究前沿有充分把握，全面掌握现代医学诊断治疗方法，不断探索优化治疗方案，这样的治疗效果才能在本专业里处于领头羊位置，成为治疗规范的制定者，或者是主要制定者。

6.2.3　"以患者为中心"的服务

为使"优势战略"落地，广东省中医院始终以观念为先导，"以患者为中心"的理念是医院进行一切医疗活动与服务的前提。很早以前，有不少医务人员并不认同这样的思路，他们认为医院应该以医疗为中心，以员工利益为核心。面对这样的疑问，医院坚持了"以患者为中心"的价值判断——医疗行业的本质就是为了人的健康，医院以患者为中心是天经地义的事，更何况在社会主义市场经济条件下，医疗活动要以患者需求为导向，医院有了患者，员工的价值才能实现。这一坚定理念使得医院在发展过程中，自始至终可以坚持正确的价值取向，从只关注自身经济收入的局部利益上升到与社会利益和患者利益相一致的高度，从而得出那句著名的格言："患者可以没有广东省中医院，而广东省中医院不能没有患者。"如此的格局和思维，才能使医院实现通过实现社会价值和患者价值，从而最终实现医院价值和员工价值的思路。

多年后，仍有很多人来院参观时，对这种做法质疑，他们认为，不以业务收入考核科室和个人，就不可能促进医院业务收入增长，医院自身发展就会受到影响。有很多人认为，价值观的引导，是医院解决自身生存发展之后，才可顾及的。广东省中医院则不这样看，反而认为在社会主义经济条件下，社会效益和经济效益都是医院应该追求的，当两者出现矛盾时，应该首先追求社会效益，只要社会效益实现了，社会自然而然会回报医院。医院把其称为"善的循环"。因此，医院在设计运行模式时，就强调既要注重引入市场机制建立起既有动力又有压力、既有激励又有约束的运行机制，又要通过价值观培育，确立正确价值导向，构建患者、医院、医务人员三者利益相统一的共同体发展格局。

正是这一理念，使得广东省中医院避开了医疗改革中出现的过分市场化的弊端，在社会上普遍形成对医院不信任的局面时，广东省中医院"病人至上"所营造的独特氛围、良好的行业作风，被患者誉为"一片绿洲"。

6.3　动力机制：使命必达

最初，广东省中医院引入市场机制时，为建立既有压力又有动力的分配方式，首先考虑的便是如何把按劳分配与追求患者价值紧密结合起来，形成患者、医院、员工三者利益相统一的激励机制。经过多年实践，医院以前瞻性的战略思维，对分配、劳动、人事等制度进行了改革，通过临床路径的优化、目标管理的应用、人事改革以及组织创新等方面建立起了契合战略的运行管理机制，这个机制既能适应外部环境变化，又能激发员工积极性，从而帮助医院保持长期的核心竞争力。

好的激励机制是一根无形的指挥棒，能引导医务人员的行为模式。从利益分配的格局上，将患者利益与医院利益、科室利益、员工利益紧密关联在一起，为实现患者价值打下了坚实的制度基础。医务人员只要集中精力提高自身解决患者问题的能力水平，全心全意地服务好患者，个人的利益就能自然而然地被实现。

6.3.1　长远化机制：党建管理

在广东省中医院，医院党委作为把握方向的舵手，党支部作为党的全部工作和战斗力的基础，医院党委在加强党的建设中，特别注重发挥党支部的作用。党建工作看似"虚"，却被广东省中医院实打实地践行。医院一直强调检验党建工作的成效，要看是否推动了事业发展，党建工作必须虚功实做。"在工作实际中，践行党的宗旨，坚持好医院历来党建的好传统，避免党建和业务'两张皮'，将党建工作融入医院业务的每一个环节，在推动党建工作的同时，提升业务水平和服务能力，最终是为了让老百姓获益。"

医院党委特别强调支部建设，一个支部就是一面旗帜，吸引、凝聚、引导周围的群众，为学科、专科建设发展，为广大群众提供健康保障发挥有力的促进作用。对支部采取目标管理，把医院的医疗、教学、科研等方面的工作以及党员的先锋模范作用、组织生活状况、批评和自我批评的开展等列入目标考核体系，通过责任目标把对党支部和党员的要求具体化和量化。

在广东省中医院党委的眼中，党建是一项长期艰巨的系统工程，只有通过努力在"贴近实际"上想办法，在"服务群众"上下功夫，在"渗透业务"上花力气，切实把党建工作和医院中心工作相结合，由"后台"走上"前台"，才能真正看得见、摸得着，才能真正地促进医院的发展。

在加强党员队伍建设中，医院党委要求每一个党员在自己的岗位上，奉献精神要高于一般群众，服务质量要高于一般群众，业务水平要高于一般群众。医院长期以来进行的思想政治工作，如党员教育、党支部书记培训、中层干部培训，开展医院文化建设、感恩文化教育、服务意识培训、行业作风建设、开启青年文明号等，都是医院统一思想的法宝，把以患者为中心的服务理念深入每个员工心里，成为自觉的行为，落实到每一项工作中。

6.3.2　主动化机制：人才激励

广东省中医院很早就提出了一项重要的人才制度原则：从把人力看作成本向把人力看成资源转变，把开发人力资源当作人事改革的重要目标。

医院在意识到人才是创造价值、可持续发展的重要资源后，进一步认识到了人事制度改革的核心是最大限度地调动人才积极性和提高人才的综合素质。从长远发展的战略眼光来看待人才问题，才能真正把握住人才工作的着力点。

在此认知基础上，广东省中医院结合人事制度和分配制度的改革，运用利益杠杆，有效地形成了一系列对人才极具激励性的制度，打破终身制、垄断制、论资排辈、能上不能下等不利于调动人的积极性的局面。行政部门实行竞聘上岗，临床科室实行ABC分级管理，而创新团队实行PI管理。

尤其值得称道的是，对于能上能下，广东省中医院并不简单地理解为"能者上，庸者下"。例如，有的人不适合在管理岗位工作，但很适合在业务岗位工作，内部人事应该合理流动，让合适的人流动到合适的岗位上去，强调人才与岗位相匹配，能进能出、能上能下、人岗相适。如此一来，离开管理岗位回归业务岗位的员工如鱼得水，发挥了他们更大的价值，有的甚至在业务上成为独当一面的专家。"上去"的人并不会为此春风得意，相反更加谦虚谨慎；"下去"的人也心情舒畅，在新的角色中实现人生的价值。这种能上能下的局面，不仅形成了和谐的医院氛围，而且也使干部更加清楚自身的责任和使命。医院的人事制度设计朝着这个方向走，目标是"让能干事、想干事、干成事的人有机会"。

6.3.3 标准化机制：临床路径

中医特色和优势在临床的广泛应用需要依靠规范来推动。"临床路径"的引进，是广东省中医院管理实践的一个创举，在充分发挥中医药特色优势和推动中西医交融的过程中，行政有了管理抓手。

多年来，医院一直致力提高中医药的临床疗效，临床中贯彻"能中不西，先中后西，中西联用"的方针，因此医院很早便开始寻求方法能够指引评估考核临床，充分发挥中医药特色优势，达到中西交融的效果。而随着医院深入实施临床路径，中医药临床疗效和医疗质量明显得到提高，平均住院日明显下降，医疗费用得到合理有效控制，在行业内逐步产生影响力。

广东省中医院对临床路径的实施和优化，主要体现不断增加临床路径管理的覆盖面，要求每一个专科的每一个重点病种，都形成临床路径，尽可能覆盖专科的全部常见病、多发病及优势病种；同时不断推动临床路径的定期优化，尤其强调把中医的精华以及名老中医的经验优化到临床路径中，明确各科常见病、多发病中医药的全程优势或环节优势，逐一形成规范，并以此作为标准考核医务人员的工作质量。此外，为了推动临床路径的实际应用价值，医院持续推动各个重点专科在主攻病种方向的诊疗方案优化工作，以作为临床路径优化的依据，加强变异登记、回顾性总结和文献追踪，为临床路径工作的总结和提升打好扎实基础。

6.4 学习机制：保持活力

长久以来，广东省中医院所倡导的鼓励学习、鼓励创新的氛围以及逐步建立的良好的学习机制，使得医院在摸索中形成了学习型组织的特质，这促使医院能够基于构建多种关键和可保持优势的需要，持续有效地获取相关知识和能力。

学习型组织最大的特点就是在团体内部形成以不断超越自我为核心的氛围，提倡在工作中学习，在学习中工作，把"学习、再学习"当作自身的组织目标。广东省中医院在不断吸收新知、不断自我修炼、不断自我突破、改造自身的过程中，形成了从组织到个人自身强大的学习力。

广东省中医院提出了"对人最大的关心是对他成长成才的关心"，使医院发展愿景与员工职业生涯规划相统一。医院建立健全不拘一格的人才培养机制，特别重视员工的成长、成才，并提供多渠道、多形式、多层次的培训计划，为每一位员工提供一个不断成长以及挖掘个人潜力和发挥特长的机会，为每个专业、每个类别员工打造符合自身需求的成长路径，使得人人都有成才的机会，"引育结合，以育为主"。

具体来讲，医院不断完善和深化继续教育体系，构建协同创新、共享开放的现代化学习型平台，涵盖厚基础、学经典、跟名师、做临床、强考核等全程成才体系，形成线上、线下多维度学习模式，提高学习效率和效果；同时，强化知识管理，加大知识共享文化建设力度，推动隐性知识显性化、名医数据结构化，实现全院上下的知识快捷获取。同时，医院整合利用实验室资源，瞄准国际前沿先进技术，建设多学科融合的基础研究平台。

此外，师承工作是广东省中医院极具特色的集体成长和人才培养方式，为此，医院不断创新师承模式和手段："本院名师带徒"模式，医院深挖本院名老中医的"名师带徒"工作，发挥和保护名老中医这一医院最可贵的财富；"跨地区拜师"模式，医院博采众长，学习掌握不同流派、不同老专家的绝技绝活，率先打破地域界限，使随师学习"千里之遥近在咫尺"；"集体带，带集体"模式，倡导"名师共同带徒、弟子集体跟师"，使不同的学术观点发生交锋、碰撞，实现"青出于蓝，而青于蓝"的目标；"定期交流，分享经验"模式，发挥徒弟们的辐射作用，在院内推广"分享文化"，扩大师承成效；"科技为助，永久分享"模式，借助现代科技的最新成果，全方位地系统记录名老中医的学术成就、专题讲座、示范性诊疗活动和中医临床带教的全过程，不断深入、持久地开展名老中医经验的挖掘、整理、研究；"一代带二代联动式"模式，尝试将名师带徒与学校常规教育相结合，由七年制硕士班学生拜名师弟子为师，向他们学习名老中医经验，从而形成了优良的师徒关系。

通过各种学习、培养、传承模式和方法，广东省中医院有效地保持了组织的学习意志、学习能力与学习活力，从而有效地保持了组织的竞争活力，这也是保持组织竞争优势的重要途径。

6.5 保障机制：动态匹配

广东省中医院的竞争优势很大一部分源于战略领导和组织文化。前瞻、忧患与创新的价值观以及管理理念对广东省中医院持续保持核心竞争力产生了关键作用。对于广东省中医院来说，其竞争优势的保持，关键在于以下几个领域的内部机制建设与完善。

6.5.1 文化引领

广东省中医院能够获得可持续发展的竞争优势，其在组织文化方面实现与战略的高度匹配是关键之一。

一个医院的价值观的形成与提出，来自其对医疗行业的职业特点以及对自身生存和发展的把握、对未来发展的愿景。在医院建设和发展过程中，要坚持的价值理念很多，如患者意识、质量意识、效益意识等，这些理念集合起来就成为医院的理念体系。而在这个理念体系中，谁处在核心位置？这个问题是医院文化建设的重要内容。不同医院之间理念的区别，往往表现在理念价值排序上的区别，表现为最高价值的选择与判定各不相同。

而广东省中医院的组织文化最核心的特征就是"以人为本"，可以概括为"患者为中心，员工是根本"。其中，"以患者为中心"的价值理念是医院价值体系的核心；"员工是根本"的管理理念是医院正确认识和看待员工的前提。而反过来，这种"以人为本"的理念也从根本上使得医院的主导价值观可以有效地转化为个人的信仰，从而建立起牢固的组织文化。

在此基础上，医院又建立起了指导医院和处理各种利益关系的一系列理念和原则，形成了医院的价值体系。包括：

医院的使命：中医水平站在前沿，现代医学跟踪得上，管理能力匹配到位，为患者提供最佳的诊疗方案，探索构建人类完美的医学。

医院的愿景：建设全国一流、国际知名的、现代化的、综合性的中医院，为中华民族伟大复兴贡献力量。

医院的精神：仁爱、敬业、务实、进取。

医院的境界：质量第一，追求卓越；爱院如家，团队精神。

医院的作风：严（严格要求、严谨学风）、细（细致认真、一丝不苟）、实（求实、求真、扎实）、高（高标准、高要求、高层次）。

价值观的选择与价值体系的建立为医院稳把航向，正确处理各种利益关系，统一医院上下的思想，为员工确立正确的行为指南奠定了基础。

6.5.2 人才支撑

医疗行业的特殊性必然要求无论一家医院是否有明确的战略或采取何种战略，人才培养都是重中之重。医疗质量保障以及医疗水平无不是人才培养的结果，这种人才培养需要长时间在实践中锻炼和提升。

而对于广东省中医院来说，仅从这个层面上认识人才培养，是远远不够的，医院近年来对于人才培养的定位，已上升至从战略的高度认识其在医院发展和保持竞争优势的作用，将其作为竞争优势可持续性的保障机制。

过去，医院通过主动适应外部环境变化的要求，较早进行了分配制度改革，调整了薪酬和激励机制，调动了员工的积极性，提高了员工的工作效率。在此基础上，医院进一步加强对战略性人才的重视，对组织的战略实施及战略目标和战略措施的分解、落实起关键作用或重要作用的各类人才的挖掘和培养，是医院今后在人才培养方面的重点工作。

例如，专科建设是医院发展的重中之重，与之相匹配的专科人才队伍建设，便是医院近年来人才工作的重点之一。"专科建设要倾注更多精力在人才队伍建设上，要紧紧抓住'培养、吸引、用好'人才三个环节，投入更多资源，培育出基础扎实、各有特长的人才，培养造就一批名家、名师、名医队伍，建成高水平的人才团队、梯队，为专科发展提供坚实的人才智力保证。"

战略性引进和运用人才资源的另一个典型例子，就是医院为推动高级人才努力成为领军型人才，提出一个"高端专家就是一面旗帜，会带领某一个领域异军突起"。由于高水平人才的稀缺，用"单位所有"的形式来吸引人才，会极大地阻碍人才的聚集，因此，广东省中医院打破传统观念，树立起"不求所有，但求所用"的人才观，建立了院士工作站。院士工作站成为医教研高质量发展的云梯。在院士为首的团队指导与带领下，借助培养与引进高端人才、资源整合、多学科合作、科学研究、成果转化等方式带动相关学科在人才培养、学科建设、高精技术、科研创新等方面进入更高的领域。比如，成立了陈可冀院士工作站，以"心力衰竭""冠心病"等中医优势病种为突破口，以人才建设为纽带，以心血管专科重大研究课题为载体，借助陈可冀院士团队强大的科研设计、成果转化能力，把本专科建设成为"综合实力过硬，中医特色与优势明显，注重医疗、教学、科研全面均衡发展，岭南地区一流、国内知名的研究型心血管病诊治中心"。目前建立的院士工作站，还有刘良院士工作站、李兆申院士工作站、俞梦孙院士工作站，等等。

6.5.3　服务保障

广东省中医院多年来所形成的以患者为中心的综合服务能力，是医院竞争优势的来源之一。

医院在人们心目中的形象，靠的是医院的能力和患者需求间独特的匹配。如何形成与患者需求匹配的医院能力，广东省中医院提出了为患者提供最佳诊疗方案的理念，也在朝着这一目标不断前进的过程中形成了高水平、高素质的服务团队，建立了良好的公信力。

患者就医最核心的需求在于挽救生命和解除病痛，是否具备这种能力，是医院满足患者众多需求中最重要的诉求。为形成这种能力，作为一家中医院，广东省中医院在坚持中医特色的前提下，运用人类文明的全部成果，包括中医、西医以及管理的所有成果，为患者提供最佳的诊疗方案，达到最好的临床疗效。患者就医所需要的服务不仅仅是技术性服务，还需要人文服务；不仅仅需要解决肉体上的伤痛，还要得到心灵上的安慰。医院通过良好的服务，让患者获得良好的就医体验，形成高满意度，直至让患者感动的经历，是患者忠诚于一个品牌的重要心理过程。这就要求医院必须造就一支高素质的服务团队，使患者在就医的过程中，能够获得准确的、有效率的、无微不至的照料。

在此之外，广东省中医院倡导由追求患者满意度的最大化向追求患者忠诚度的转变；倡导由规范服务向主动服务再到感动服务的转变。服务规范落实得好，细节关注得多，流程改善得好，就使整家医院的服务在一定层次上保持恒定水平。医学的本质是人学，医学过程是人与人交往的过程，不是简单的人与技术、人与药物、人与设备接触的过程。广东省中医院提出主动服务，即在服务过程中从"要我做"转变为"我要做"。为了更好推进服务管理，医院成立了病人服务中心，这是医院独立的行政职能部门，为提高服务质量提供了组织保证；医院组织了"金点子"活动，围绕服务难点征集集体智慧；开展"满意工程"，激励医务人员推动服务创新……

在广东省中医院看来，"没有最好的服务，只有更好的服务。服务的改进将永远在路上"。

6.5.4　数字赋能

长期以来，广东省中医院尤为重视信息化建设在医院发展中的作用，将其作为战略发展的需要，并且作为医院保持优势的重要保障机制之一。

广东省中医院在医院信息化方面有着领先的理念和实践，例如邀请IBM为医院设计、建设信息系统，为医院打下了良好的信息化基础，而IBM也将和广东省中医院的合作案例作为其在中国建设"智慧医院"的典型案例。

早在十多年前，信息化技术还远未达到今天程度时，广东省中医院打造了全国医院中第一个临床科研一体化信息系统，把每个临床数据都作为科研信息进行标定和语义化分析，从而使临床诊疗信息成为可供科研利用分析的"活数据"。很多科室、医务人员从中获得益处，当做科研时，这些数据为他们提供了有力支撑。

在此之后，医院多年来不断投入与精进信息化的顶层设计，为高水平医院的建设装上了强大的助推器。医院广泛深入推行电子病历、智慧服务、智慧管理三位一体的智慧医院建设，大力发展"互联网＋医疗"，有效地提升了便民惠民服务水平与能力；在中医药传承和创新方面，医院信息化建设发挥了巨大作用，推进了包括中医古籍知识库、名老中医传承系统、学术流派系统、中医药临床辅助决策支持系统、中医临床科研一体化系统、慢病管理系统以及治未病管理系统等，借助现代科技传承中医药特色与优势，传承中医药精华；此外，医院持久推进新技术与医疗业务的融合发展，提升医疗质量与医疗安全，例如开展5G＋院前急救、骨科手术机器人、影像AI诊断、智能药事审核诊断等，推进多元化信息系统保障医疗质量与医疗安全，同时充分发挥数据作为新生产要素的关键作用，以20余个医疗闭环为主线，以医院各类考核与评审为中心，以数据监控医疗安全、医疗质量，有效提升医疗安全防控水平。

将信息化全面融入公立医院的高质量发展，强化信息化支撑作用，是公立医院高质量发展的重点任务和建设目标之一。信息化建设是一项高投入并且投入在当前、效果滞后的基础建设，需要医院管理者相当的勇气和长远的战略眼光，而具备了这一眼光的广东省中医院，也不断受益于此，持续提升医院的管理精细化、智慧化水平，提升医疗服务质量和医疗效益。

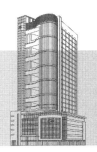

第7章

结语：展望未来　持续领先

7.1　纷繁冗杂，不忘初心

广东省中医院不断强调以人为本的价值观。坚持"以患者为中心"的价值理念，不断开拓进取，提高医术和服务水平。牢牢把握住"员工是根本"的管理理念，从根本上调动了广大医务人员的积极性。

医院始终把吸引、留住、服务好患者作为价值取向，不过在医院建设和发展过程中，对医院有价值的理念很多，诸如"患者意识""质量意识""效益意识"等，这一系列理念集合起来，构成了医院的理念体系。在这个理念体系中，一家医院很难把他们平衡地网罗进来，谁处在核心位置将是一个重要的内容。医院之间的差异往往表现在它们的理念价值排序，其实就是如何平衡社会效益和经济效益之间的关系。那这两者是不是非此即彼的关系呢？广东省中医院并不这么认为，而是始终坚持社会效益与经济效益相统一的观点，当两者出现矛盾的时候，强调首先追求社会效益，这不仅是社会责任的体现，医院坚信只要对社会作出了贡献，在社会主义市场经济条件下，社会自然而然会回报医院。因此，在这种社会主义市场经济的新型义利观的影响下，广东省中医院着眼于医院的长久生存和持续发展，经过反复锤炼，精心选择医院的核心价值观，最终确定为"病人至上，员工为本，真诚关爱"，以此来统领整个医院的价值体系，作为医院一切行动的根本出发点和衡量医院工作正确与否的根本标准。

广东省中医院的管理者从医院内外部环境变化和医院发展的实际需要出发，审时度势，提出了医院的核心价值理念，但这一理念并不能一下子被全体员工或者大多数员工所认同，成为真正的医院群体理念。因此，为了使医院领导所提出的"病人至上，员工为本，真诚关爱"的核心价值理念成为大多数员工的共识，并用以指导员工的医疗行为，广东省中医院在多方面作出了巨大努力。

第一，广东省中医院从患者、医院、员工三者利益相统一的理念出发去教育广大员工树立起"病人至上，员工为本，真诚关爱"的理念，使员工认识到这种价值观与自身利益的一致性，让大家理解一切以患者为中心的要义："患者可以没有广东省中医院，广东省中医院不能没有患者，离开了患者医院就失去了发展的基础，同时也正是有了患者，医生才有存在的价值，才有实践的机会，才有技术提高的基础"。

第二，"病人至上，员工为本，真诚关爱"的价值观教育与以人为本的管理理念结合起来，使医务人员在实现自身价值的过程中，认同广东省中医院所倡导的价值观。医院正确认识到尊重医务人员的追求，是实施以人为本管理的前提，所以制订方案，将医务人员的工作责任、学习机会、晋升、成就感等激励因素融入他们的工作之中，为他们的成长创造条件；同时也注意满足医务人员的物质需要，改善医务人员的生活待遇，让他们能够跟上社会发展水平。这样的做法将以人为本管理中"病人至上，员工为本，真诚关爱"和"关爱员工"两个方面有机结合，显著提升了员工对领导所提出的核心价值理念的认同感。

第三，广东省中医院的核心价值观的建设不可能一蹴而就或一劳永逸，需要反复教育、反复宣传、反复灌输、反复实践和反复推动，为此，医院着力在三个方面建立了长效机制。首先，医院建立分享制度，每两个月将医务实践中的典型经验拿出来推广，将反面教训拿出来剖析；其次，医院坚持培训制度，新上岗的员工集中进行文化理念教育，全体员工每年都以创新多样的方式进行一次培训；最后，医院树立模范典型，如评选服务之星，创建青年文明号，不断创新载体用员工身边的人和事教育和感动员工。

第四，广东省中医院将"一切以患者为中心"的理念与干部队伍建设结合起来，强调干部人格力量在形成和发展核心价值观中的关键作用。医院为此形象地将组织结构中，医院领导、医务人员与患者之间的关系描述成一个倒三角形，患者在上，临床一线的医务人员、中层干部在中间，领导在下，领导以及中层干部要务实地为临床第一线提供良好服务。同时医院还要求领导干部在决策选择、制度设计、流程设置等工作上，必须遵循医院所倡导的价值观，与此相悖的制度和流程都必须更改直至符合。

第五，广东省中医院通过制度安排，充分发挥制度的指引，约束和强制的作用，促成核心价值观的形成与发展。医院把患者的需求作为制度安排的基点，建立了投诉管理制度，从而及时恰当地处置投诉，使投诉成为构建新的服务优势的资源，与此同时，医院通过制度的强制作用，保持了奖与罚和医院核心价值观相一致，从而形成一正一反两种约束作用。另外，医院将核心价值观作为边界与指导，制订了一个又一个可以考核和评价的具体标准，如切断医生"开单"与"开药"的利益关系；以检查的阳性率作为科室考核标准，防止滥检查出现；通过费用查询系统、一日清单、公开价格强化收费监督；建立临床路径，通过探讨和制订最佳的单病种临床解决方案，为患者提供合理又尽可能节约费用的诊疗服务。

7.2 变与不变间，发挥战略力量

广东省中医院的组织规模不断发展和壮大、组织系统不断优化和完善的主要内在动力源于拥有前瞻、忧患与创新驱动的战略思维，这种战略思维帮助医院持续更新核心竞争力，获得持续的成功。

战略始于去发现变化，一般医院的规划仅仅是三年或五年的滚动资源预算，然而要做好医院战略，必须是识别所处环境中的变化，如医疗技术、疾病变异、价值资源等，并快速娴熟地驾驭这些变化，这就是前瞻、创新与忧患驱动的战略思维。广东省中医院面对改革所带来的新局面，一直走在变化的前面，常在环境政策变化之初就"抢占位置"，率先在那些变化所导致价值上升的资源上进行投资和创新。

随着医疗体制改革的不断深入，特别是改革导向的几经变化，一些陈旧的管理模式已不能适应医院发展的需要。为了扫除发展道路上的障碍，广东省中医院一直把机制创新摆在很重要的位置，不断提高自己应对环境变化和激烈竞争的创新能力。

广东省中医院在市场化改革初期，前瞻性推进了分配、劳动、人事制度改革，建立起适应外部环境变化的既有动力又有压力的运行机制，当然，这种运行机制的建立也经历了一个不断探索的过程。广东省中医院最先从三方面改革了收入分配机制，一是以绩效决定收入分配，使分配的高低与工作量和科室费用控制水平挂钩；二是在利益格局设计上，强调社会目标、医院目标和个人目标相统一；三是按劳与按生产要素分配相结合。这样的新机制，调动了员工的积极性，控制了攀升的业务支出，激励提高了医务人员的技术能力。在人事制度上，医院引入了竞争机制，形成积极向上的氛围，逐步建立了能上能下、能进能出的用人机制，并推行了目标管理，用目标责任和成绩考核员工。同时，为了改变过去计划经济时期形成的医院办社会，后勤队伍臃肿，服务效率低下的不合理局面，广东省中医院逐步实行了后勤社会化，完全采用在社会上通过竞争购买服务的解释办法，对原有后勤队伍进行了合理分流。

改革开放后，和西医相比，中医的发展始终伴随着对其科学性的质疑，广东省中医院一直保持很强的忧患意识，将优秀的中医药人才视为中医药特色和优势转化为现实生产力的重要载体，笃信高素质的中医药人才是中医院形成特色和优势的关键所在，所以医院一直站在战略的高度看待人才培养问题，努力构建一支坚信中医、精通中医的人才梯队。为了做好中医由传统向现代转变过程中的师承工作，医院不断探索和创新有效的师承模式。一是医院有效地运用本院资源，实行"本院名师带徒"模式。二是为了学习全国各地名老中医的学术思想和临床经验，医院开创性地探索形成了"跨地区拜师"中医师承学习新模式。三是为了克服"师徒授受、独立传承"的旧师承模式带来的"一徒一师，难有突破"和"流派之争，门户之见"弊端，医院创建了"集体带、带集体"的传承新模式，倡导"点面结合，兼收并蓄"。四是医院注重发挥师徒们的辐射作用，在院内推广"分享文化"，通过沟通与交流，扩大师承成效，形成"学中医，用中医"的良好氛围。五是医院提出对名中医学术思想，不仅着眼原汁原味地继承，更着眼于研究式继承。为此，医院以名医工作室为载体，运用现代研究方法和信息技术，将从个体到群体的经验科学分析，掌握规律，同时建立全国范围的老中医文献数据库，名副其实地开展了"科技为助，深入挖掘"的研究型继承模式。

近年来，医疗改革走到又一个十字路口，社会舆论充满了对"看病难，看病贵"的议论，政府管理部门也在思考新的改革措施。广东省中医院预期到环境的变化，快速思考办法与反应，又一次抢占了先动位置，从2003年开始引进了临床路径这一管理手段，并于2005年后将临床路径的方法在全院所有临床科室铺开。在实施过程中，医院发生了明显有益的变化，首先，临床路径方法减少了平均住院日，降低了住院费用，减轻了患者负担，医院平均住院从2003年的15天下降到2007年12.9天，2005年全面开展后的平均住院费用比之前的降低了4 293.19元。其次，临床路径在全院范围内汇编成册，形成规范，不仅统一了原本不同的诊疗认识，而且保证了医疗质量和医疗安全。再次，临床路径的方法优化了诊疗的各个环节，还包括了健康教育、指导等，人文关怀极大增强，促进了医患沟通，提高了患者的满意度。最后，临床路径促进了相关科室改进流程。因此，可以清楚地看到，广东省中医院及时、认真和深入地运用临床路径方法，让医院再次走到环境变化的前面，在直接推动医院行风建设和绩效发展的同时，还获得来自社会各个方面的赞许。

广东省中医院上下为了培育以人为本的价值理念，实践前瞻、忧患与创新驱动的战略思维付出了巨大的努力。20世纪80年代末，医院500名员工守着300张病床，15亩地，2 000多万元医疗设备，发展得举步维艰；随后的十几年里，医院在改革开放的大潮中清晰认识自己的定位，狠抓医德医风，扭转管理理念，促进以人为本的价值观念，逐渐开创医院发展的新天地；到2008年，广东省中医院在资源和能力上突飞猛进，已经拥有了5个三甲医院，4个分门诊，3 500名员工，占地面积360余亩，建筑面积30万平方米，医疗设备总值近6亿元，床位数近3 000张。从患者的角度来看，就诊人数就能代表患者对医院的认可程度，2008年医院全年门诊量超过490万人次，收治患者数近50 000人次。另外从社会评价来看，医院连续多年被评为全国精神文明建设先进单位，全国精神文明建设示范点，全国职业道德建设先进单位，全国示范中医院，全国百佳医院，全国先进基层党组织，以及全国五一劳动奖状，取得了优秀的社会效应。因此，无论从医院自身，还是患者和社会的承认，广东省中医院的绩效取得了显著提升。这种持续的成功，变为一种积极的正反馈，加速形成了广东省中医院的价值理念和管理导向。

7.3　理性与感性间，坚持战略精神

通过对"以人为本"的战略性承诺的确立和坚持，以及与战略相匹配的组织文化，广东省中医院在战略实施过程中协调和整合企业内部的各种行动，保证战略得以长期坚持和有效实施。

广东省中医院从20世纪80年代提出"病人至上，质量第一"办院宗旨，到90年代初明确提出"一切为患者满意"和"以患者为中心"，再到21世纪初提出的"以患者需求为导向，以为患者提供最佳治疗方案为努力方向"，承诺在坚守中也在发展中。表现为，在承诺下的战略决策从服务差异化战略，到中医治疗特色差异化战略，再到中西医融合的独特性战略的转变，是"以患者为中心"这一根本价值观内涵的不断拓展和向深层次推进。并且，广东省中医院在多年的改革过程中，战略执行的过程也都是以满足患者需求为最高导向的。正是这种承诺和坚持，才为广东省中医院打造并形成了核心竞争力和竞争优势，并且在公益性与竞争机制的平衡中找到基本的价值基础。

在广东省中医院对其战略宗旨不断地调整和明晰的过程中，体现了广东省中医院的战略领导对于"以患者为中心"的持之以恒的承诺。而在其战略制订和执行的过程中，广东省中医院的领导团队在20世纪末就创造性地提出了"双线六制"的管理模式，并形成了"中医水平站在前沿，现代医学跟踪得上，管理能力匹配到位，为患者提供最佳的诊疗方案，探索构建人类完美的医学"的发展战略，从而形成了从初期的基于服务的差异化战略转向了在已经形成的服务等差异化优势基础上，进一步获取基于医疗的差异化优势的战略导向。这种战略执行的过程也都是以满足患者需求为最高导向的。

战略管理理论认为，战略领导与组织文化之间密不可分。在战略管理者开始实施新战略之前，不仅需要了解新旧战略之间的差别以及克服这种差别对战略实施的要求，而且需要相应地了解新旧组织文化之间的差别以及克服这种差别对组织整个管理模式和系统改变的要求。组织文化的改变绝对不单单是文化问题，其本质上是组织整个管理模式、制度和机制的改变问题。组织文化的改变是需要一些形式主义的"措施"，但是更需要的是"内容"上的改变。公司治理、组织结构、控制机制（包括激励机制）和战略领导的调整都会对组织文化的改变产生重要的影响。因此，战略管理者在对上述因素改变的过程中必须考虑和设计这种改变对组织文化改变或者建立匹配文化的影响。换句话说，员工会从组织结构、控制机制、管理体制和战略领导等的改变中体会到组织的行为模式和价值导向的转变，会感受到组织文化改变的信号和要求。新战略实施所需要的行为模式和价值观一定要在新的公司治理、组织结构、控制机制和战略领导的改变中得到实际的鼓励和强化，只有这样，新的组织文化才能形成。从这个意义上来说，新的组织文化就是在员工的感受和行为的强化中实现的。组织文化改变绝对不是"群众文化"改变，而是管理者文化改变；组织文化改变绝对不是"运动群众"，而是"运动管理者"；组织文化改变不应该从"群众运动"开始，而应该从"管理者运动"开始。只有那些能够引导组织文化改善的管理者才能被称为真正的领导和有效的战略实施者。

7.3.1　卓越的战略领导

基于前面对广东省中医院战略演化过程的论述以及对其核心竞争力建立过程的分析，我们可以判断，广东省中医院竞争优势的形成与医院强有力的战略领导是分不开的。在打造医院核心竞争力并形成可持续的竞争优势过程中，广东省中医院高层管理团队在形成战略意图和宗旨、提出具体的战略计划以及有效实施战略的过程中均体现了良好的战略领导力。广东省中医院战略领导具体表现出如下几个显著的特征：

第一，创新和远见。特别是20世纪90年代绝大多数的医院都仍然是处于传统的行政官僚管理思维模式当中，几乎没有长远性发展性的思考，也没有意识到医院的本质是为患者服务；而到了90年代末之后至今，医院的功利性色彩渐浓，医患关系趋于紧张。而在此背景下，相对于所处的大环境，广东省中医院能够超前地认识到满足患者需求才是医院发展的立足之本，并逐渐确定了以患者为中心的战略宗旨，并获得目前令人瞩目的成绩，与医院领导班子卓越的战略领导力和战略眼光是密不可分的。

第二，以人为本的价值理念。广东省中医院的战略领导团队突出强调了对以人为本价值理念的坚持。无论是"一切以患者为中心"的医院文化建设还是以员工为本的医院管理制度设计，都突出了其战略领导的人本导向。并曾将其医院领导、医务人员与患者之间的关系形象描述成一个倒三角形，患者在上，临床一线的医务人员、中层干部在中间，领导在下，领导以及中层干部要务实地为临床第一线提供良好服务。特别是以院长为核心的医院管理层在决策选择、制度设计、流程设置等工作的过程中也坚持以人为本，群策群力，对于各种员工意见积极接纳、吸收并采用。

第三，保持动态学习。从20世纪80年代以来至今，广东省中医院的领导班子基于自身条件并结合外部环境，对其战略意图和宗旨不断地深入提炼并明确，形成了一个动态调整的过程。无论是从20世纪80年代提出"病人至上，质量第一"办院宗旨和"患者可以没有广东省中医院，广东省中医院不可以没有患者"口号，90年代初明确提出"一切为患者满意"和"以患者为中心"，还是到了21世纪初提出的"以患者需求为导向，以为患者提供最佳治疗方案为努力方向"，都体现了广东省中医院领导班子的战略意识。

第四，承诺并坚持。广东省中医院对其战略宗旨不断调整和明晰的过程，体现了广东省中医院对于"以患者为中心"的承诺。而在其战略制订和执行的过程中，广东省中医院的领导团队在20世纪末就创造性地提出了"双线六制"的管理模式，并形成了"中医水平站在前沿，现代医学跟踪得上，管理能力匹配到位，为患者提供最佳的诊疗方案，探索构建人类完美的医学"的发展战略，这种战略执行的过程也都是以满足患者需求为最高导向的。这种承诺和坚持，是为医院打造并形成核心竞争力和竞争优势的关键。

7.3.2　持续的文化传承

广东省中医院的组织文化的形成和发展过程是直接与医院的战略意图和宗旨的形成和实现过程紧密相连的。文化建设，既是广东省中医院"双线六制"管理模式中的主要构成，又是医院战略宗旨中的内在元素。可以说，广东省中医院是将医院文化的建设提升到了战略高度予以重视并不断完善。广东省中医院在战略上的明确和坚持，给其组织文化建设指明了努力方向；在文化建设上的努力也取得了令人刮目的成效，进一步促进了医院战略目标的实现和竞争优势的形成。

首先，促使医院明确并坚持其价值取向。价值观的选择和价值体系的建立是医院文化建设的核心，而它的提出与形成，来自医院对自身生存和发展的把握，以及对未来发展的愿景。医院在发展过程中，逐步认识到价值观的重要性，并从自身发展的实践总结出了"病人至上，员工为本，真诚关爱"的核心价值观，并以此作为统帅，确立了医院的价值体系。广东省中医院强调的"以人为本"的理念，既是医院文化的主要内涵，也是医院的战略宗旨。这种"以人为本"的价值观导向，促使医院一直"以患者为中心"，在医院的发展过程中，包括在所有价值活动环节中，坚持"满足患者需求"，例如不断提高服务水平和医疗水平。此外，医院文化对于战略承诺的坚持，也体现在不断加强医德医风的建设，使得医院和员工能够拒绝诱惑，例如，在抵制行业不正之风，端正员工思想时，使员工明白"拿一个红包就等于失去一批患者，开一个大处方就等于赶走一批患者，从而影响医院的声誉和发展，最终等于砸了自己的饭碗"。

其次，医院内部统一并稳固的组织文化，能够促使医院所有部门、所有员工都能够在工作中互相帮助、互相协调，同心协力为患者服务、为医院贡献。通过向员工反复灌输"患者可以没有广东省中医院，广东省中医院不能没有患者"的道理，让所有医院员工牢牢记住"患者是我们的衣食父母"。让所有员工明白，真诚地为患者服务正是每一个医生的最终人生价值的体现，"患者选择我们是对我们的信任，我们必须用精湛的医术、真诚的关爱来回报他们"。从医院、医院员工与患者三者利益相统一出发，使员工认同医院所倡导的价值观，使主导价值观变成群体价值观。在这个过程中，所有员工的思想观念发生转变，工作热情得到提高，进一步增强了医院的凝聚力，为医院的战略实施和竞争优势的获取提供了充足动力和有效保障。

最后，医院文化并不是一成不变的，而是在外部环境变化的情况下与时俱进，与战略保持匹配。这种具有创新意识的组织文化，能够帮助医院实现可持续发展。例如在20世纪90年代提出"以患者为中心"时，更多地体现在服务和医风医德方面，包括改革医务人员对患者的服务观念和行为，这是对在市场化大潮中清晰认识自我定位的鲜明体现。而随着服务差异化优势的建立和医德医风建设的推进，广东省中医院开始探讨"以患者为中心"这一理念更深层次的内涵，即患者的切实需求。因此，医院开始在全院范围内强调打造中医特色和中医优势，并从价值观上进行推进和普及中医水平和中西医融合治疗方案对于患者需求的重要性，从而从员工的意识中将医院原有的仅仅局限于服务差异化优势的思维转变为基于医疗差异化优势。再如，广东省中医院在2009年特别倡导"感恩文化"教育，努力使每一个广东省中医院人成为"以感恩之心待人，以责任之心待事"的人。医院认识到价值观并非一成不变的，必须伴随着社会的进步与发展不断增添和丰富新的内涵，只有这样，才能获得社会的认可与信赖。而这种深入意识中的创新，也是医院能够在已取得的成就面前，仍然不断提出新的技术理念和管理方法并不断进步的关键因素。

7.4 传承与创新间，致中和

"守正创新、传承发展"是新时代中医振兴的核心，也是实现中医梦的要义。当前中国综合性公立中医院发展面临的难题是：不知道如何理解、如何行动、如何应对来自外部环境的约束和压力来获得传承创新发展；传承什么，哪些是精华，如何传承；怎样的创新既面向现代化和适应现代人民群众的需求，又能守正，保持且推动发扬中国人民和中华民族的博大智慧。过去、现在、未来的历史观和系统观，是有历史使命感的综合性中医院必须建立的基本战略思维。广东省中医院的战略实践在守正创新的传承与创新之间，具有以下启示：

第一，不断提升"守正"的能力和建立持久的学习研究机制。在日益数字化和复杂的环境下，对中医药传统经典理论、典籍和文献研究获得了前所未有的机遇，广东省中医院在集中学习、师带徒、竞赛、临床路径研究等常规方式研究中医经典的基础上，如何利用新技术和新方式来更加深入、全面、立体地认识经典中医药理论成为中医药传承的新课题，特别是基于"经典病房"和院区的设立，不停深化对"正"的认识。同时，在医院的运行机制中，建立稳定的中医药经典学习探究机制，保持中医药经典探究的文化和氛围，是广东省中医院在机制建设中的一条主线。正是由于这种学习探究机制的稳定运行以及对这一领域持续的资源投入，广东省中医院"守正"的能力得以不断提升。实际上，"守正"如同创新一样，并不会在组织中自然发生，而是医院能力的一种体现。

第二，守正创新充分体现了中医药独特的系统思维、辨证思维。广东省中医院对中医药的守正创新探索与实践不仅是战略定位和制订的重要内容，更体现在战略实施阶段。面对一个个具体的案例，到底是如何看待"中"和"西"，如何让"中"焕发出生命，如何克服人们对"中"的刻板印象，这些都是机制建设、文化建设的结果，更是广东省中医院领导者高水平领导艺术的结果。在历史的不同阶段，广东省中医院领导者深刻认识到，在对"正"充分认识的同时，运用现代科学思维和理论进行创新，才得以理解何为"新"；没有守正，无法定义创新。由此在具体的事件和场景上，例如20世纪90年代的中医院使用先进医疗设备、21世纪以来的中医对急重病症的探究等等，广东省中医院领导者积极推动上级部门、医院内部和患者的理解直至认同，推动社会对中医药守正创新的辨证理解。

实际上，公立中医院这样的复合型组织拥有着中华瑰宝般的方法论，"正"就是底线，是战略管理坚定战略承诺，广东省中医院名誉院长吕玉波所言的"无他，不忘初心，坚持本质！"；有效的"守正创新"，是基于稳定的、持续完善的机制、结构、制度和文化作为保障。广东省中医院的战略管理和实践体现了系统思维、辨证思维、历史思维的系统观念，充分体现了中医本身的方法论精髓。

广东省中医院从承诺、决策到行动的战略管理实践在历史进程中不断打磨、迭代，特别是改革开放多年的史诗中，不断勇于探索，既是战略管理科学力量的应用，是历届领导团队高超领导艺术的结果，更是中医辨证思维的笃行。

"致中和，天地位焉，万物育焉。"